MULHERES E SUAS HISTÓRIAS DE VIDA COM A DOR CRÔNICA

Editora Appris Ltda.
2.ª Edição - Copyright© 2024 da autora
Direitos de Edição Reservados à Editora Appris Ltda.

Nenhuma parte desta obra poderá ser utilizada indevidamente, sem estar de acordo com a Lei nº 9.610/98. Se incorreções forem encontradas, serão de exclusiva responsabilidade de seus organizadores. Foi realizado o Depósito Legal na Fundação Biblioteca Nacional, de acordo com as Leis nos 10.994, de 14/12/2004, e 12.192, de 14/01/2010.

Catalogação na Fonte
Elaborado por: Dayanne Leal Souza
Bibliotecária CRB 9/2162

F814m
2024
	Franca, Suely Maria Santos da Silva
	   Mulheres e suas histórias de vida com a dor crônica / Suely Maria Santos da Silva Franca. – 2. ed. – Curitiba: Appris, 2018.
	   255 p. : il. ; 23 cm. - (Saúde e humanidade).
	
	   Inclui referências.
	   ISBN 978-65-250-6203-7
	
	   1. História de vida. 2. Mulheres. 3. Dor. I. Franca, Suely Maria Santos da Silva. II. Título.
	
	   CDD – 305.4

Livro de acordo com a normalização técnica da ABNT

Appris editora

Editora e Livraria Appris Ltda.
Av. Manoel Ribas, 2265 – Mercês
Curitiba/PR – CEP: 80810-002
Tel. (41) 3156 - 4731
www.editoraappris.com.br

Printed in Brazil
Impresso no Brasil

Suely Maria Santos da Silva Franca

MULHERES E SUAS HISTÓRIAS DE VIDA COM A DOR CRÔNICA

Appris
editora

Curitiba - PR
2024

FICHA TÉCNICA

EDITORIAL
Augusto Coelho
Sara C. de Andrade Coelho

COMITÊ EDITORIAL
Ana El Achkar (UNIVERSO/RJ)
Andréa Barbosa Gouveia (UFPR)
Conrado Moreira Mendes (PUC-MG)
Eliete Correia dos Santos (UEPB)
Fabiano Santos (UERJ/IESP)
Francinete Fernandes de Sousa (UEPB)
Francisco Carlos Duarte (PUCPR)
Francisco de Assis (Fiam-Faam, SP, Brasil)
Jacques de Lima Ferreira (UP)
Juliana Reichert Assunção Tonelli (UEL)
Maria Aparecida Barbosa (USP)
Maria Helena Zamora (PUC-Rio)
Maria Margarida de Andrade (Umack)
Marilda Aparecida Behrens (PUCPR)
Marli Caetano
Roque Ismael da Costa Güllich (UFFS)
Toni Reis (UFPR)
Valdomiro de Oliveira (UFPR)
Valério Brusamolin (IFPR)

PRODUÇÃO EDITORIAL Giuliano Ferraz e José Bernardo dos Santos Jr.
REVISÃO Pâmela Isabel Oliveira
DIAGRAMAÇÃO Andrezza Libel
CAPA Fernando Nishijima
REVISÃO DE PROVA Renata Cristina Lopes Miccelli

COMITÊ CIENTÍFICO DA COLEÇÃO MULTIDISCIPLINARIDADES EM SAÚDE E HUMANIDADES

DIREÇÃO CIENTÍFICA Dr.ª Márcia Gonçalves (Unitau)

CONSULTORES
Lilian Dias Bernardo (IFRJ)
Taiuani Marquine Raymundo (UFPR)
Tatiana Barcelos Pontes (UNB)
Janaína Doria Líbano Soares (IFRJ)
Rubens Reimao (USP)
Edson Marques (Unioeste)
Maria Cristina Marcucci Ribeiro (Unian-SP)
Maria Helena Zamora (PUC-Rio)
Aidecivaldo Fernandes de Jesus (FEPI)
Zaida Aurora Geraldes (Famerp)

Para meu filho, Junior, que me permite ser sua mãe a cada dia, o amor incondicional.

Ao Isley, pela parceria e cumplicidade, todo o meu amor!

À Dina (in memoriam), que, em sua existência, sempre soube ser mãe.

A todos os queridos "Silvas" e "Francas", sentimentos de família!

AGRADECIMENTOS

A Deus, o Criador e Mantenedor que me deu o melhor presente: o milagre da vida.

À família, porque a amo com todo o meu coração.

À Prof.ª Dr.ª Maria Julia Kovács, por caminhar comigo, oferecendo-me competência, conhecimento e o suporte necessário para elaboração desta obra. Obrigada.

Às heroínas, mulheres que dedicaram seu tempo e apresentaram suas histórias de vida, angústia e dor. Que choram e se emocionam; que lutam para manter e preservar sua integridade pessoal, mesmo com limitações e sofrimento emocional.

À Prof.ª Dr.ª Valquíria Fonseca Duarte (*in memoriam*), que, enquanto foi possível, proporcionou-me uma caminhada segura, garantindo amizade, aprendizagem e crescimento pessoal, emocional e profissional. Obrigada por ser companheira em grande parte dessa jornada! Sempre estará presente em minha memória e em meu coração.

À Universidade de São Paulo, ao Instituto de Psicologia (Ipusp).

Ao Centro Universitário Adventista de São Paulo (Unasp).

Nossas vidas são cheias de contradições: somos frágeis, mas resistentes; desabamos e reconstruímos, lutamos. Fazemos progressos; perdemos terreno. Sentimo-nos melhor; pioramos. Resistimos a uma jornada sem igual; nossa tenacidade expressa o triunfo do espírito sobre a adversidade. A doença não é um desvio, e sim uma jornada ao longo de uma estrada tortuosa. Não é uma interrupção da vida real; ela é a vida real. Nossas vidas não são do jeito que eram antes, mas elas são a vida que temos agora. Devemos eliminar as comparações entre "antes e depois", trabalhar com o que temos e prosseguir vivendo nossas vidas, não obstante sob uma forma modificada.

Berne (2007, p. 334-335)

APRESENTAÇÃO

> *O mais necessário na arquitetura atualmente é exatamente o mesmo que é mais necessário na vida – integridade. Da mesma forma que ela é necessária em um ser humano, assim a integridade é a qualidade mais profunda em um prédio [...]. A integridade não é algo a ser colocado e retirado como uma vestimenta. A integridade é uma qualidade inerente ao ser humano [...]. Ela não pode também ser alterada por qualquer outra pessoa, nem pelas pressões exteriores de quaisquer circunstâncias externas; a integridade não pode mudar, a não ser a partir de dentro, porque é aquilo em você que é você – e devido à qual você tentará viver a sua vida [...] da melhor forma possível. Construir um homem ou um edifício a partir de dentro é sempre difícil.*
>
> *Frank Lloyd Wright – Arquiteto (1974)*

Um prédio passa por desafios e diversidades ao longo de sua construção e de sua existência. Sua força é avaliada por variações de temperatura, frio e calor; seus alicerces nem sempre fortes e profundos são testados, enfrentam ventos e tempestades que podem ser avassaladoras, mas, independentemente das intempéries, sua integridade deve ser mantida.

Com o ser humano não é diferente. Precisamos da nossa integridade emocional, física e psíquica, pois nela se revela nossa força e nosso equilíbrio independentemente dos desafios, das mudanças de temperatura, dos fortes ventos, das tempestades representadas pelas histórias que teremos de viver em nosso dia a dia. Histórias para as quais nem sempre estamos preparados, pois não vivemos apenas histórias de finais felizes. A vida nos surpreende muitas vezes, e nossos alicerces podem ser abalados e enfraquecidos, como uma ameaça à nossa integridade.

Como seres humanos, todo o tempo nos construímos e reconstruímos à medida que vivemos, sofremos e aprendemos na busca de uma história de vida mais bela e plena. Assim é a convivência com a dor. Estamos sempre enfrentando vendavais. É uma luta constante! Todo o tempo, somos testados e avaliados em nossa integridade, pois a dor não nos afeta somente no aspecto físico, mas em todas as dimensões da vida.

Por isso, uma reconstrução deve ser sempre a partir de dentro, considerando os aspectos emocionais tão envolvidos na experiência dolorosa e será sempre complexa. Como afirma Wright (1974, p. 28), "construir um homem ou um edifício a partir de dentro é sempre difícil".

Passo agora a relatar a minha história. Uma história de construção e reconstrução de vida com a dor, em que tempestades e vendavais tentam quebrar essa integridade todos os dias, desde 1993.

A minha trajetória de vida cruza-se de maneira marcante com minha caminhada profissional e as escolhas feitas em relação ao trabalho e à Psicologia. Esse percurso tem sido marcado por atividades desenvolvidas em vários espaços, como o acadêmico e o hospitalar, e no atendimento predominantemente clínico a mulheres que vivem experiências dolorosas, físicas e emocionais.

Penso que sou uma pessoa com autoridade para falar sobre dor; afinal, a convivência diária com ela em meu corpo é que me permite traduzir e interpretar o mais adequadamente possível, como pessoa e psicóloga, pensamentos, sentimentos e comportamentos disfuncionais que minhas pacientes apresentam e que, muitas vezes, impossibilitam que elas sigam com a vida.

Seguir com a vida implica poder continuar vivendo, mas as mudanças, já que tudo muda, nem sempre são favoráveis às pessoas com dor. Perdem-se a saúde e a confiança nos profissionais, que nem sempre sabem o que estão fazendo, uma vez que não conseguem compreender o que as pessoas sentem e pensam diante da experiência dolorosa.

Perdem-se os amigos, pois quem quer ouvir ou estar perto de alguém que só fala de dor? Perdem-se o trabalho e os colegas que antes apoiavam; mesmo que fosse por pena, agora se afastam, pois não suportam mais ouvir falar de dor ou de sofrimento. As relações familiares e sociais ficam comprometidas. O isolamento social e familiar se faz presente. Perdem-se os suportes tão necessários à vida de todos os seres humanos.

Além da dor, carrega-se um grande sofrimento no corpo e na alma. É um peso, um fardo que talvez nunca acabe. Em minha percepção, além de incapacitante para muitas pessoas, também pode ser devastador, impactante. Então é importante um trabalho psicoterapêutico com pacientes com diagnóstico de dores crônicas para que a integridade seja mantida em todas as suas formas.

Relato minha própria caminhada na vivência com a dor, experiência essa com a qual tenho que lidar todos os dias, quando me levanto pela manhã, quando me dedico às atividades diárias de trabalho, estudos e cuidados com a família. Quando me deito e tenho de lidar com a insônia, com a falta de conforto, com a busca de uma posição mais adequada, já que não consigo ficar em pé, sentada ou deitada por longo tempo.

Algumas pessoas têm de lidar com a fadiga, com a ansiedade e com as necessidades emocionais. As minhas são supridas pela família, que me fortalece a cada dia com suporte, com amor e com a esperança que dias melhores virão. Tenho tudo que preciso, mas o alívio da dor não é duradouro, e o sono não é reparador. Nada na vida da pessoa com dor é para sempre, nem mesmo o alívio!

Minha experiência com a dor começou assim.

Era noite. O ano era 1993. Levantei e desci a escada da minha casa. Ocorreu uma queda terrível. Caí sentada e bati em cada degrau até o último deles: o chão. O resultado foi o comprometimento da região lombar, uma dor sem tamanho, que me acompanha até hoje e que só foi piorando. Os especialistas olhavam e falavam que não sabiam mais o que fazer e tiveram a grande ideia de realizar um processo cirúrgico, pois com certeza resolveria meu problema. Surpresa! Não resolveu! O alívio esperado foi rápido e curto. O que fazer agora que tudo deu errado? Os profissionais até hoje não sabem dizer o que aconteceu. Cada um faz um diagnóstico diferente.

Fui, então, encaminhada para uma clínica de dor. Fiquei atônita! Como assim uma clínica de dor? Será que agora, além da dor que eu já sentia, eles iriam me fazer sentir mais dor ainda? Nunca ouvira falar de clínica de dor.

A clínica de dor não serviu para acabar com a minha dor, nem mesmo para diminuí-la, mas foi determinante para que eu descobrisse a existência de pessoas que sofriam com dores crônicas insuportáveis, algumas de origem desconhecida, cuja existência eu sequer imaginava. Exemplos: fibromialgia e artrite reumatoide.

Aquelas pessoas que estavam na clínica de dor passavam horas do seu dia recebendo fármacos que me levavam a pensar se de fato era o que lhes traria o alívio tão esperado. Na verdade, conseguiam dormir e relaxar, mas as dores continuavam ao despertar. Assim parece ser a vida, um ciclo de dor sem fim!

Com o tempo passado na clínica de dor, não vi nenhum profissional de Psicologia. Percebi a necessidade de uma avaliação psicológica e trabalho psicoterapêutico com essas pacientes, pois pude observar como as dores afetam essas mulheres em diferentes dimensões de suas vidas, considerando os aspectos biopsicossociais.

Decidi estudar e me preparar para trabalhar e atender essas mulheres tão sofridas e, muitas vezes, abandonadas, sem suporte terapêutico, social e muito menos familiar; porque as relações familiares se deterioram quando alguém sofre de uma doença crônica. Muitas vezes, não porque as pessoas envolvidas são más, e sim porque não conseguem lidar com a cronicidade de uma doença que nunca acaba e sobre a qual não têm compreensão, informação ou mesmo um diagnóstico. Uma dor que não é entendida ou validada por todos os envolvidos nessa relação de cuidar e ser cuidado.

Durante os atendimentos clínicos realizados em meu consultório, o discurso sempre presente das pacientes versava e versa sobre suas necessidades de apoio, que esperavam vir dos diversos grupos de suporte, como familiares, amigos e profissionais. Esse apoio não se apresenta nos discursos a seguir: *"meu marido não entende o que eu sinto. Ele pensa que a minha dor, a doença, está na minha cabeça, que não é real"*.

Muitas vezes, no decorrer de nossos encontros, as pacientes perguntavam *"você acredita em mim, na minha dor? Porque ninguém acredita mais, eles acham que eu estou inventando"*. Tenho aprendido com minhas pacientes e com minha própria experiência de trabalho e de dor que a dor tem o poder de minar as forças e a qualidade das relações.

Isso ocorre de forma muito frequente entre familiares, considerando que cada um, a seu modo, também adoece. Então, é importante que o cuidador também seja cuidado para que possa sentir-se capaz de cuidar de si e do outro.

As pacientes apresentam sentimentos e pensamentos disfuncionais, e comportam-se como se a dor fosse algo do qual não podem se separar, como comentam: *"minha dor e meu sofrimento é maior que eu"*. Como se dissessem: "Não podemos nos separar uma da outra. Ela está na minha vida e é maior que eu. Não tenho controle sobre ela."

Passei, então, a compreender a importância, para alguém que sofre de forma persistente, em razão de uma dor crônica, de ser acolhido, ouvido, respeitado e, principalmente, ter a sua dor e seus sentimentos validados pelas pessoas com as quais convive em seu cotidiano. A pressão, a ansiedade, a incerteza presentes no dia a dia favorecem toda essa disfuncionalidade de pensamentos, sentimentos e comportamentos na experiência dolorosa do corpo.

Por todas essas questões e por minha própria experiência, senti-me compelida a estudar os aspectos envolvidos na dor, considerando o quanto as mulheres se sentem desacreditadas em seu sofrimento, e a ajudá-las a descobrir forças em si mesmas ou desenvolver estratégias para o enfrentamento do desgaste físico e emocional trazido pela dor, bem como compreender a importância da assertividade em suas rotinas diárias nas quais não conseguem dizer o que sentem ou pensam, isto é, que estão cansadas, que não conseguem mais fazer o que faziam antes, que gostariam de ser melhores mães, ser as esposas que desejam ser. Poder dizer o quanto apreciariam ser acolhidas, amparadas, compreendidas e respeitadas em seu sofrimento, que nada é invenção de sua mente. A dor é real, a doença existe! Que as pessoas no entorno possam ouvir e mudar sua atitude diante de quem tanto padece.

Essa experiência levou-me a pensar sobre a importância de um trabalho com essas mulheres, que revelam, em suas conversas tão dolorosas e sofridas, o que desejariam receber de seus cuidadores profissionais e familiares, pois, em sua luta diária contra a dor e a falta de apoio, muitas vezes, são levadas a pensar se a dor não seria invenção de sua própria mente, se não teriam de se acostumar com a dor ou transformá-la em "sua doce e constante companheira", como escreve o poeta Manuel Bandeira em seu poema "Renúncia" (1906), sendo ele próprio vítima da tuberculose, que o acompanhou durante longos anos.

Diz o poeta Manuel Bandeira em seu soneto "Renúncia", de 1906:

> Chora de manso e no íntimo...
> Procura curtir sem queixa o mal que te crucia.
> O mundo é sem piedade e até riria da tua inconsolável amargura.
> Só a dor enobrece e é grande e é pura.
> Aprende a amá-la que a amarás um dia.
> Então ela será tua alegria, e será ela só, tua ventura...
> A vida é vã como a sombra que passa...
> Sofre sereno e da alma sobranceira, sem um grito sequer, tua desgraça.

> Encerra em ti tua tristeza inteira.
> E pede humildemente a Deus que a faça tua doce e constante companheira...

Em minha percepção, talvez influenciada por minha vivência com a dor e os diversos tratamentos pelos quais passei e ainda passo, percebo o quanto mudamos quando temos uma dor que não nos abandona e aprendemos com nossas experiências. Buscamos constantemente as respostas que precisamos; construímos e escrevemos uma história diferente a cada dia, e, hoje, muitas de nós que experimentamos uma dor crônica começamos a pensar que já se foi o tempo em que deveríamos considerar a dor como companheira, como diz o poeta em seu soneto.

Penso que mudamos. Ainda bem que aprendemos!

Neste ano, 2018, em julho, minha dor completará 25 anos, um aniversário que me recuso a comemorar. Minha convivência com a dor é longa, exaustiva e perversa, abalando a integridade do meu corpo, mas não meu desejo de continuar lutando.

Tento escrever uma nova história para mim e para essas mulheres que acolho terapeuticamente em meu consultório. Mulheres que buscam alívio e qualidade de vida, mesmo com a dor. Afinal, como afirma Baker (2008, p. 11), o que importa é "aquilo que fazemos com o sofrimento. [...] Não podemos escolher o tipo de sofrimento que vamos enfrentar na vida, mas podemos escolher a direção que queremos seguir". Minhas pacientes e eu escolhemos seguir em frente!

Entendo que, desde o início da história da humanidade, a dor tem acompanhado cada um de nós. Ela invade nossas vidas, nossos corações, nossas mentes, cada centímetro do nosso corpo, sem pedir licença, sem discussão e sem compaixão. Em muitos casos, não é mais necessário que seja sempre assim. Então, vale lembrar um dos principais lemas da Medicina: "*Sedare dolorem opus divinum est!*" (GALENO, 129-199 d.C.), ou seja, "*aliviar a dor é uma obra divina!*". É o que procuro em minha prática clínica diária. Aliviar a dor, aliviar o sofrimento. A dor do outro e a minha própria dor. É o que faço a cada dia!

Esse tem sido o meu objetivo, como também desta obra: falar e mostrar às pessoas que sofrem com dores crônicas, que têm suas vidas, sua alma, impactadas por ela, que muito pode ser feito e aprendido, que podem desenvolver uma visão mais positiva de si, do outro e do mundo no qual se inserem.

Que descubram em seu mundo interno boas estratégias de enfrentamento e que busquem a cada dia a qualidade de vida necessária para manter sua integridade física e emocional, independentemente dos vendavais que só aqueles que sofrem conhecem, já que têm de lidar com o descrédito, com a desconfiança da sua própria sanidade e com a falta de validação da sua dor. Busque ajustar a sua vida a essa nova condição. Pare de olhar para trás e veja o futuro que se descortina diante dos seus olhos, pois é possível viver bem, mesmo com dor.

A autora

PREFÁCIO

A dor acompanha o ser humano desde a Antiguidade, atravessando a história até a atualidade, traduzindo-se em sofrimento, depressão, mas também nas artes, compondo obras musicais, literatura, telas, esculturas, cinema e teatro.

A experiência dolorosa é evento complexo, parte integrante da vida humana, do nascimento à morte. Tem relação com mitos, ficções e ideias falsas em relação à sua origem e tratamento. Tantos são os tipos de dores e seus tratamentos, que dependem da crença e da confiança da pessoa para seu alívio e melhora. Até a perspectiva de Descartes, a dor era vista como uma manifestação do organismo. A partir de sua obra, a dor foi dividida: na sua dimensão física, cuidada por médicos; e nas outras dimensões, pela religião. Mais tarde, outras especialidades se agregaram. Atualmente, a dor é vista por meio de um enfoque multidimensional, considerando-se os aspectos físicos, psicológicos, sociais e espirituais, confirmado pela importante contribuição de Cicely Saunders, especialista em dor e cuidados paliativos.

A dor inspira e faz transpirar, dependendo de sua intensidade. Pode ser sinal de alerta, quando aguda, indicando que alguma coisa não vai bem no organismo, tornando-se o quinto sinal vital para que cuidados sejam providenciados. Porém pode ser de longa duração, tornando-se crônica e companheira constante na vida das pessoas. Pode-se conviver com ela, como um dos aspectos de vida, na qual há várias atividades e prazeres, mas pode também se tornar figura, quando é muito intensa; aí as outras facetas da vida desaparecem, e a dor ocupa todo o espaço vital, transformando a vida em um inferno, que no extremo pode até fomentar ideias de que a vida não vale mais a pena.

São tantas possibilidades quanto pessoas são diferentes. A história de vida, suas realizações, potências, temores, planos de vida e formas de enfrentamento influenciam a vida com dor e devem ser levados em conta quando se pensa em tratamentos e cuidados.

A dor como fenômeno universal do existir humano não tem um instrumento sofisticado de medida externo. A forma clássica de avaliar a dor é o relato da pessoa com dor, que vai nos dizer de zero a 10 o quanto a sua dor dói e assim vai ser medicada, como dor leve, média ou intensa, em uma atitude de respeito ao seu sofrimento. A dor intensa exige opioides, como a morfina, infelizmente ainda pouco receitada em função da sua relação com adição e apressamento da morte, levando pessoas a sofrerem com dor intensa, uma tortura inadmissível, principalmente para pacientes com câncer, que certamente terão dor em função do avanço da doença.

É nessa perspectiva que as dores podem ser classificadas como malignas, se relacionadas com o câncer, pela sua representação de sofrimento e morte; ou como benignas, quando não são oncológicas. Sabemos que muitas das dores não oncológicas não têm nada de benignas, por serem crônicas, intensas e levarem a muito sofrimento por haver dificuldade no seu tratamento, já que as terapêuticas propostas muitas vezes não surtem efeito. Essa combinação de fatores pode levar a mais um fator de complicação, que é a dúvida de familiares e profissionais se a dor "é real". Essa dúvida pode aumentar ainda mais a sensação de dor, que, além da sua presença, é fator de isolamento, irritação e descrédito.

É nessa perspectiva que se insere o livro de Suely Franca, um estudo sobre mulheres com dor crônica a partir de relatos que compuseram a base para que se pudesse compreender a história dessas pessoas, que tiveram em comum ter dor crônica. Entretanto a dor teve impactos diferentes na vida delas, ocupando mais ou menos espaço, com variadas manifestações e, principalmente, com formas de enfrentamento diferentes. Cada capítulo do livro começa com um relato, um fragmento da história de dor.

As participantes apresentaram vários tipos de dor crônica: fibromialgia, disfunção da articulação temporomandibular (ATM), cefaleia crônica, artrite reumatoide, síndrome do túnel do carpo, artrose, tendinite fibular, dor fantasma de membro amputado, osteoartrose, bursite, tendinite, hérnia de disco, osteoporose, lombalgia.

A dor, conforme a definição de associações científicas sobre o assunto, nem sempre está diretamente relacionada a uma lesão, o que pode tornar o seu diagnóstico difícil e, em algumas circunstâncias, levar à desconfiança de que a pessoa está "fingindo". A dor aguda é alerta, mas, quando se torna crônica, perde seu fator de alerta, passando a ter a característica de ser companheira sempre presente na vida. Em muitas histórias apresentadas no livro, observamos longas trajetórias de busca até chegar ao diagnóstico, um nome que legitima o que estão sentindo.

Além das queixas em relação à dor, as colaboradoras trouxeram também trechos de sua história de vida, da sua infância, adolescência e também como foram os cuidados e o suporte ao seu sofrimento. Os depoimentos trazem a riqueza da experiência humana. É sempre importante enfatizar o que a dor comunica sobre a vida da pessoa. A dor pode ter diferentes significados para cada um de nós, que podem estar relacionados com fatores presentes na vida da pessoa, a expectativa em relação ao futuro, fatores familiares, estrutura de personalidade e, principalmente, crenças a respeito da doença e da dor. A dor pode ser vista como punição por acontecimentos e comportamentos presentes na vida da pessoa, então o sofrimento é visto como merecido pela culpa, tornando o cuidado mais difícil. A avaliação psicológica permite observar como experiências de dor têm colorido muito particular, bem como formas de enfrentamento têm suas peculiaridades.

A dor provoca vários sentimentos, alguns deles não aceitos e estigmatizados. O medo é considerado coisa de criança, e a raiva não é tolerada em pessoas educadas. Por isso, é tão importante que pessoas falem de sua dor, com os sentimentos que a acompanham, para que possam ser conhecidos e aceitos. É o sujeito quem mais conhece sua dor.

A dor atrapalha a vida, perturba o sono, a alimentação e as atividades cotidianas, interferindo fortemente na qualidade de vida. Pode assumir um espaço tão grande na vida da pessoa que pode levar a um desejo de desistir de tudo. Observa-se relação forte entre depressão, desejo de morrer e ideação suicida pelo grande sofrimento causado por longos períodos de dor crônica. É importante frisar que há pessoas que têm dor o dia inteiro, todos os dias do ano, fim de semana e todas as festas. Podemos ver como falar de dor benigna parece absurdo.

O desejo de morrer, apresentado por várias colaboradoras desta pesquisa, relaciona-se com uma forma de acabar com o sofrimento intolerável, as limitações, a disfuncionalidade, o sentimento de inutilidade, de não conseguir fazer o que quer e de depender dos outros para todas as atividades da vida diária, com invasão da sua privacidade. A dor pode levar ao abandono de sonhos e à condenação a uma vida sem prazer.

Dormir é uma forma de apagar a dor, à semelhança do desejo de morrer. Nas palavras das colaboradoras, é viver com um inimigo em casa, o tempo todo. A dor não se desliga, não tem como tirar da tomada.

Suely Franca tem como perspectiva teórica a abordagem cognitiva comportamental e é nesse enfoque que analisa os relatos sobre a dor vivida pelas participantes da pesquisa, com suas singularidades, buscando sentimentos e crenças, que modulam a percepção e enfrentamento da dor. Na discussão sobre tratamentos e cuidados, a autora aponta para a importância de diminuir o foco na dor, buscando-se formas de adaptação e recuperação, diminuindo-se incapacidades e disfuncionalidade. Como terapeuta, alia sua experiência com a história de suas colaboradoras no sentido de identificar comportamentos que possam dificultar a adaptação cotidiana. Utilizou histórias de vida como forma de conhecimento da dor das mulheres participantes, método que demanda competência e sensibilidade para ouvir, acolher e registrar as histórias, sem perder seus pontos essenciais. É fundamental o vínculo de confiança entre a pesquisadora e as colaboradoras. Elas falaram não só de sua dor, mas também de eventos significativos de suas vidas, trazendo sua identidade social.

Ao trazer o relato da trajetória da dor e fatos importantes da vida, as participantes elaboraram sua experiência. Agradecem por ter suas histórias ouvidas com atenção, o que não é frequente em suas vidas. Apontam que familiares, em muitas ocasiões, não têm paciência para acompanhar trajetórias longas de sofrimento e dor, e que profissionais se propõem a considerar somente os elementos físicos da dor, sem dar atenção ao sofrimento nas outras esferas da vida. São esses aspectos psicológicos e sociais que podem doer mais, e sua não legitimação traz frustração e desamparo.

Dor crônica necessita de adaptação contínua, flexibilidade, tolerância e criatividade como formas de enfrentá-la. Se a cura não é possível, o objetivo é aliviar os sintomas e aumentar a funcionalidade. O objetivo terapêutico é a reestruturação cognitiva para refazer pensamentos e crenças disfuncionais, como aponta a autora. É fundamental que a pessoa possa conhecer os mecanismos da dor para readquirir o controle da sua vida, abalado pela doença.

É consenso que o tratamento completo da dor deve ser sempre multidisciplinar, uma vez que atinge várias dimensões do existir humano. Infelizmente, em nosso país, a dor nem sempre é bem cuidada por vários motivos, apontados pela Dr.ª Suely em sua obra. Há certa naturalização da dor em doenças oncológicas e também entre idosos, como se fosse esperado e tolerado que tenham dor. Atualmente, observamos em vários hospitais grupos multidisciplinares de dor, compostos também por estudantes que querem aprimorar-se no tema. A maior ênfase no cuidado à dor é na sua dimensão física, entretanto, tanto na definição de dor quanto nos relatos das mulheres com doenças crônicas, vemos quantas dimensões na existência humana são afetadas pela dor crônica.

Ao final da obra, a autora oferece recomendações a familiares e profissionais. A família tem papel importante de acolhida, carinho e solidariedade. Mas, vivendo cotidianamente com a dor, familiares precisam também de cuidados, podendo ficar, muitas vezes, como "pacientes ocultos". Profissionais precisam estar mais atentos, empáticos, tolerantes e respeitosos para que possam cuidar. Ouvir necessita de tempo, porque histórias de dor têm vários detalhes e, se são longas, precisam de mais tempo para serem relatadas.

Convido estudantes e profissionais de saúde a lerem esta obra para aprenderem sobre dor e suas especificidades. Pacientes poderão conhecer mais sobre dor e perceber que não estão sozinhas com esse problema. Foi um prazer acompanhar o trabalho de Suely Franca e agora poder vê-lo transformado em livro. Parabéns à autora e a nós que podemos usufruir deste livro com um tema tão importante no Brasil.

Agosto de 2017

Maria Julia Kovács

Professora Livre Docente do Instituto de Psicologia da USP
Coordenadora do Laboratório de Estudos sobre a Morte

LISTA DE SIGLAS

ABRADOR	Associação Brasileira de Pacientes Portadores de Dor Crônica e Fora de Recursos Curativos, Seus Familiares e Cuidadores
AMB	Associação Médica Brasileira
APA	Associação Americana de Psicologia
ATM	Disfunção da Articulação Temporomandibular
CAR	Colégio Americano de Reumatologia
CID-10	Classificação Internacional de Doenças
CNS	Conselho Nacional de Saúde
IASP	Associação Internacional para o Estudo da Dor
OMS	Organização Mundial de Saúde
SBED	Sociedade Brasileira para o Estudo da Dor
SFM	Síndrome Fibromiálgica
TCC	Terapia Cognitivo-Comportamental

SUMÁRIO

1 - MARÍLIA 29
1.1 INTRODUÇÃO 29

2 - DIANA 37
2.1 DORES DIVERSAS 37

3 - SANDRA 49
3.1 DOR CRÔNICA 49

4 - ROSA 55
4.1 FIBROMIALGIA 55

5 - LARISSA 65
5.1 TRATAMENTO MULTIDISCIPLINAR EM DOR CRÔNICA 65
    5.1.1 Formação em dor 65

6 - JANICE 73
6.1 AVALIAÇÃO PSICOLÓGICA DA PESSOA COM DOR 73

7 - MELISSA 85
7.1 A HISTÓRIA DE VIDA 85

8 - JOANA 95
8.1 A PESSOA EM CONDIÇÃO DOLOROSA 95

9 - DANIELE 103
9.1 OUTRAS HISTÓRIAS DE VIDA IMPORTANTES E SIGNIFICATIVAS COMO AS HISTÓRIAS DE 103

10 - LUIZA 121
10.1 RESPOSTAS EMOCIONAIS DIANTE DA DOR CRÔNICA 121
    10.1.1 As 33 respostas 121

11 - OLÍVIA 145
11.1 PENSANDO SOBRE EMOÇÕES, COMPORTAMENTOS E DOR EM MULHERES 145
    11.1.1 Doença/Diagnóstico 147
    11.1.2 Conflitos 150
    11.1.3 Vivências traumáticas 153

11.2 ESTRATÉGIAS DE ENFRENTAMENTO 156
   11.2.1 Tratamento/Procedimentos 158
   11.2.2 Dependência e submissão 161
   11.2.3 Assertividade 164
11.3 COMPORTAMENTOS OBSERVÁVEIS 167
   11.3.1 Comportamentos evitativos relacionados à fuga e esquiva 168
   11.3.2 Comportamentos expressos de dor – verbais e não verbais 172
11.4 PERCEPÇÃO DE DOMÍNIO PESSOAL – EMOÇÕES 176
   11.4.1 Significado da dor e do sofrimento 177
   11.4.2 Depressão 182
   11.4.3 Resposta emocional 189
   11.4.4 Resignação 192
   11.4.5 Desesperança 195
   11.4.6 Raiva 198
   11.4.7 Esperança 202
   11.4.8 Medo 204
   11.4.9 Reatância 208
   11.4.10 Culpa 211
   11.4.11 Aceitação 215
   11.4.12 Resiliência 217

12 - PAULA 221
12.1 PENSAMENTOS CATASTRÓFICOS SOBRE DOR 221

13 - VALQUÍRIA 229
13.1 UMA PALAVRA AOS PROFISSIONAIS E À FAMÍLIA 229
13.2 AOS PROFISSIONAIS 231
13.3 À FAMÍLIA 235

14 - CONSIDERAÇÕES FINAIS 239

REFERÊNCIAS BIBLIOGRÁFICAS 245

1

MARÍLIA

> *Após uma dor imensa, sobrevém um sentimento formal. Os nervos jazem cerimoniosos, como tumbas. O coração impassível se pergunta o que houve e se a dor ocorreu ontem ou séculos antes.*
>
> Emily Dickinson (1830-1886)

1.1 INTRODUÇÃO

Marília, diagnóstico de fibromialgia, 37 anos, vendedora.
Esta é sua história de vida e de dor:

> Minhas pernas começaram a travar, mal conseguia andar de 2012 para 2013. Não conseguia consulta com ortopedista pelo SUS, então fiz um convênio médico baratinho. Após muitos exames o ortopedista disse que o problema não era nos ossos. Então passei com o reumatologista em 2013 e foi diagnosticado Fibromialgia.
> *O médico, reumatologista, passou uma fórmula de medicamentos que tomo até hoje, sinto dores todos os dias, o remédio ajuda apenas a não travar de vez. Não posso, não consigo fazer muito esforço, se ando um dia tenho que repousar no outro. Em 2014, apareceu um esporão no meu pé, no meu calcanhar esquerdo. Ganhei mais peso, estou obesa e aparece um monte de coisas prejudicando mais ainda a minha saúde que já é bastante difícil e dolorosa. Quantas vezes já comecei dietas, exercícios físicos e desisto por causa das dores que me desanimam. E não consigo emagrecer por mais que eu tente.*
> *Estou sem menstruar por mais de um ano e este mês fiz um ultrassom e estou com mioma no meu útero. Tenho uma suadeira no rosto e cabeça de escorrer suor, ando até com uma toalhinha para me secar, o que faço a todo instante.*
> *Eu fumo e bebo, 99% de cerveja, uso-a como escape para fugir da realidade algumas vezes. Já fui viciada de beber todos os dias, quando estou sentindo dores que travam e me paralisam e fico mais depressiva ainda, a tendência é beber mais cervejas. Não me vejo*

sem fumar e beber, é como companhia para mim, um escape, uma ajuda para a ansiedade.

Desde criança sempre me senti mal amada pela minha mãe, rejeitada, rebelde, e até hoje sou a filha mais afastada, embora nosso relacionamento tenha melhorado. Aceitei mais, me conformei com a situação.

Sempre, desde os quinze anos, bebo demais, aos dezoitos anos fui para a igreja Universal, parei de beber, mas saí da igreja. Casei aos vinte e três anos com um homem muito bom, conquistamos bens, como casa própria, carro, ele virou comerciante e eu dona do lar cuidando dos filhos, G hoje com treze anos e R com dez anos. Voltei para a igreja quando me casei.

E me afastei novamente quando descobri o envolvimento do meu marido com uma moça da igreja. Desde então voltei a fumar e beber. Então nos separamos, voltamos... Ele era um homem muito bom, eu não sabia nem quanto vinha de conta de luz. Ele morreu em um acidente de moto voltando do trabalho no dia do meu aniversário, vinte e três de julho de 2010. Então minha vida desabou. Hoje tento me refazer... (muitas lágrimas)

Apareceu um monte de doenças, engordei muito, tenho 1,60 de altura e 92 kg. Não me vejo sem fumar, beber e comer para compensar, me preenche tudo isso. Acredito que tudo isso é de fundo emocional. Tenho fé que ainda conseguirei superar tudo isso.

Meus filhos são tudo para mim. Voltei a orar, ir para a igreja, mas não consigo me firmar. Mas creio que Deus está no controle e me dará a vitória. Tenho buscado ajuda para poder melhorar e superar tudo isso. Dores, depressão, vícios, ansiedade e por aí vai...

Muito obrigada por me ouvir.

As histórias de dor parecem ser marcadas pela perda do controle e da integridade na própria vida, e isso pode ocorrer porque a pessoa em sofrimento não consegue desenvolver estratégias necessárias à sua sobrevivência na relação com a doença. Ela se tornou maior do que quem a sente, que, sem condições de enfrentamento, pode colocar, sobre os profissionais, cuidadores familiares, medicamentos, nos vícios de beber e fumar, e em Deus, a dor sentida. Assim parece indicar a história contada não apenas por **Marília**, mas também por todas as mulheres deste estudo.

E essas são as histórias que acompanham a humanidade.

Considerando que o fenômeno álgico existe desde o princípio da humanidade e se faz presente em diferentes grupos, sua interpretação e percepção são influenciadas por vários fatores sociais, psicológicos e comportamentais. Referida como fenômeno biopsicossocial, experimentado pela humanidade, a dor necessita ser compreendida em suas diversas manifestações e estudada em diferentes enfoques.

A experiência dolorosa é evento complexo, parte integrante da vida humana, do nascimento à morte. Sempre fez parte da vida de todos os seres humanos e estará presente em algum momento da vida do homem. Exige reflexão, um entendimento mais profundo e elaborado tanto do fenômeno doloroso quanto das pessoas que padecem e sofrem com a dor. A dor, crônica ou aguda, tem sido constante companheira da humanidade desde os primórdios da História. Físicas ou psíquicas estão sempre presentes na vida de todos nós, homens, mulheres e crianças.

De acordo com o Livro Sagrado, a Bíblia, no princípio o Criador disse à mulher: "Multiplicarei sobremodo os sofrimentos da tua gravidez; em meio de dores darás à luz filhos [...]" (Gên. 3: 16). E, ainda, encontramos que a mãe de Jabez disse-lhe: "Com muitas dores o dei à luz", e Jabez então orou ao seu Deus dizendo: "[...] Que a tua mão esteja comigo, guardando-me de males e livrando-me de dores" (Crônicas. 4: 9 e 10). Enquanto vivesse, a humanidade sentiria dor como resultado da desobediência humana aos mandamentos e à vontade divina. Assim parece nos contar a história humana.

Bonica (1953 apud LOBATO, 1992) também afirma que, desde o Velho Testamento, a dor foi considerada uma medida disciplinar, tanto para pecadores quanto para justos, como forma de provação. Com o advento do Cristianismo, a dor foi vista como forma de iluminação, de obtenção de graças e até como sacramento na busca de perdão pelos pecados cometidos. Observando o curso da História, a dor foi e continua sendo uma das grandes preocupações da humanidade em todos os tempos e em diferentes eras da história do homem.

Teixeira e Okada (2009) consideram que, desde o início da civilização, o ser humano busca entender as razões que parecem justificar a presença da dor e, ao mesmo tempo, procura desenvolver diferentes estratégias e instrumentos para o seu tratamento e controle. Seguindo o curso da História, esses autores nos convidam a explorar os caminhos trilhados pelo homem em sua compreensão e interpretação da dor, tal como discriminado a seguir.

Na Pré-História, o homem primitivo apresentava inúmeras dificuldades para entender a ocorrência da dor, associando-a a razões como traumatismos e imaginando que, uma vez em seu corpo, poderia fazê-lo perder o controle da sua própria vida. Mas, ao mesmo tempo, esse homem não conseguia entender a presença da dor em seu corpo.

Havia mitos, crenças e falsas ideias sobre o que realmente poderia causar dor ou mesmo como tratá-la, como explicitado a seguir:

> O tratamento consistia na remoção do objeto causal ou na expulsão dos demônios e da dor com o uso de brincos nas orelhas ou no nariz, talismãs, amuletos e outros artefatos, tatuagens, expressões verbais, etc. Quando não havia condições de eliminar o sofrimento, o chefe da família, habitualmente uma mulher, era convocado, porque representava 'a grande mãe', figura que atuava como sacerdote, e a elas atribuía-se a capacidade de exorcizar os demônios da dor e da doença. Com o passar do tempo, as atribuições de eliminar a dor foram assumidas pelos homens, chefes das tribos que passaram a exercer a Medicina. (TEIXEIRA; OKADA, 2009, p. 28).

Nesse período, os homens, de acordo com suas crenças, utilizavam alguns recursos em sua busca para alívio da dor e do sofrimento:

> Os astecas e os maias apoiavam suas mãos nos formigueiros para aliviar a dor artrítica. Os aborígenes australianos aqueciam pedras e as aplicavam nos pontos dolorosos, pois imaginavam que transferiam a doença e a dor dos seres humanos para os objetos. [...] Nas tribos Celtas da África Ocidental, empregava-se a sangria para eliminar os maus espíritos. Nos mares do Sul e da África Equatorial, e também pelos astecas e maias, foram praticadas trepanações com a finalidade de libertar os maus espíritos ou demônios aprisionados na caixa craniana dos doentes. (TEIXEIRA; OKADA, 2009, p. 28).

Teixeira e Okada (2009, p. 28) referem que, nesse momento da História, os doentes eram tratados também com "massagens, exposição à água fria, ao calor do sol ou do fogo ou com compressão de partes do corpo", uma tentativa de aliviar o corpo dos incômodos físicos presentes e libertar o paciente de suas dores e tormentos para que pudesse ter uma vida melhor.

Houve tempos em que se acreditava que a dor era uma forma de punição, que as doenças que acometiam as pessoas eram resultantes da ação dos deuses ou dos demônios e que a cura poderia acontecer pela prática de orações, do exorcismo e das ofertas e sacrifícios oferecidos aos deuses, como forma de expulsão dos demônios do corpo.

Gatchel e Weisberg (2000) esclarecem que Hipócrates discutiu a existência de quatro fluidos corporais (bile amarela, bile negra, sangue e fleuma), que nomeou de humores, responsáveis por uma personalidade específica ou tipos de temperamento. Sempre que houvesse *deficit* ou excesso de um dos quatro humores, a dor ocorreria como consequência. Hipócrates também reconheceu a existência de doenças físicas como a disfunção da articulação temporomandibular (ATM), sua origem e tratamento.

Essa teoria sobre os fluidos corporais contribuiu para exemplificar "como fatores biológicos e físicos eram vistos através dos tempos, afetando a personalidade e o status psicológico da pessoa". Assim identificam Gatchel e Weisberg (2000, p. 3) em sua investigação.

Andrade e Andrade (2005, p. 111) complementam apontando a importância do médico Galeno, na Antiguidade, em relação à compreensão da dor. Galeno pontuava que "quando os sintomas eram analisados corretamente, era possível observar a causa da anormalidade", referindo-se à dor.

> Galeno classificou as diferentes qualidades da dor (pulsátil, em peso, em tensão, lancinante) e observou que a dor caracterizada como sensação de dormência decorreria de anormalidade dos nervos e que a dor latejante indicaria condição inflamatória. [...] Evidenciou duas possíveis causas das doenças e dor: a desorganização interna e a agressão externa. (TEIXEIRA; OKADA, 2009, p. 33).

Além da classificação das diferentes qualidades da dor, Galeno pensava que a causa das doenças também estava na quebra de seis princípios básicos – "alimento e bebida, ar, exercício e repouso, sono e despertar". (TEIXEIRA; OKADA, 2009, p. 33).

Guimarães (1999) refere que, na Idade Média, destacou-se Avicena, com seu *Canon of Medicine*, listando porções herbívoras, drogas e técnicas de relaxamento para curar dores. Ao prescrever drogas de ação fisiológica e a química associada à intervenção comportamental (relaxamento), descreveu sua crença na multiplicidade da dor.

Com o Renascimento, ocorreram mudanças e avanços significativos em diferentes áreas, tais como a Física, a Química, a Fisiologia e a Anatomia, mas não houve nenhuma melhora imediata da dor. Uma das contribuições importantes nesse eixo da Medicina foi trazida por Ambroise Paré sobre a "reabilitação da cirurgia como instrumento do conhecimento e o estudo das doenças", descrevendo a "dor no membro fantasma" (TEIXEIRA; OKADA, 2009, p. 36), além do uso dos medicamentos naturais como complementação do tratamento utilizado.

Ainda considerando a Renascença:

> A visão da potencial interação entre mente e corpo, no entanto, passou a ser substituída por uma perspectiva mais dualística durante a renascença, quando começou a ser considerado anticientífico olhar a mente (ou a alma) como influenciando o corpo. (GATCHEL; WEISBERG, 2000, p. 3).

No século XVII, René Descartes identificou a dor como um tipo específico de atividade no sistema nervoso sensorial, mas não "se preocupou em determinar um centro particular para a dor ou para outras sensações específicas" e ainda "distinguiu a dor dos fenômenos que a acompanham, pois a alma reconheceria a fraqueza do corpo e a incapacidade de resistir aos ferimentos que o afetam" (TEIXEIRA; OKADA, 2009, p. 39).

Outros fatos sobre essa época também se confirmam, como os discriminados a seguir:

> A cirurgia não se desenvolveu como a anatomia e a fisiologia, pois não havia anestesia adequada ao controle das infecções. [...] Quando as operações sem dor tornaram-se possíveis, foram desenvolvidas as cirurgias com finalidade analgésica, especialmente a partir do século XVII. Paré propôs a secção nervosa para tratar a neuralgia pós-herpética que afetou o rei Charles IX da França e Jorge Marechal, cirurgião do rei Luís XIV da França, seccionou os ramos do nervo trigêmeo de um doente com neuralgia do trigêmeo. (TEIXEIRA; OKADA, 2009, p. 39).

René Descartes acentuou a visão dualista e considerou a separação entre mente e corpo. Andrade e Andrade (2005, p. 111) explicitam essa visão de Descartes: "Separando o corpo que passa a ser cuidado pela Medicina, da mente (alma), doravante cuidada pela religião."

Mudanças significativas ocorreram no século XVIII, especialmente quanto à percepção e à definição do conceito de dor. A dor e a doença "eram vistas como punição da natureza, por omissão de um regulamento, enquanto a doença mental foi entendida como sinal de conflito entre as demandas do caráter de cada indivíduo e a coação de ordem social" (TEIXEIRA; OKADA, 2009, p. 40). Poucas e novas ideias acerca da compreensão e modos de tratamento da dor ocorreram durante o século XVIII.

Para Rey (1993), o conjunto de terapias utilizadas contra a dor melhorou consideravelmente com a utilização de métodos que provocavam dor com o objetivo de curar, como a flagelação e até mesmo a urticária e a fricção, com a ideia de induzir a traumas benéficos e acordar a sensibilidade do sofredor. Havia a crença de que uma dor "quente", como a dor provocada por inflamações, por exemplo, deveria ser tratada sempre de modo oposto, ou seja, uma dor que trazia uma sensação de calor deveria ser tratada com frio; e a dor fria, com calor.

Os doentes traumatizados pela dor, pelo sofrimento e pela incapacidade trazida pelo adoecimento submetiam-se a todos os tipos de tratamento, que se cristalizavam em mitos e crendices vividos nas diferentes fases históricas da vida humana.

Foi a partir da metade do século XIX que, segundo Lobato (1992), a dor começou a ser investigada e discutida em laboratórios, o que levou a uma questão importante, com fisiólogos de um lado e filósofos e psicólogos de outro, cada grupo querendo ter razão ao pensar que poderia dar uma explicação definitiva sobre o evento álgico. Essa discussão serviu para fortalecer a posição dos fisiologistas, que trouxeram a ideia da dor como sensação, teoria aceita pelos psicólogos da época.

Ao longo da História, encontramos diferentes explicações e interpretações para a dor. Assim, no século XX, como aponta Lobato (1992), voltou-se a considerar o componente psicológico da sensação dolorosa, reconhecendo a emoção como fator adjuvante na experiência da dor e confirmando a relação entre a sensação dolorosa e a reação emocional presente na vivência da dor. É fundamental considerar que, nesse período, as pesquisas sobre o tema eram relativamente negligenciadas, e somente alguns poucos cientistas estavam interessados em estudar e fazer investigações sobre a dor e seus efeitos no homem. "Muitos desses trabalhos eram fundamentados em ensaios com animais e dedicavam-se à investigação dos mecanismos e da fisiopatologia da dor aguda, pois não havia modelos apropriados para estudar a dor neuropática e a dor aguda." (TEIXEIRA; OKADA, 2009, p. 50).

No presente momento, estudamos a dor e suas consequências na vida do sujeito em contato com a experiência dolorosa, utilizando um modelo de referência biopsicossocial,

> [...] no qual a dor não é percebida como uma entidade dicotômica, mas como resultado de uma combinação de fatores biológicos (sensoriais), psicológicos (afetivos, cognitivos), comportamentais, sociais e culturais que contribuem para a experiência dolorosa individual. (FIGUEIRÓ, 1999, p. 156).

A história narrada por Marília, no início deste capítulo, demonstra essa combinação de diferentes fatores, considerando os aspectos biopsicossociais presentes em sua experiência dolorosa.

Após uma breve incursão na história, o próximo capítulo deste estudo abordará a dor experimentada pela pessoa, levando em conta o conceito de dor, tipos de dor, significado e sentido da dor para aqueles que a vivem em seu cotidiano.

2

DIANA

> *Não vos comove isto, a todos vós que passais pelo caminho? Considerai e vede se há dor igual a minha, que veio sobre mim, com que o Senhor me afligiu no dia do furor da sua ira. Lá do alto enviou fogo aos meus ossos, o qual se assenhoreou deles; estendeu uma rede aos meus pés, fez-me assolada e enferma todo o dia.*
>
> Jeremias (Lamentações – 1: 12-13)

2.1 DORES DIVERSAS

Diana, 66 anos, aposentada e com diagnóstico de fibromialgia.
Diana narra sua história.

> A dor é muito desconfortável! Casei e fiquei viúva aos 35 anos e um filho de seis anos para criar. Não me casei mais, tive algumas oportunidades, mas não quis por causa do meu filho que era pequeno. Primeiro meu filho. Mas agora, não sei se fiz bem ou mal. Se ele casa, de novo vou ficar sozinha. Lutei muito para criar meu filho, mas venci, graças a Deus. Hoje ele está com trinta e oito anos, solteiro, mas é tudo de bom, muito companheiro, trabalha muito. Eu criei sozinha, com Deus e mais ninguém.
> Minhas dores com a fibromialgia começaram em 1986 quando comecei a trabalhar em uma fábrica com costura. Os braços doíam muito e os nervos ficavam duros. Eu ficava engessada e nada melhorava. Não melhorava, aliviava um pouco, mas voltava. O médico da empresa falava que eu tinha que me acostumar com a dor porque era uma fábrica e todo mundo tinha dor. Cada pessoa na fábrica fazia um movimento diferente.
> Levou muitos anos, mas eu saí da fábrica e fui viver de costura. Foi quando pude procurar outros médicos e soube que eu tinha fibromialgia e osteoporose na coluna lombar. Tenho vivido com muita dor. Trato, alivia, mas não cura. Eu faço tudo em casa. Quando está doendo muito eu me deito e espero melhorar, aliviar. Esse é o meu jeito de lidar com a dor. Tenho muita tristeza, gosto de fechar tudo e

ficar bem quietinha no escuro. Não sei se isso é depressão. Só sei que quero ficar sozinha no escuro. O escuro representa paz, preciso de paz. Porque com a dor eu fico muito ansiosa, não consigo dar conta da minha vida. A dor atrapalha a minha vida de muitas formas. Não consigo sair quando estou com dor. Quero ficar quietinha no meu canto. Meu filho fala: "mãe, tá na hora de deitar, hoje você não deitou. Deita um pouco e espera a dor melhorar". Quando estou bem, saio com amigas, família, me divirto!

Outro problema com a dor é a insônia. Tem dia que eu durmo bem, mas é mais raro. A maioria dos dias o sono é muito ruim. Já acordo com dor e desanimada. Outro problema, é que não quero ver ou falar com ninguém. Tem noite que eu tenho muito medo de morrer. Não tenho medo da morte, tenho medo do escuro. Acho o escuro muito triste. Isso eu não sei explicar. Será algum trauma? Não sei.

Já fiz fisioterapia, hidroginástica, me ajudou muito. Não fiz terapia com psicólogo. Eu acho que a psicologia iria me ajudar a sair desse escuro e da dor. Costumo ter muito medo, tristeza e ansiedade. Não dou conta de estar em lugares fechados, da dor e desses sentimentos também.

Para **Diana**, lidar com a dor é estar no escuro, triste e quieta em seu canto, vivendo apenas o que a vida lhe permite viver. Sente medo, o medo de morrer que parece assombrá-la durante as noites de insônia. Quando sente medo do escuro, ela prefere o silêncio, porque ainda não sabe lidar com os efeitos de sentimentos tão complexos e difíceis de entender, tão parecidos e próximos dos sentimentos de Jeremias descritos em suas lamentações.

O texto de Jeremias (Lamentações – 1: 12-13) refere-se à invasão e à destruição da cidade de Jerusalém pelos babilônios em 586 a.C., descritas em pergaminhos e também contada às gerações futuras por meio das histórias narradas pelos mais velhos. Esse texto exemplifica "a dor associada à tristeza ou depressão, assim como outros efeitos somáticos, devido ao desencanto e desespero por causa de um efeito desapontador e estressante" (GATCHEL; WEISBERG, 2000, p. 25), que se apresenta na forma de desalento e lamento pela experiência vivida. O texto mostra os efeitos da dor e do sofrimento sobre o indivíduo como uma experiência, que pode ser ao mesmo tempo física e emocional, trazendo como consequência mudanças biopsicossociais, que se apresentam na vida das pessoas.

É importante ressaltar a diferença entre dor e sofrimento, que parece trazer uma discussão conceitual quando se entende que têm o mesmo significado. Encontramos na literatura especializada que, muitas vezes, sentimentos de desesperança, de angústia e de impotência tornam-se mais difíceis de lidar que a própria dor. Pessini (2009, p. 348) ressalta que "nesse ponto, a diferença entre dor e sofrimento torna-se evidente". Entretanto parece ser fundamental que se compreenda o significado que a pessoa dá à sua dor e, ao mesmo tempo, procurar identificar a razão da presença do sofrimento nessa experiência.

Pessini (2009, p. 348-349) apresenta uma questão importante sobre esses termos, como explicitado a seguir:

> A dor pode ser definida como uma perturbação, uma sensação no corpo. O sofrimento [...] pode ser definido, no caso de doença, como um sentimento de angústia, vulnerabilidade, perda de controle e ameaça a integridade do eu. Pode existir dor sem sofrimento e sofrimento sem dor. Em cada caso, somente o próprio indivíduo pode experenciá-lo, bem como, aliviá-lo. [...] Resumidamente podemos dizer que a dor é fisiológica e está ligada ao funcionamento do sistema nervoso central, enquanto o sofrimento está ligado à pessoa, é muito mais amplo e global, isto é, existencial. Ele inclui as dimensões psíquicas, psicológicas, sociais e espirituais.

Para a Catholic Health Association, nos Estados Unidos, a dor e o sofrimento podem reforçar-se mutuamente na vivência dolorosa, e Saunders (1980, 1988), com a criação do conceito de dor total, complementa que o sofrimento pode ser intolerável a partir do momento em que não é cuidado, assim como a dor.

Ainda com relação ao conceito de dor total, Saunders e Sykes (1993) apresentam uma visão multidimensional, em que as dimensões emocional, social e espiritual parecem corroborar a explicação de que o componente físico da dor pode alterar-se quando influenciados por esses fatores, como apresentado a seguir na Figura 1.

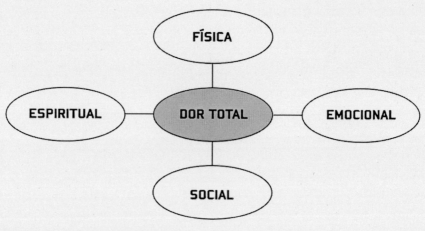

FIGURA 1 – CONCEITO DE DOR TOTAL
FONTE: SAUNDERS; SYKES, 1993.

A dor parece causar significativo impacto na vida das pessoas com doenças crônicas, resultando em piora da dor, incapacidade e sofrimento, provocando dificuldades e complicações em todos os domínios da vida.

Hennemann-Krause (2012, p. 26) comenta:

> A dor física é a causa mais óbvia de sofrimento, de deterioração física, e quando severa, a dor propicia a degradação moral do indivíduo. A dor emocional ou psíquica leva à mudança de humor, à perda do controle sobre a própria vida, à desesperança. [...] A dor social vem com o medo do isolamento e do abandono, da dificuldade de comunicação, da perda do papel social exercido junto à família, aos colegas, e às perdas econômicas. A dor espiritual se reflete na perda do sentido e significado da vida, da esperança; é a 'dor da alma'. A espiritualidade está mais ligada às questões de razão, sentimento e significado da vida, enquanto a religiosidade se relaciona com as questões de fé e transcendência, mas, nem por isto menos importante.

De acordo com o que foi discutido acerca da diferença entre dor e sofrimento, vale lembrar o que afirma Pessini (2009) ao pontuar que dor e sofrimento caminham juntos, mas nem sempre um representa o outro.

Na atualidade, Merskey e Spear (1967) propuseram uma nova definição para a dor que levava em conta os aspectos da sensação dolorosa e a reação emocional diante dela. Essa definição serviu como base para o conceito estabelecido em 1979, pela Associação Internacional para o Estudo da Dor – Iasp, que define dor "como uma experiência sensorial emocional desprazerosa, associada a um dano real ou potencial dos tecidos ou descrita em termos de tal lesão" (McGRATH, 1990, p. 8). O que significa que nem sempre existe uma lesão percebida.

É preciso assinalar que existem muitas questões relativas à dor, como: quais dimensões da vida humana são afetadas por ela? Muitas perguntas materializam-se para a compreensão dos mecanismos das vias da dor na mente da pessoa impactada e acometida por ela. Como se concretiza? O que muda na vida dos pacientes em processo doloroso e daqueles que acompanham a pessoa em sofrimento, como familiares e profissionais em diferentes esferas de atuação?

De acordo com a definição proposta pela Iasp e citada anteriormente, dor é "uma experiência sensorial emocional desprazerosa, associada a um dano real ou potencial dos tecidos ou descrita em termos de tal lesão" (McGRATH, 1990, p. 8). Nessa definição, não há como separar a experiência sensorial da experiência afetiva. Essa definição enfatiza a relação entre a mente e o corpo na experiência dolorosa do sujeito e focaliza três pontos fundamentais: os aspectos emocionais, sensoriais e a lesão tecidual, como identifica Guimarães (1999, p. 27), ilustrados na Figura 2.

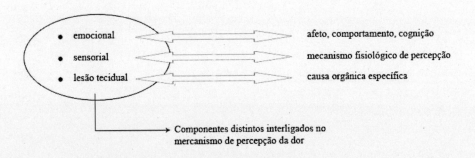

FIGURA 2 – COMPONENTES DO MECANISMO DE PERCEPÇÃO DA DOR
FONTE: GUIMARÃES, 1999.

Os componentes dos mecanismos de percepção da dor apresentados trazem grandes implicações quanto à qualidade de vida da pessoa, levando em conta a queixa trazida e mudanças significativas, que se apresentam na experiência de sofrimento e dor. Essas mudanças que se manifestam, principalmente na dimensão psicológica, trazem forte comprometimento na vida da pessoa, que precisa adaptar-se para enfrentar sua nova condição. Guimarães (1999, p. 28) refere:

> A IASP não oferece uma teoria para explicar a dor, mas adota essa definição que implica atividades fisiológicas, cognitivas e comportamentais [...]. A adoção desse conceito pela comunidade internacional assegura o reconhecimento da natureza multidimensional da dor, enquanto estimula as pesquisas sobre os possíveis mecanismos de interação entre os mediadores e correlatos da experiência da dor.

A partir dessa perspectiva é que novos modelos de teorias e pesquisas foram desenvolvidos e hoje contribuem para um manejo mais adequado da dor. Entre eles, temos o modelo desenvolvido por Melzack e Wall (1965), a chamada Teoria do Controle dos Portais (*Gate Control Theory*), que se propôs a ser referência para uma compreensão multidimensional da dor. Essa teoria enfatiza:

> A importância da modulação de estímulos dolorosos realizados pela espinha medular, pelo sistema nervoso central e pelo hipotálamo. Nesse sentido diversos aspectos cognitivos, emocionais e comportamentais [...] podem participar desse processo de modulação da dor à medida que podem interferir na percepção e resposta a estímulos dolorosos. (ANGELOTTI; SARDÁ JR., 2005, p. 52).

Atualmente existe certo consenso sobre o reconhecimento da participação de diversas estruturas fisiológicas envolvidas no processo doloroso e a presença de variáveis emocionais e de aprendizagem social. A Associação Internacional para o Estudo da Dor – Iasp compartilha do modelo teórico de Melzack e Wall (1965), pois considera diversos aspectos da avaliação de pacientes com dor, tais como:

> Aprendizagem e experiência na infância; aspectos culturais; ambiente familiar e social; aspectos laborais; história da doença atual, pregressa e familiar; utilização de medicação; alimentação; estrutura de personalidade; afetividade, ganhos secundários; imagem corporal; e representações, expectativas e crenças, já que

> estes podem ser fatores mediadores da instalação e manifestação da dor crônica. (ANGELOTTI; SARDÁ JR., 2005, p. 53).

A dor, em maior ou menor magnitude, é uma experiência sempre presente na vida de todas as pessoas, sendo a principal causa de sofrimento e incapacidades. É um fenômeno subjetivo difícil de mensurar e de qualificar, pois traz em seu entorno grandes repercussões psicossociais. A dor provoca limitações de cunho físico e psiquiátrico, comprometendo a qualidade de vida e onerando os custos do tratamento.

Para Merskey (1990), a dor é sempre subjetiva. Cada indivíduo aprende a utilizar esse termo por meio de suas experiências prévias. É importante pensar sobre a conceituação da Iasp, que compreende a dor como experiência, um momento da vida.

Turk, Meichenbaum e Genest (1993) descrevem dor como experiência subjetiva envolvendo sentidos, emoções, pensamentos, ações e comportamentos. Beck, Winterowd e Gruener (2003, p. 4) postulam que "se a dor tem verdadeiramente um componente subjetivo, então, talvez, a melhor definição de dor é o que o paciente diz sentir".

Para Lobato (1992, p. 165), "[...] deve-se considerar que existe dor real sempre que alguém se queixa de dor (exceto para pacientes comprovadamente simuladores)". Por simulação entende-se:

> É a única dor que quem dela se queixa, de fato não a sente; é a dor fingida. [...] O simulador tem por alvo obter algum ganho: dinheiro, privilégio ou evitação de um dever desagradável. [...] Os simuladores são encontrados em hospitais públicos e raramente se submetem a procedimentos diagnósticos dolorosos ou invasivos. O diagnóstico nem sempre é fácil. Há, porém, alguns dados que ajudam a revelar a situação: ausência de doença orgânica pelos exames e testes usuais; um comportamento normal quando o indivíduo pensa que está sozinho, mas é cuidadosamente observado pelos familiares, médico ou amigos; a análise cuidadosa do passado pré-mórbido pode revelar eventos semelhantes de desonestidade ou de problemas familiares difíceis, especialmente financeiros; ainda que fora do trabalho, o enfermo não abandona os prazeres da vida e as ofertas de serviços são usualmente recusadas. (LOBATO, 1992, p. 176).

É importante refletir sobre o quanto é difícil identificar um simulador e porque ele precisa utilizar o recurso da simulação para dizer que algo não está bem em seu corpo. É necessário lembrar que o fato de não conhecermos as razões da existência da dor não significa que a pessoa esteja simulando ou que a dor não exista, considerando que nem sempre uma lesão é percebida como define a Iasp em sua conceituação.

Para alguns autores como Angelotti e Fortes (2007), a dor aguda apresenta-se como sinal de alerta, que algo não está bem no sistema fisiológico, que o corpo está perdendo sua homeostase. Aguda ou crônica, a dor é uma das sensações mais temidas pelas pessoas, pois pode ultrapassar o papel de advertência, comprometendo seriamente a qualidade de vida do indivíduo e suas relações com o outro, com possibilidades de perda do suporte social e familiar. Portanto, para esses autores é compreensível que a pessoa, na vivência da dor, procure evitá--la a qualquer custo, porque existe na dor um caráter aversivo que faz com que se tente evitá-la, pelo estresse que provoca.

O sistema nervoso tem como uma de suas funções sinalizar a ocorrência de possíveis lesões no corpo. A dor apresenta uma qualidade sensorial fundamental, sinalizando aos indivíduos a existência de lesões teciduais, permitindo a ativação de seus mecanismos para a proteção do organismo lesado, como afirma Angelotti (2001).

Essas definições levam-nos a refletir sobre os efeitos da dor diante da interpretação, do sentido e do significado que são atribuídos a ela. Há que se considerar os vários tipos de dor existentes, mas a classificação da dor mais citada atualmente pelos estudiosos tem sido aquela que se utiliza da duração como referencial.

De acordo com Lobato (1992), Markman e Oaklander (2004), existem algumas características que são fisiopatológicas e clínicas, de acordo com os tipos de dor existentes, nomeados de forma breve a seguir:

1. **Dor de origem periférica superficial:** arranhão, abrasão, compressão (beliscões no tecido).

2. **Dor profunda:** que pode ser somática, visceral e referida.

    2.1 Dor somática – proveniente da estimulação de nervos na pele e no sistema musculoesquelético, incluindo ossos, ligamentos, articulações e músculos;

2.2 Dor visceral – é decorrente da estimulação de terminações nervosas nas vísceras; esses nervos tipicamente respondem mais ao estiramento do que a outras alterações, por exemplo: corte, inflamação, esmagamento;

2.3 Dor referida – dor percebida como oriunda de uma área distante de sua fonte; ocorre porque a inervação das duas áreas (a área onde a dor é sentida e a área onde a dor é produzida) está ligada proximamente. A dor é referida para outras áreas como pele, flancos, períneo, pernas e ombros.

3. **Dor de origem central (desaferenciação):** oriunda do sistema nervoso central, geralmente pela via espinotalamocortical.

4. **Dor neuropática:** é uma sensação dolorosa, localizada no tempo e no espaço, sendo descrita como pontada, facada, ardor, latejamento, exacerbada por movimento e aliviada pelo repouso, como as dores ósseas, pós-operatórias, musculoesqueléticas e artríticas.

5. **Dor nociceptiva:** é sentida como vaga e difusa, associada a sensações autonômicas, como náuseas, vômito e sudorese. Os locais cutâneos referidos podem ser o ombro, a mandíbula, os músculos do coração, vesícula biliar e dorsal, além do pâncreas. Tem como origem lesão ou irritação do nervo e é expressa como ardente, penetrante, lancinante e fulgurante. Como exemplo, temos a neuralgia do trigêmeo, a neuralgia pós-herpética e a neuropatia periférica.

6. **Dor psicogênica:** dor que existe sem a presença de uma patologia orgânica aparente apesar da investigação diagnóstica. Não apresenta nenhum mecanismo neuropático ou nociceptivo, mas apresenta componentes emocionais suficientes para estabelecer critérios. Os doentes com dor crônica apresentam uma elevada prevalência de transtornos depressivos, ansiogênicos, sexuais, somatoformes, factícios e do sono.

Com relação à dor psicogênica, vale ressaltar que, de acordo com a Associação Americana de Psicologia – APA (1986 apud LOBATO, 1992, p. 174-175), ela se caracteriza:

> [...] por um quadro clínico em que predomina a dor, mas esse sintoma é inconsistente com a sistematização neuroanatômica e após um exame acurado nenhuma doença orgânica é achada nem existe mecanismo fisiopatológico que explique a queixa. No

caso de haver problema orgânico, a intensidade do sintoma dor ultrapassa de longe o que se pode inferir dos resultados do exame físico. Há óbvia relação com fatores psicológicos e essa associação pode ser evidenciada pela relação temporal entre um estímulo ambiental que está aparentemente ligado a um conflito – uma necessidade psíquica – e o início ou exacerbação da dor. Existe, além disso, um ganho secundário significativo para o paciente. É mais comum em mulheres.

Mas é importante pensar que, mesmo que não haja uma lesão tecidual como inscrita na definição de dor da Iasp, a dor que a pessoa diz sentir é sempre sentida, e nem sempre se consegue detectar os pontos-gatilho da dor em nossos sistemas, e isso pode induzir a ideia de que o paciente está fingindo a dor que refere sentir.

A classificação da dor mais utilizada tem sido aquela que considera a duração como um referencial, dividindo-se em dor aguda e crônica, sendo essa última o campo de estudo neste livro. Passamos, então, a considerar, de forma breve, a dor aguda.

A dor aguda geralmente está associada a algum tipo de lesão e pode desaparecer quando a lesão melhora. Responde bem aos medicamentos, pois existem recursos farmacológicos que podem controlá-la, porque, ao se remover o estímulo causador, com o uso de medicamentos, a dor pode cessar.

Essa é uma dor de curta duração, que pode variar de minutos a semanas, não ultrapassando três meses, e ocorre como resultado de lesões teciduais, processos inflamatórios ou moléstias. Sua função é alertar sobre possível desequilíbrio na homeostase do corpo. É considerada como um "problema frequente na população adulta. É aguda porque refere-se à duração da dor, e não à sua intensidade" (KAZANOWSKI; LACCETTI, 2005, p. 67).

Sardá Jr. (2007, p. 15) explicita que a dor aguda tem como aspecto principal:

> Sinalizar a possibilidade de lesão e surge de maneira súbita, na maior parte das vezes em companhia de alterações do sistema nervoso autônomo, tais como, sudorese, hipertensão arterial, taquicardia, espasmos, etc. Trata-se de uma dor pontual, geralmente decorrente de traumas ou manifestações patológicas e com duração inferior a seis meses.

Normalmente associada a algum tipo de prejuízo ao organismo, o reconhecimento da presença de dor aguda serve como sinal para que a pessoa em dor e sofrimento "procure afastar, reduzir ou eliminar a causa do sofrimento" (FIGUEIRÓ, 1999, p. 52).

Figueiró (1999) refere, ainda, que as reações das pessoas diante da dor estão relacionadas com a personalidade de cada um, o estado psicológico presente no início da sensação de dor, as experiências vividas, bem como o contexto sociocultural. Acrescenta que, além dos problemas trazidos pela dor, somam-se a eles: ansiedade, sudorese intensa, palpitação, aumento da pressão arterial, frequência respiratória, entre outros. A dor aguda parece ser resposta adaptativa e necessária à integridade da pessoa. A dor crônica é diferente, pois ultrapassa sua função como sinal de alerta.

A dor de Diana mostra os sentidos e significados que dá à dor e como a interpreta em seu cotidiano.

ANOTAÇÕES

3

SANDRA

> *Eu tenho uma pequena sombra que me acompanha a todos os lugares e sua utilidade é maior do que eu posso ver. Ela é muitíssimo parecida comigo, da cabeça aos pés; e eu a vejo pular na minha frente quando eu pulo em minha cama.*
>
> Robert Louis Stevenson (1850-1894)

3.1 DOR CRÔNICA

Sandra, contadora, 38 anos, com diagnóstico de cefaleia crônica. Sua dor e sua história.

Dor, não lembro exatamente quanto tempo sinto dor. Mais ou menos quinze anos se não me engano. Isto tem sido uma constante luta na minha vida. Não sei se minha dor está associada a algum problema emocional ou físico, mas de uma coisa tenho certeza: Ela existe. Porque às vezes quando eu tomo remédio me sinto melhor, mas às vezes nem o medicamento ajuda trazendo o alívio esperado.
Com o passar do tempo a dor se torna uma constante visitante. Porque vem o tempo todo e nem avisa. Parece que tem o compromisso de aparecer. É preciso aceitar a nova rotina diária. Parece um 'roller coaster', uma montanha russa na minha vida, porque você não sabe se vem forte ou fraca.
Você não sabe o que vai acontecer. É sempre uma surpresa a intensidade que ela, a dor, vem. Tem dias em que a alegria está estampada, outros em que você quer mostrar que está feliz mas não se sente assim e dias em que não há como fingir alegria. Os dias difíceis com o passar do tempo são mais esporádicos pela sua luta interior de tentar lutar e passar por cima da dor. Há dias em que prefiro aceitar a dor e sentir o peso da tristeza, sentimento de perda que parece invadir de um jeito descontrolado que me deixa desanimada e vencida pela batalha. Porque você se cansa de lutar. Aceitando, pelo menos parece que melhora. É uma forma de conviver com a dor de uma maneira mais passiva.
Apesar da visitante nunca ir embora, em minha rotina é importante aceitar a sua visita e sentir a falta, mas não aceito viver com

a visita chamada dor. Remédios não resolvem, eles só me dão um alívio imediato e curto. Às vezes penso que fui feita para sentir dor, porque me tornei uma pessoa que a cada dia sofre, mas a cada dia sobrevive também.

Porque me pergunto o tempo todo se este é o plano de Deus para que eu aprenda a depender dele. Sinto que quando tenho dor me apego com meu Deus, mais e mais. É preciso ter esperança, senão o medo, a raiva e a tristeza tomam com conta de mim. E não é o que eu quero para a minha vida.

Gostaria de poder enfrentar essa dor com algum tipo de estratégia que me faça ter a condição de liberdade, podendo evitar todo tipo de dor possível. Me pego pensando se isso existe. Se é possível, porque não é o que vejo em meu caminho. Parece que só posso vislumbrar a dor que martela minha cabeça me impedindo de pensar ou sentir sentimentos bons e agradáveis.

Na minha rotina diária, com meus filhos, sempre escondo o que sinto e às vezes me sinto culpada de não externar uma verdade que nem eu mesma compreendo. Eles ainda são novos para compreender o que é a dor, principalmente uma dor crônica, que parece que veio para ficar. Sobre a qual não tenho nenhum tipo de controle. Não sei o que eles pensariam, será que entenderiam, finalmente porque a mãe deles brinca tão pouco e sorri quase nunca?

Vivo em função da minha dor e ela vive em função de mim. Vivo em função dela porque muitas vezes não consigo fazer minhas atividades diárias. Só quando ela vai é que volto a ser o que eu sou: feliz. Ela vive em função de mim porque ela precisa de alguém para continuar e eu sou vulnerável para que ela possa existir.

Luto e sigo em frente aceitando o que me aconteceu e tentando acreditar que dias melhores virão. Embora, quando se vive com uma dor crônica, ela não nos dê nenhum tipo de trégua ou alívio, é sempre bom considerar e esperar, que um dia ela se vá do mesmo jeito que veio, silenciosa.

Viver em função da dor, mas esperar que um dia ela desapareça parece ser a esperança de pessoas que vivem com doenças crônicas. Em seu discurso, **Sandra** comenta sobre sua única certeza – a dor existe e a impede de ser a pessoa que gostaria de ser. A duração e a extensão não tornam a dor silenciosa em seus efeitos.

A dor crônica, por sua vez, apresenta extensa duração, podendo permanecer por vários meses (em geral, considera-se a partir de seis meses) ou anos, e, geralmente, acompanha o processo da doença ou está associada a uma lesão já tratada. Não possui a função de alertar o organismo quanto a uma possível lesão, considerando que não é sempre um sintoma, e sim a própria doença, ocasionando impactos diversos na vida.

Sendo a sensação de dor debilitante, considera-se a forma como pessoas reagem aos eventos traumáticos de dor. Fitch (2005) esclarece que, durante o curso de uma doença, podem ocorrer alguns impactos psicológicos, já que não é somente a imagem corporal que sofre mudanças, mas também a percepção de si mesmo.

A consequência da dor que mais se destaca "é a perda da qualidade de vida" (GOLDENBERG, 2008, p. 6). Os sintomas limitam a capacidade laboral, os contatos sociais, podendo causar até o rompimento dos laços familiares. Ao provocar "cansaço e noites em claro, a síndrome rouba energia prejudicando as tarefas domésticas, o trabalho, a relação conjugal, a vida familiar, as atividades sociais" (GOLDENBERG, 2008, p. 94).

Marques (2001), em pesquisa com pacientes que sofrem de dor crônica, sugere que, além do tratamento físico, deve-se incluir cuidados psicológicos. Fitch (2005, p. 67) aponta que, qualquer que seja o grau do impacto da doença, sempre resultará em "perturbação emocional", que se apresenta em vários momentos da doença. O impacto da dor na vida da pessoa poderá trazer outras comorbidades, como a depressão, presente no dia a dia do indivíduo doente.

Beck (1970), em seu capítulo sobre os aspectos clínicos da depressão, presente em pessoas com dor, considera que a depressão pode ser percebida nos seguintes atributos:

- Há alteração específica de humor como tristeza, solidão e apatia;
- Um conceito negativo de si mesmo associado com autorreprovação e autoculpa;
- Regressão e desejos de autopunição, como desejos de fugir ou morrer;
- Mudanças vegetativas, que incluem a anorexia, insônia, perda de libido;
- Mudança no nível de atividade como letargia ou agitação.

Em síntese, parece existir a necessidade de reduzir os comportamentos desadaptativos de depressão e ansiedade nesses pacientes, de forma a fortalecer as estratégias de enfrentamento diante da dor.

Observando o comportamento álgico desses pacientes, a dor parece apresentar-se como fenômeno subjetivo difícil de ser objetivamente quantificado pelos profissionais de saúde, sendo que a "experiência dolorosa é mensurada e avaliada de maneira inferencial e o entendimento da experiência subjetiva também ocorre pela interpretação do comportamento verbal e não verbal do indivíduo" (FIGUEIRÓ, 1999, p. 140). Importante lembrar que, de acordo com a definição da Iasp, dor é uma experiência subjetiva e que as pessoas são medicadas a partir da intensidade da dor mencionada em uma escala de zero a 10.

Vários instrumentos são utilizados para a avaliação psicológica do paciente, da percepção e da sensação de dor, levando-se em conta que a dor possui caráter subjetivo, portanto não sendo passível de ser determinada objetivamente por instrumentos físicos como na avaliação de outras doenças. Por essa razão, não há como avaliar objetivamente a experiência subjetiva de dor, que é, ao mesmo tempo, pessoal e que traz, em sua complexidade, aspectos afetivos, cognitivos e comportamentais.

Para Ahern (2004), é necessário considerar:

- A redução do foco na dor;

- O aumento do nível de atividade e da capacidade funcional;

- A redução do desconforto e do sofrimento emocional resultantes de dores;

- O rearranjo das contingências em relação ao comportamento relacionado à dor pela família e outras pessoas significativas.

As tensões da vida moderna levam os indivíduos a reagir aos eventos e circunstâncias de dor de formas diferenciadas, podendo ocasionar doenças e possíveis conflitos sociais, econômicos, comportamentais, familiares e psicossociais. Isso quer dizer que é fundamental direcionar a vida, "dar um sentido, aumentar a motivação e melhorar o desempenho" (ANDRADE; ANDRADE, 2005, p. 118). As atitudes do indivíduo diante de um evento de dor podem modificar seu significado.

Portanto, é importante verificar junto aos pacientes o desenvolvimento de um repertório individual e comportamental de autorregulação da dor que, segundo Murta (1999), possa reduzir a frequência de comportamentos de dor, os níveis de ansiedade e depressão, bem como aumentar a frequência de comportamentos saudáveis, como atividades físicas.

Dessa forma, o paciente poderá aceitar sua dor e aprender a enfrentá--la apesar da dor residual, elaborando uma reestruturação de esquemas cognitivos e comportamentais, considerando que a forma como esses esquemas se apresentam pode perpetuar a dor e a incapacidade.

Segundo Angelotti (2001), a reestruturação cognitiva permite que o indivíduo identifique pensamentos disfuncionais que afetam seu humor e estados físicos e, ainda, implica analisar a forma de pensar a respeito da dor. Poderá reduzir os comportamentos desadaptativos de medo, fobia, ansiedade e depressão e outros que se apresentem.

A dor crônica parece interferir nas funções psicológicas dos pacientes provocando mudança nos estados emocionais que influenciam o "processamento e a avaliação das condições e limita a capacitação funcional dos indivíduos" (OKADA et al., 2008, p. 133). Ocorre grande impacto no cotidiano da pessoa, com a quebra dos seus hábitos de vida, de seus cuidadores e familiares.

O propósito da reestruturação é aumentar as habilidades de enfrentamento da dor:

> [...] e reduzir a percepção da mesma, o nível de ansiedade, depressão e dificuldades psicológicas apresentadas pelo paciente. [...] Dor crônica é uma condição estressante que interfere nas capacidades de atenção, concentração e memória, ou seja, no processamento cognitivo e no processamento das informações dos indivíduos. (OKADA et al., 2008, p. 126).

Botega (2006) explicita que os aspectos psicossociais desenham a forma como cada pessoa representa a dor que sente e o significado que a ela atribui e também como elabora a dor presente em sua vida, como será influenciada por aspectos cognitivos (*coping*/controle, expectativa, valorização, conhecimento), emocionais (raiva, medo, tristeza, depressão) e pelos ganhos secundários (litígios trabalhistas, reações familiares, mudanças de papéis sociais e padrão de comunicação).

Parece ser importante, na compreensão de Botega (2006), que a pessoa crie formas de conviver com a doença, que preserve o máximo possível sua autonomia. Esse fenômeno, denominado de *coping* e entendido como a capacidade de enfrentamento, leva o indivíduo a formas criativas de viver com ou apesar da doença, reduzindo, assim, os impactos negativos da dor sobre a vida.

Como exemplo de dor crônica, há a fibromialgia, entre outras síndromes dolorosas, cujo principal sintoma é a dor em todo o corpo, bem como seus impactantes efeitos em diferentes dimensões da vida humana.

ANOTAÇÕES

4

ROSA

> [...] Sou mentido pela linguagem. Mas em meu corpo exilado da linguagem, algo dói, algo sofre: falo, e as palavras que digo são um som; sofro e sou eu.
>
> Fernando Pessoa (1965)

4.1 FIBROMIALGIA

Rosa, agente comunitária da saúde, 36 anos, diagnóstico de fibromialgia, artrite reumatoide e síndrome do túnel do carpo.

Rosa relata o que sente e pensa sobre sua vida e seu desejo de ter paz e descansar da dor.

> *Comecei a trabalhar com grande dificuldade, pois era diarista, então procurei algo diferente, fiz prova para agente comunitário da saúde. Foi uma conquista. Depois de dois anos começaram as dores dos joelhos, ele andava e ele não dobrava e ainda não dobra. Fui afastada sem benefícios, só recebi uma vez. A chefa do posto disse que eu não tinha condições de trabalhar, que eu não daria conta. Melhor eu me afastar para não prejudicar a equipe. Não era uma preocupação comigo. Houve uma pressão para o meu afastamento. Diziam que o trabalho teria que ser 100% e não pela metade. Respondi que não me afastaria.*
>
> *Foi marcada consulta com o médico do trabalho sem que eu soubesse. O médico me deu uma semana para eu ver se teria condição ou não de trabalhar. Ele deixou que eu decidisse o que seria melhor para mim. Ele conversou, me ajudou muito. Perguntou o que seria melhor, o dinheiro, a saúde, eu tive que concordar com ele. A minha saúde em primeiro lugar.*
>
> *Hoje estou afastada, os problemas não foram resolvidos, a tendência é piorar. Tenho consciência da falta de condições de saúde para trabalhar, mas se precisar eu volto. Com certeza vão me mandar embora. Não consigo fazer um trabalho bem feito, mas nunca faltei, nunca tive reclamação do meu trabalho. Você fica doente e não*

presta para mais nada. Só estou recebendo benefícios por conta da cirurgia da mão, depois não sei o que será financeiramente.

A dor trouxe mudanças, mexe com tudo na sua vida... Com a família... Minha filha de quinze anos. Eu com suspeita de câncer, meu marido com trombose, ele fazia bico, eu não tinha dinheiro, pedia emprestado para ver meu marido no hospital. Fiquei sem paciência com a minha filha por causa do namorado, ela dá mais valor á família do namorado. Não ajudava em casa, disse que não dava para viver em casa. Meu esposo doente e em tratamento não deixou que ela saísse. Ficamos sem falar uma com a outra por quatro meses dentro de casa. Chegou o momento que eu é que saí de casa. Comecei a ficar mais doente ainda. Desenvolvi uma arritmia e por três vezes fui para o hospital. O pai pediu que nossa filha fosse embora. Ela vivia mais com o namorado, na casa dele. Meu marido a abençoou para que eu pudesse voltar para casa. A suspeita de câncer não se confirmou. Será feita uma biópsia daqui a um ano.

Emocionalmente, tudo o que aconteceu, conflitos, doenças, uma situação... Então entrei no cemitério uma vez e senti uma paz e comecei a olhar as tumbas e pensei... As pessoas que estão lá dentro estão descansando, eu queria também descansar de tudo. Nada está dando certo para mim.

A minha casa está suja, não consigo mais fazer as atividades de casa, nem trabalhar mais. Fico com vontade de ficar deitada o tempo todo. Tomo o meu remédio de dormir também durante o dia para continuar dormindo. Vejo meu esposo limpando a casa mesmo doente, eu não consigo fazer nada. Ele também está doente.

A outra filha, de oito anos, disse que eu a beijava, ouvia as histórias dela, ela desenha... Ela me beija e diz que me ama o tempo todo. Não tenho mais paciência para ouvir o que ela diz. Não sinto que tenho depressão, nunca aceitei que eu tenho depressão, mas minha vida parou. Ela diz, a senhora não brinca mais, não ouve as minhas histórias, não me beija mais...

Já pensei em parar com todos os meus tratamentos. Não suporto mais, estou cansada de fazer exames. Nenhuma parte da minha vida está sendo resolvida.

No aspecto sexual, não tem prazer, tem dor, muita dor. Minha casa está abandonada. Não gosto de entrar lá. Eu era uma pessoa muito ativa, sempre demonstrei que eu era feliz. Ultimamente quero descanso de tudo!

Tomo Amitriptilina, três de cada vez para dormir, no outro dia me sinto um traste. Tomo Paracetamol, Dipirona, Ibuprofeno para a dor. O psiquiatra foi muito objetivo, não investigou como eu estava me *sentindo. Passou Fluoxetina, depois parei, não estava dando resultado. Não vi resultado de nada.*

Meu sono não é bom, sofro com muita insônia, se me mexer na cama, mesmo com o remédio acordo com dor. Dificuldade até para ir ao banheiro. Tem uma dor que tira minha paciência, no pescoço, parece que estou carregando cinquenta quilos nas costas. A fisioterapia piorou, a dor não passa é direto.

Não tenho projetos para a minha vida, só quando se trabalha... Dinheiro... Vontade de estudar, como antigamente. Meu sonho era ser pedagoga, professora. Cheguei a guardar dinheiro para esse sonho (chorou muito).

Me sinto cansada, fraca. Fico dois, três dias sem tomar o remédio para ver se melhoro. Eu tenho medo de a qualquer momento não levantar mais da cama. As coisas para mim estão só piorando. Nessas duas últimas semanas, no último mês, sinto uma piora. Não estou conseguindo. Não consigo nem ir aos médicos. Pensei em morrer muitas vezes. A vida não está mais fazendo sentido.

Liguei para a minha mãe e disse a ela. A pessoa quando pensa em se matar ou morrer acaba envolvendo todo mundo. O que é que você pensa? Eu sou um problema... Levo problema para o meu esposo, para ajudá-lo... A minha filha... Comecei a bolar uma coisa para morrer. O problema continua. Você não serve para nada. A pessoa em uma cama, a família vai te aturar... É cansativo para você e as pessoas que estão a sua volta. As pessoas que estão saudáveis não aguentam ouvir isso, só dor... Com certeza!

Tenho raiva de tudo, da vida! Até do meu marido por não conseguir ajudá-lo. Tenho raiva de tudo que não consigo fazer. Eu estou precisando que tudo se resolva agora. Ainda não consigo ver isso. Preciso acreditar muito, mas as dores não deixam.

(Silêncio) É um alívio falar sobre tudo isso. Obrigada!

Rosa experimenta uma dor constante que a faz sentir-se como uma "meia mãe", papel referido por Portnoi (2014), por não conseguir corresponder às necessidades afetivas da filha, também seu papel de esposa e mulher, comprometido por sua dor e presente em sua narrativa. A vida de Rosa está impregnada por sentimentos diversos, como a raiva de si, do outro e da dor, a culpa, o medo, o desamparo, a falta de sentido trazida pela dor da fibromialgia e outros adoecimentos constantes em sua vida.

O termo *fibromialgia* origina-se do latim "fibra" (ou tecido fibroso), do prefixo grego "mio", que diz respeito aos músculos, e algia, originário do grego "algos", que significa *dor*, como explicado por Goldenberg (2008).

A identificação dos pontos dolorosos é o método mais eficaz para diferenciar os pacientes com fibromialgia das pessoas com outras condições dolorosas, embora o paciente possa ter fibromialgia e outras comorbidades, como artrite reumatoide e bursite.

De acordo com Knoplich (2007), o Colégio Americano de Reumatologia (CAR) publicou alguns critérios, em 1990, para chegar ao diagnóstico de fibromialgia utilizando duas variáveis para sua classificação:

1. A queixa dos pacientes de dor generalizada crônica e a presença no exame físico de dor à apalpação em pelo menos 11 dos 18 pontos dolorosos em locais específicos do corpo;

2. A utilidade clínica desses critérios para o diagnóstico de fibromialgia tem sido comprovada por estudos em todo o mundo.

A fibromialgia é um dos diagnósticos mais comuns feitos pelos reumatologistas na atualidade e está presente na maior parte dos países. Berne (2007) declara que a incidência mundial é estimada em 1% a 12% da população total, embora os critérios de diagnóstico variem em cada região. Geralmente, encontra-se uma história familiar de fibromialgia em cerca de 30% dos pacientes, sugerindo um componente genético, embora esse mecanismo ainda não seja conhecido.

Para Kaziyama et al. (2009), a síndrome fibromiálgica (SFM) é conceituada como condição dolorosa crônica difusa do sistema musculoesquelético, não articular, caracterizada pela presença de dor à apalpação em locais predeterminados, denominados pontos dolorosos. Os sintomas da fibromialgia são prolongados e debilitantes, e em muitos pacientes podem perdurar por longo tempo. Os sintomas podem surgir entre 25 e 65 anos. O diagnóstico da síndrome de fibromialgia (SFM) é clínico.

Em 2010, o Colégio Americano de Reumatologia (CAR) propôs novos critérios de classificação da fibromialgia que não excluem os já estabelecidos em 1990, somando-se a eles.

> Entre 2010 e 2011 novos critérios do CAR para a fibromialgia são propostos, levando em consideração outros sintomas além da dor difusa em detrimento da apalpação dos pontos dolorosos. Utilizando esse novo critério, o paciente passa a preencher completamente o diagnóstico de fibromialgia caso apresente um índice de dor difusa a ≥ 7/19 e uma escala de gravidade ≥ 5, ou índice de

dor difusa entre 3-6 e escala de gravidade ≥ 9. Os sintomas devem estar estáveis e presentes por pelo menos três meses e não deve haver outra condição clínica que pudesse explicar essa sintomatologia. (HEYMANN, 2012, p. 42).

Com relação aos critérios anteriores, destacamos que:

> Presença de dor em pelo menos 11 dos 18 *tender points*, à palpação digital aplicando-se uma força de aproximadamente 4 kg. Para se considerar um *tender point* como 'positivo', o paciente deve declarar que a palpação tenha sido dolorosa. Somente na presença de ambos os critérios o paciente poderá ser classificado como portador de fibromialgia. A dor difusa precisa estar presente por pelo menos três meses. A presença de um distúrbio clínico secundário não exclui o diagnóstico de fibromialgia. (HEYMANN, 2012, p. 42).

De acordo com Knoplich (2007), a partir dos critérios comentados, estabelecidos em 1990 e 2010, é que o paciente poderá ser diagnosticado com fibromialgia pelos profissionais de saúde.

Para Bennet e Kamper-Jorgenson (1993), a Organização Mundial de Saúde (OMS) incorporou a SFM na décima revisão da Classificação Internacional de Doenças (CID-10), de 1991, com o número M 79.0. É uma síndrome porque inclui vários sinais e sintomas.

Goldenberg (2008, p. 8) comenta que a dor é a principal manifestação da síndrome fibromiálgica, tanto que faz parte da sua definição, e exemplifica: "dói o corpo todo, o dia inteiro". A intensidade varia de leve a grave. Pode ter início nos ombros e no pescoço, e depois se tornar generalizada, sem que haja causa aparente.

A fibromialgia, para Knoplich (2007), é, na realidade, um distúrbio de sensibilidade à dor apresentada pela pessoa. Pode estar presente desde o nascimento, pois ela está sendo cada vez mais diagnosticada em crianças. A mulher manifesta a fibromialgia com mais frequência que o homem. O paciente com fibromialgia tem pelo menos 11 dos 18 pontos apontados pelo CAR, e esses 18 pontos, a partir de uma leve pressão do dedo (Figura 3), não são doloridos para a maioria das pessoas, o que pode levar à desconfiança por parte dos cuidadores médicos e/ou familiares da inexistência da doença.

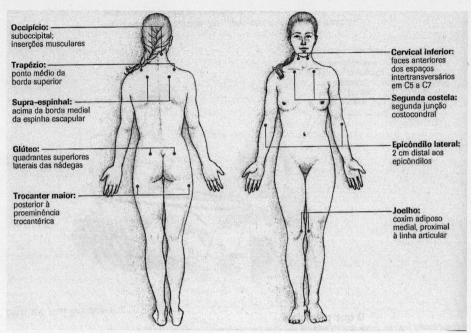

FIGURA 3 – ÁREAS ESPECÍFICAS DE DOR À COMPRESSÃO RELACIONADAS AO DIAGNÓSTICO DA FIBROMIALGIA
FONTE: VASCONCELOS (tradutor), 2006.

Nessa síndrome, as mulheres são as maiores vítimas na faixa etária de 20 a 65 anos, mas homens, idosos e crianças também podem ser atingidos, sendo que a época mais adequada para um diagnóstico correto é entre 34 a 53 anos, quando os sinais e sintomas já estão instalados, como aponta Berne (2007).

Ou ainda:

> O início pode ser abrupto ou gradual, começando na infância em até 28% dos pacientes. [...] Possivelmente não percebem que tinham uma desordem, especialmente quando suas queixas são desconsideradas ou se eles não conseguem se lembrar de um tempo em que não apresentavam sintomas. (BERNE, 2007, p. 31).

É importante considerar que o diagnóstico de fibromialgia implica, além dos sintomas físicos, conhecer e investigar também os sintomas que estão diretamente ligados aos aspectos psicológicos e emocionais, que podem facilitar o tratamento da dor ou comprometer seus resultados, tais como depressão, ansiedade, medo e estresse em decorrência da dor.

Na fibromialgia, de acordo com Cukierman (2009, p. 402), é comum o sono ser relatado como superficial e pouco reparador, ou seja, tem-se a impressão de que dormiram acordados. É frequente a pessoa apresentar sonolência diurna e o despertar com dores generalizadas, com a sensação de "ter sido atropelado".

O transtorno do sono, comum em pessoas com fibromialgia, pode ser gerado pelo próprio processo de dor, ou seja, esses pacientes geralmente reclamam que não conseguem dormir por causa da dor, mas, na verdade, "eles têm dor porque não dormem, promovendo uma comorbidade com a ansiedade e a depressão" (KNOPLICH, 2007, p. 22).

Quanto à depressão, esta caracteriza-se por:

> Tristeza persistente, desânimo, choro constante, ausência de capacidade de vivenciar prazer (anedonia), sentimentos de baixa autoestima, culpa e remorso constantes, distúrbios cognitivos, diminuição ou aumento do sono e do apetite, diminuição do desejo sexual e outras disfunções sexuais." (CUKIERMAN, 2009, p. 400).

No início, parece haver dificuldade para o indivíduo associar a depressão com a dor, considerando que não é fácil identificar quem vem primeiro, se a dor ou a depressão.

Yacubian, Scalco e Gonçalves (2001) avaliam que os transtornos afetivos, como depressão, podem trazer grande sofrimento e prejuízo ao desempenho social e ocupacional às pessoas acometidas por eles. Incluem todos os cuidadores, como familiares, amigos, pessoas próximas que convivem com o doente, considerando que diariamente estão com o paciente e se sobrecarregam com os cuidados a ele dispensados. A depressão é uma doença séria que pode matar, pois 15% das pessoas com esse quadro podem recorrer ao suicídio para alívio de suas dores emocionais.

Fatores psicológicos frequentemente modulam significativamente as queixas dolorosas trazidas pelos pacientes e o modo como os fenômenos álgicos se apresentam. Para Botega (2006), a maneira como sentimos dor relaciona-se também com a forma como comunicamos nosso sofrimento.

Vale lembrar o que afirmam Botega, Rapeli e Cais (2006, p. 440) com relação a dores crônicas e suicídio, ao identificar que "doenças orgânicas incapacitantes, dor crônica e lesões desfigurantes relacionam-se a uma maior taxa de suicídio".

Complementam que:

> A presença de transtornos mentais aumenta o risco de suicídio, principalmente depressão (suicídios melancólicos; calcula-se que cheguem a 50% dos casos de suicídio), alcoolismo e drogadição, juntamente com esquizofrenia (percepção das perdas provocadas pela doença, vozes de comando) e transtornos da personalidade (BOTEGA; RAPELI; CAIS, 2006, p. 439).

Lobato (1992) afirma que a resposta emocional básica do indivíduo à dor, tendo em vista o que esta representa, é percebida como evento ameaçador, acrescida de ansiedade aguda e de todas as reações fisiológicas que a acompanham.

Clark (2001) refere que podem existir diferenças conceituais entre ansiedade e medo, sendo a ansiedade vista como um transtorno emocional generalizado, enquanto o medo é considerado como uma emoção aversiva.

> A ansiedade é um sentimento de apreensão que ocorre na ausência de um perigo objetivo. Porém, por trás dela, encontram-me medos universais de ataque e de perda. No medo, é possível reconhecer a ameaça, na ansiedade é difícil especificar a causa. (PORTNOI; NOGUEIRA; MAEDA, 2009, p. 297).

Segundo Portnoi, Nogueira e Maeda (2009), existem diferentes medos envolvidos na vivência da fibromialgia e outras doenças crônicas, e esses medos estão relacionados à condição (diagnóstico, tratamentos, deterioração progressiva); medos relacionados à preservação da autoimagem (incapacitação, mutilação, desfiguramento, entre outros); medos sociais (dependência, discriminação, rejeição, isolamento); e medos existenciais (de enlouquecer, de morrer precocemente).

O grande desafio hoje é como ajudar pacientes com dor crônica com (como) a dor proveniente da fibromialgia, a desenvolverem recursos internos de enfrentamento (*coping*) ao lidar com os transtornos afetivos de depressão, medo, ansiedade, raiva e outras emoções em decorrência dessa síndrome, considerando as alterações psicossociais e comportamentais que a doença pode trazer ao indivíduo, levando a limitações em sua vida social e ocupacional.

Após essa exposição sobre a fibromialgia e suas consequências para a vida das mulheres, discutiremos a seguir questões relativas ao papel do tratamento multidisciplinar.

ANOTAÇÕES

5

LARISSA

A dor da mente é pior que a dor do corpo.

Publilius Syrus (séc. I a.C.)

5.1 TRATAMENTO MULTIDISCIPLINAR EM DOR CRÔNICA

5.1.1 Formação em dor

Larissa é auxiliar de cozinha, tem 40 anos e um diagnóstico de fibromialgia. Comenta sobre sua experiência com os profissionais e suas relações familiares, destacando o papel da família para quem sofre com dores crônicas.

> De inicio fui diagnosticada apenas com depressão, porque eu não tinha vontade, disposição, chorava, não conseguia sair de casa. Cuidava da depressão, mas as dores não passavam. Como eu trabalhava muito, pensava que era dor do trabalho. Passei por vários médicos: clínicos, cirurgião vascular, por causa das dores nas pernas. Suspeita de varizes. O vascular sugeriu que eu procurasse um ortopedista, poderia ser coluna. Fiz raio X da coluna, ombro, mas não diagnosticou, mandou procurar o reumatologista, mas colocou no exame suspeita de fibromialgia.
> As dores eram intensas, não suportava nem que me tocassem, não precisava ser brusco, bastava encostar já me incomodava. Tive uma dor como se fosse em chicote. Com esse médico consigo me sentir um pouco melhor.
> Para vir trabalhar é duro, meu marido que me tira da cama, ele arruma minhas pernas e me coloca na posição para levantar. Ele é maravilhoso. Me ajuda em casa com tudo. Se possível, eu fico deitada, ele lá fazendo as coisas. Quer que eu saia do serviço para descansar um pouco. Trabalho em tudo eu acho. Meu marido me dá todo o suporte que eu preciso, em todos os sentidos. Temos três anos de casados. Nossa relação é boa, meu marido sempre pergunta se eu

posso e se estou bem. Me respeita quando estou com dor. A fibromialgia me tira do eixo.

Tenho Bartolinite há três anos, sinto muita dor. Nunca posso operar, sempre tem desculpa. Nunca posso operar, sempre tem desculpa (repetição da frase). Agora juntei o dinheiro vou fazer particular, vivo cheia de pus. Graças a Deus meu marido é muito compreensivo. Não consigo pensar em termos de futuro, cheguei a fazer dois meses de pedagogia mas não consegui continuar. Não se consegue trabalhar. Só levanto da cama porque tenho que trabalhar, senão eu ficaria na cama. Mesmo que não trabalhe, que fique sem fazer nada.

Se você dorme não alivia a dor. Meu sono é ruim, muito ruim, sem qualidade. Acordo com mau humor, com raiva, vontade de xingar, esmurrar tudo e todos. Meu marido faz massagem e ajuda a melhorar. Eu fico gemendo a noite toda. Se senta, não alivia, se deita não alivia, se anda também não. Nada alivia. Qualquer dor que eu tenha, simples; qualquer dor simples, segundo o médico, essa dor que poderia ser simples triplica.

Eu fico sempre em casa, se eu vou para a casa da minha irmã, eu fico sempre deitada. Meus irmãos me dão muito apoio. Tenho cinco irmãos que me apoiam muito. Seria mais difícil se eu não tivesse esse apoio que eu tenho. Não sei o que eu faria sem eles, a família.

Faço ainda tratamento para a depressão, tomo remédios, Fluoxetina, Rivotril e vou ao psiquiatra. O médico está tentando parar com o Rivotril porque eu tenho lapsos de memória e mais os remédios da fibromialgia.

Já me acostumei com a fibromialgia, entre aspas, penso que ninguém sabe lidar com dor. Ela traz comprometimentos. Minha irmã que mora comigo me ajuda, ela sabe quando eu estou com dor. Ela traz remédios, comida, ela evita que eu me estresse mais. Meu irmão e cunhada ajudam meu marido com as compras por causa do trabalho. Meus irmãos procuram sempre me levar para a praia, sítio, me fazem sair, me distrair. Ninguém da minha família diz que eu não tenho nada. Eles são tudo o que eu preciso. Sempre perguntam se preciso de alguma coisa.

Sempre penso como se eu fosse vazia, como se eu não tivesse um projeto de vida. Queria ter minhas coisas, ter formação, por isso eu vim para São Paulo. Meus pais não tinham condições. Sempre gostei de ser independente. É como se essa doença tivesse destruído esse desejo de conseguir o que eu sonhei para minha vida.

O mais interessante é que além de sonhar, eu tinha garra para trabalhar, agora faço o que posso. Tenho limites. Antes não. Energia, nem condições físicas para fazer o que eu preciso e o que gostaria de fazer.

> *Só consigo lidar com a dor pela ajuda que recebo dos familiares, porque eles nunca duvidaram da minha dor, do que eu sinto. Eles me conhecem. Até meu irmão que tem problemas com álcool e drogas se preocupa comigo.*
> *Tirando a doença e os problemas com esse irmão, graças a Deus, tudo certo. Procuro fazer coisas que não me preocupem depois. Não faço dívidas a longo prazo. Tenho medo de não conseguir pagar, porque eu posso estar doente e não conseguir. Minha vida é sempre em torno da doença, da dor. Tenho medo de não conseguir trabalhar. Porque tem dias que não dá mesmo. A dor é demais! Imagino a dor como uma coisa feia, torturante, bem velha, bem velha. Ela teria uns noventa anos de tão velha em mim.*
> *A dor traz ansiedade, estresse, se eu vou a algum lugar, eu fico inquieta para voltar para casa, fico impaciente. Só penso em voltar para casa. Porque eu posso gritar, gemer. A família sabe como eu me sinto. Não tenho ânimo para fazer hidro que o médico mandou. Mas não tenho ânimo.*
> *Sempre tem muito o que falar sobre dor.*

A narrativa de **Larissa** indica a importância da família na vida de quem sofre, o quanto é necessário sentir-se apoiada e com suporte social e familiar, bem como as possíveis consequências da ausência desses cuidados. Importante pensar não apenas sobre a família como cuidadora, mas também sobre o papel dos profissionais e como se preparam para o exercício da atividade profissional. Em seu discurso, revela sua falta de ânimo e de coragem para investir em seus próprios cuidados.

Diante da complexidade do fenômeno doloroso, o tratamento multiprofissional é considerado fundamental para quem vive com dor crônica, principalmente se ela não for devidamente cuidada pela pessoa que convive diariamente com ela.

No Brasil, a dor é subtratada e inadequadamente controlada. Esse fato ocorre em razão de alguns fatores importantes como a subestimação do sofrimento, a crença de que a dor é incontrolável, dificuldades com o diagnóstico, avaliação inadequada dos quadros álgicos dos pacientes, resultando em controle insatisfatório da dor. Os centros multidisciplinares para o tratamento da dor surgiram em decorrência dessa insatisfação.

De acordo com Teixeira et al. (1999), a organização de equipes multidisciplinares dedicadas ao tratamento da dor é fato bastante recente. Explicam que a atuação em equipe facilita a precisão dos diagnósticos e a escolha de estratégias mais adequadas para o tratamento de casos mais simples ou mais complexos em relação à prática do profissional que trabalha de forma mais isolada.

Um centro de atendimento multidisciplinar deve oferecer oportunidades às pessoas com experiência de dor, "uma avaliação multiprofissional seguida de um tratamento e de uma conduta coerentes, visando o alívio da dor, a minimização do sofrimento físico e emocional, bem como, a interrupção do processo incapacitante" (TEIXEIRA et al., 1999, p. 88).

A equipe multiprofissional deve ser composta por médicos de várias especialidades e outros profissionais especializados no alívio da dor e dos sintomas decorrentes, como psicólogos, fisioterapeutas, dentistas, musicoterapeutas, enfermeiros, terapeutas ocupacionais, assistentes sociais, nutricionistas, entre outros.

> Esses profissionais devem trabalhar de modo integrado e cumprir os objetivos que norteiam a assistência, ou seja, a avaliação das situações, o alívio da dor e do sofrimento, a eliminação dos padrões anormais dos comportamentos, a melhora das atividades dos doentes e a educação dos doentes e de seus cuidadores visando à aquisição de atitudes para lidar com situações adversas (TEIXEIRA et al., 1999, p. 88).

A avaliação da experiência de dor é um procedimento complexo cujo objetivo é estabelecer o que determina ou contribui para o surgimento ou manutenção da dor, identificando fatores de melhora ou de piora no processo de adoecer. O tratamento multiprofissional deve favorecer o resgate da qualidade de vida, e não apenas considerar o alívio dos sintomas. Os profissionais devem buscar atender às necessidades da pessoa, que envolvem não apenas o controle dos sintomas, mas também

> [...] a minimização do desconforto, a modificação do simbolismo da dor, a normalização das funções físicas, psíquicas e sociais dos doentes, o reforço dos potenciais remanescentes, a prevenção da deterioração das condições físicas e comportamentais, o desenvolvimento da autoconfiança, o encorajamento para a execução das tarefas, a eliminação das fobias, a correção dos desajustamentos familiares, sociais e profissionais, a diminuição do uso dos medicamentos, a independência dos doentes em relação ao sistema de saúde e a adaptação dos indivíduos devem ser os alvos da equipe multiprofissional. (TEIXEIRA et al., 1999, p. 91).

Surge, então, a necessidade de discutir a importância da especialização no cuidado à dor para todos os profissionais de saúde envolvidos no atendimento aos pacientes que exigem, em seu adoecimento, modalidades terapêuticas de intervenção diferenciadas, de forma a facilitar a seleção dos recursos terapêuticos necessários ao doente.

O projeto de estudos sobre a dor foi inicialmente elaborado pelo médico anestesista John Bonica, principal referência nessa área de estudo e idealizador das clínicas de dor. Santos (2014) esclarece que esse estudioso defendia a ideia de que a persistência da dor levaria a uma deterioração física e mental, bem como ao agravamento do quadro, assim, a dor deveria ser diagnosticada e tratada para evitar que viesse a produzir outras manifestações patológicas.

Postula, ainda, que a proposta estabelecida por Bonica introduziu a avaliação da dor para o estabelecimento de um diagnóstico em si, considerando que a sua sistematização é fundamental para a construção de uma identidade específica nesse campo, principalmente na área da Medicina, pois é o diagnóstico que vai embasar a prática clínica dos profissionais em relação a essa problemática.

De acordo com Santos (2014), em seus esforços para legitimar a investigação sobre a dor, Bonica trouxe uma nova perspectiva que ultrapassava as barreiras disciplinares que se apresentavam, investindo, principalmente, em três aspectos importantes: pesquisa, Medicina e Psicologia. A partir de suas ideias e de seu legado sobre a dor em diferentes áreas de conhecimento e de ensino é que hoje temos profissionais de diferentes áreas envolvidos com pesquisas diversas na busca por aprimorar suas informações relativas à dor e ao sofrimento de seus pacientes, como é explicitado a seguir.

Em 1974, foi criada a International Association of the Study of Pain – Iasp, sediada em Washington, e que tem entre seus objetivos "desenvolver programas de pesquisa clínica e experimental em dor, auxiliar na implantação de clínicas multidisciplinares e multiprofissionais para diagnóstico e tratamento das síndromes dolorosas e incentivar a capacitação e formação de profissionais" (GOZZANI, 2009, p. 94).

A Iasp, em 1975, publicou pela primeira vez a revista *Pain*, que se transformou em uma fonte de informação e atualização para profissionais interessados no estudo da dor, fato que serviu para estimular a criação de instituições de ensino e pesquisa em diferentes lugares do mundo.

Gozzani (2009, p. 94) pontua:

> Depois de alguns anos de sua criação, a IASP começou a sistematizar a atividade assistencial e divulgou uma classificação dos tipos de clínicas para atendimento de pacientes com dor crônica. Essa classificação abrangia não só o tipo de pacientes atendidos, mas também outros escopos, como o ensino e a pesquisa.

Em 1987, a Organização Mundial de Saúde (OMS) fez o reconhecimento público da Iasp como uma organização não governamental, como aponta Santos (2014).

Figueiró (1999) comenta que foi no Rio de Janeiro que nasceu o embrião da primeira clínica de dor do Brasil e que, mais tarde, deu-se a fundação da Clínica de Dor do Hospital das Clínicas da Universidade Federal do Rio de Janeiro. Um dos primeiros serviços com a inclusão de diferentes profissionais de Medicina, Psicologia, Odontologia, Serviço Social, entre outros, foi criado em 1979, no Hospital das Clínicas da Faculdade de Medicina da Universidade de São Paulo.

No Brasil, foi criada, em 1983, a Sociedade Brasileira para o Estudo da Dor (SBED), capítulo brasileiro da Iasp. Figueiró (1999) postula que a SBED trouxe uma nova compreensão para os profissionais da saúde, principalmente no que diz respeito ao estudo, à pesquisa e ao tratamento da dor.

Em 1985, realizou-se em São Paulo o primeiro Simpósio Internacional de Tratamento da Dor, e, em 1999, a SBED publica pela primeira vez a revista *Dor – Pesquisa, Clínica e Terapêutica*, que mantém registro da produção acadêmica e científica dos profissionais envolvidos com o estudo sobre a dor.

> Em maio de 1997, a Associação Médica Brasileira (AMB) criou seu Programa Nacional de Educação Continuada em Dor e Cuidados Paliativos para Profissionais de Saúde, aprovado pelo Conselho Nacional de Saúde (CNS). A recém-criada Abrador (Associação Brasileira de Pacientes Portadores de Dor Crônica e Fora de Recursos Curativos, Seus Familiares e Cuidadores). Tem a finalidade de promover educação comunitária e reivindicar melhoria na assistência e na disponibilidade de meios terapêuticos (FIGUEIRÓ, 1999, p. 37).

Para Gozzani (2009), é necessário considerar o planejamento, o desenvolvimento e a avaliação de programas de atenção à dor, que exigem diversas ações, entre as quais a educação dirigida. A rápida difusão do conhecimento é fundamental para que haja um aumento dos grupos de profissionais interessados em dor, a fim de que o trabalho seja realizado com a máxima qualidade.

Os avanços na área de Dor ocorreram a partir de diferentes espaços e propostas de ensino e pesquisa. Um exemplo são as Ligas de Dor, nas quais a formação profissional dá-se por meio de cursos e treinamento, e são normalmente vinculadas às faculdades e cursos de Medicina. Para obtenção dos certificados de atuação na área de Dor, há exigências que se apresentam na forma de treinamento, com provas de capacitação. Os programas de treinamento têm como objetivo qualificar o profissional para melhor compreender as vias da dor em pacientes com síndromes dolorosas crônicas, como afirma Gozzani (2009).

Atualmente, várias são as instituições de saúde públicas e privadas espalhadas pelo Brasil que, em seus ambulatórios, oferecem educação, treinamento e formação em dor em várias modalidades de ensino, como pós-graduação, estágios, cursos de extensão, aprimoramento, simpósios e congressos, entre outros.

A seguir, apresentaremos aspectos da avaliação psicológica, considerando também a importância do uso de instrumentos para melhor compreensão do impacto da dor no cotidiano e na vida das pessoas.

ANOTAÇÕES

6

JANICE

A dor é um senhor mais poderoso que até mesmo a morte.

Albert Schweitzer (1875-1965)

6.1 AVALIAÇÃO PSICOLÓGICA DA PESSOA COM DOR

Pedagoga de 58 anos, **Janice** é aposentada e apresenta um quadro clínico de fibromialgia, artrose, câncer e tendinite fibular.

Janice resume sua vida e suas diversas histórias com a dor: *"aprendi a conviver com elas"*.

> *Dia 14/08/63, completei sete anos de idade. Pela madrugada (4h), fui acordada para trabalhar. Meu pai tinha olaria e como o meu irmão que tem um ano e três meses a mais, trabalhava, pensavam também que seria obrigação minha fazer o mesmo. O trabalho era pesado! Exigia muito esforço muscular e para agravar mais a situação me esforçava mais ainda para agradar meu pai; reconhecimento este que nunca tive. Infelizmente meu pai era alcoólatra e agressivo; portanto nos tirava da cama, pois quando chegava, já estávamos descansando, éramos crianças e onde morávamos não tinha energia elétrica, então fazíamos como as 'galinhas', dormíamos cedo. E como já citei acima, meu pai, chegava e ainda nos batia e não escolhia lugar para bater, onde pegava feria. A intensidade das agressões era sem medida.*
> *Mesmo quando voltamos para a propriedade da família, em São Paulo, uma área de 1.424m², eu limpava, carpia, juntava o mato, levava-o para o outro lado da rua, não havia moradores, então despejava ali. Depois varria, para ficar tudo limpo. Ainda ajudava nos serviços domésticos.*
> *Além do mais, quando precisava preparar material para muro cimentado e outros, eu carregava sacos de cimento e cal, carrinhos de areia e fazia a massa, misturando tudo com água, enchia latas de vinte litros e levava até onde meu pai estava. Esse tipo de serviço ocorreu até os meus dezenove anos. Após isso procurei estudar, com material muito precário, caderno e lápis e com muita sorte uma caneta.*

Aos vinte e um anos casei-me, estava tudo bem até através de testes constatou que ele (meu ex-marido) nunca poderia gerar um filho! Ele tomou a decisão de ir embora, surpresa e baque para mim! Senti-me como um pássaro criado em gaiola e de repente esquecerem a porta aberta, não sabia o que fazer. Vendi tudo fui para Mogi das Cruzes, onde completei o segundo grau e ingressei na Universidade, pois consegui um emprego no Banco.

Passados uns dois anos desde que fui pra lá, conheci o pai da minha filha. Não casamos no papel, diante de tudo já estava fora da igreja, mas ficamos juntos onze anos. Após estar com ele por um ano e oito meses, ele quis filho, não era minha intenção, mas deixei que viesse, uma menina linda nasceu, a Nina!

Amamentei a Nina três anos e quatro meses. Uma criança inteligente e saudável. Quando ela tinha oito meses, descobri manchas de maquiagem na camisa dele. Quis separar, mas ele foi convincente e prosseguimos. Durante a gravidez, ele não demonstrou nenhum tipo de carinho, nem me procurou mais para sexo. E por incrível que pareça a Nina já tinha cinco meses e ele nada de voltar à normalidade comigo, quando novamente, ou melhor, pela primeira vez, pedi a separação pela falta de interesse (amor) por mim. Então reassumiu seu papel, mas a verdade é que nunca foi fiel a mim.

Minha filha tinha quatro anos, resolvi voltar para a universidade, pois para o conforto dele viemos morar em São Paulo e tranquei matrícula na universidade. Só que agora tinha que me mudar a área de atuação, pois tinha uma criança. Em Mogi fazia administração de Empresa. Como morávamos perto de Itaquera, prestei vestibular e passei com boa colocação (sempre amei estudar) e também matriculei minha filha no Jardim II, na mesma instituição.

Cursava Geografia e pra minha surpresa ao matricular-me para o terceiro ano, os meus professores me chamaram e ofereceram aula ali mesmo. Questionei a escolha e eles disseram que estava habilitada para preencher a vaga. Fiz História e depois Pedagogia. Em 1998, 10 de maio (da das mães) fui internada no IBCC. Já estava com um nódulo de 2.5cm há 2 anos e 6 meses, mas o comprometimento com o trabalho e a sobrevivência da minha filha, impedia de buscar tratamento, já que o sujeito não ajudava com nada!!!

Nesta altura o nódulo já havia desencapsulado e espalhou vinte e dois nódulos, tendo que fazer esvaziamento dos linfos, até hoje tenho linfodemo no membro superior direito. Fiquei limitada para muitas coisas. Mas tirei o dreno em quinze dias e fui trabalhar de ônibus, pois não vi nada que não suportasse. Fiz seis sessões de quimioterapia e trinta e três de radioterapia. Tomei hormonioterapia por cinco anos, mas no terceiro ano expresso a endometrial e tinha hemorragias constantes, então fiz histerectomia total e tomei o remédio por mais dois anos.

Por ter pedagogia, fiquei exercendo o cargo de coordenadoria pedagógica para cento e vinte professores, pois tínhamos mais de cinco mil alunos (escola particular). No próximo ano, passei a exercer o cargo de orientadora educacional. Fiquei atuando até seis de outubro de 2006, pois sentia que estava ficando depressiva, porque em 2003 tive por decepções no trabalho uma depressão profunda. Passei com psiquiatra do Einstein e tomava Rivotril, Carbamazepina, Aldol entre tantos outros. Após seis meses voltei ao trabalho, só que em 2006 vi que a 'coisa' seria mais séria e voltei ao meu médico, me afastei pelo INSS.

Em 2007 tive trombose na poplítea e safena, que chama de TVP. Trombosei com 0.88 de INR, ou seja, no curso comum meu sangue estava extremamente 'grosso'. O médico vascular já deu uma dose ostensiva de anticoagulante, 1 comprimido ao dia de Marevan e pediu doppler colorido. Fui a Vila Marina fazer um exame, mas já fazia quase um mês que estava medicada. Saímos, eu e minha filha, da clínica e fomos almoçar no shopping Tatuapé, enquanto almoçava comecei a sentir dor forte na carótida esquerda, dormência no braço e mão e em seguida dor muito forte no peito. Não conseguia respirar mais normalmente. Falei pra Karina e ela imediatamente procurou um hospital conveniado ao nosso plano. Um cardiologista estava de plantão, logo em seguida chegou uma UTI móvel do plano e fui transferida para um dos hospitais do plano.

Diagnosticaram TEP (tromboembolismo pulmonar). Um trombo soltou alojando se no pulmão e estava enfartando. Em 2010 tive outro TVP, na poplítea femural. Até que encontrei uma vascular que receitou Xarelto, medicamente novo e caro! Como anticoagulante. Agora não precisou mais fazer exame de sangue semanalmente e já faz muito tempo que não sou internada, porque havia mês de ter que internar duas vezes no mesmo mês! (Pedreira) (risos).

Em 2007 passei com perito do INSS, já atestou dois anos de afastamento (o máximo). Neste ínterim, comecei a buscar outros médicos: orto, otorrino, hemato entre outros. Diante dos exames, comprovou a fibromialgia, tendinite fibular na perna esquerda, pelos esforços da infância, e artrose nas três partes da coluna, bico de papagaio e também artrose nos dois ombros, joelhos e tornozelos e punhos.

Com o otorrino através de dois exames constatou a perda auditiva no ouvido direito. Com o psiquiatra impossibilidade para atividades laborais, apesar que nos laudos todos falavam isso também. Aposentaram-me há quatro anos, mas é claro que as dores não se aposentaram. Convivo com elas vinte e quatro horas por dia. Já tomei os mais fortes medicamentos que existem, muito deles, com o Tramal já

nem fazem efeito. Tomo alguns, quando as dores estão mais fortes mas com parcimônia mas sem anticoagulante e todo medicamento passa pelo crivo da minha vascular.
Hoje moro sozinha num sobrado imenso, pois a Nina se casou em novembro do ano passado. Estou muito feliz por ela, pois o rapaz é um excelente marido e o amo muito porque faz minha filhota feliz.
Faço ainda acompanhamento com mastologista, vascular, neuro, cardio, mas as dores essas só acabam quando Jesus voltar.
Aprendi a conviver com elas...
Obviamente teria muito mais pra dizer, mas isso é um resumo da minha vida.

Ao resumir sua vida, **Janice** relata sua história de perdas afetivas na relação conturbada com o pai, com o marido e com a própria saúde. A dor precisa ser cuidada, e ela cuida, desde o aparecimento de diversas outras patologias. Acostumou-se a viver com as dores, o que não a impediu de ter também uma vida produtiva de trabalho e aprendizagem independentemente do seu adoecimento. Por isso, é fundamental que avaliações psicológicas e clínicas, ou outras, sejam feitas de forma correta para que se tenha um quadro, o mais completo e real possível, do adoecer do paciente, para que ele não precise aprender a conviver com a dor, mas a lidar com ela.

Quando se fala em avaliação psicológica, é de fundamental importância levar em conta os diferentes instrumentos e métodos utilizados: entrevista, observação do comportamento, testes, narrativas de vida, questionários e escalas. Loduca, Portnoi e Moura (2008, p. 181) consideram cada um desses instrumentos como método de avaliação psicológica da dor e ressaltam que as entrevistas, a observação do comportamento, os testes e os questionários:

> [...] Permitem levantamento mais sistematizado do desconforto físico do doente e do sofrimento psíquico associado, assim como a identificação dos recursos de enfrentamento, que dispõe o paciente para lidar com sua condição e seguir de modo ativo e regular as condutas terapêuticas. Fatores comportamentais, tais como as expressões de dor, limitação física, comportamentos de evitação, consumo de medicação, nível de atividade física etc. são testemunhos da vivência dolorosa que integram a comunicação da dor e refletem como o indivíduo convive com a sua condição. [...] Permitem mensurar as diferenças existentes entre sujeitos diversos, ou então avaliar o comportamento do mesmo indivíduo

em diferentes ocasiões. Os questionários [...] são meios para obter informações a partir da subjetividade dos indivíduos, para expressar, de forma direta ou indireta, diferentes domínios do fenômeno doloroso. (LODUCA; PORTNOI; MOURA, 2008, p. 182).

Todas as avaliações e instrumentos devem ser utilizados para permitir uma avaliação mais aprofundada, não só das vivências de dor, mas também das condições e alterações emocionais subjacentes dessa experiência.

Assim, a avaliação psicológica baseada no modelo biopsicossocial considera a história médica, familiar e social, bem como os aspectos psicológicos, as condições ocupacionais e ambientais de cada indivíduo, levando-se em conta que todos esses aspectos se encontram ligados à queixa de dor e à extensão do sofrimento na experiência dolorosa.

Dessa forma, a avaliação tem como objetivo buscar identificar na pessoa a ocorrência de fatores psicológicos que possam causar, manter e/ou agravar a percepção da dor e do sofrimento.

Ribeiro, Portnoi e Moura (2008) destacam que o papel do psicólogo na avaliação de pacientes com dor é de acompanhá-los em sua trajetória para que possam conhecer e lidar com os significados e sentidos do sofrimento em suas vidas. Avaliar é o primeiro passo para que o psicólogo possa realizar o diagnóstico das necessidades psicológicas e comportamentais de pacientes com dores tão persistentes.

O diagnóstico preciso permite detectar e examinar características de personalidade dos doentes e avaliar suas condições emocionais, cognitivas e comportamentais, que podem caracterizar seu sofrimento psíquico. A avaliação psicológica oferece subsídios que vão direcionar as intervenções terapêuticas, considerando as diferentes dimensões relacionadas com a experiência de dor, interferindo na qualidade de vida do sujeito.

De acordo com Frutuoso e Cruz (2004), a avaliação psicológica da pessoa com dor centra-se em perceber e avaliar o impacto da dor na sua vida, tentando, assim, identificar se existem situações ou fatores que possam estar na base dessa dor ou até mesmo que possam determinar o seu agravamento, avaliando, ao mesmo tempo, se existem barreiras (crenças cristalizadas, pensamentos automáticos negativos) à possível intervenção psicoterapêutica.

Loduca, Portnoi e Moura (2008) pontuam que, no início dos estudos sobre dor, os aspectos psicológicos não eram muito aprofundados. Foi somente a partir da segunda metade do século XX, ao justificarem os mecanismos da dor, que os estudiosos do tema começaram a olhar de forma mais atenta à dimensão psicológica dos indivíduos. Essa mudança de atitude relaciona-se com a dificuldade de controle dos quadros dolorosos crônicos e com a percepção de que indivíduos com o mesmo tipo de lesão tecidual nem sempre relatam a mesma intensidade de dor e podem não apresentar reações semelhantes.

> Isso instigou profissionais e pesquisadores da área a indagar se não existiria algo além dos aspectos neurofisiológicos e da sensação envolvida no fenômeno doloroso, o que abriu espaço para que os fatores psicológicos passassem a ser considerados como de importância nos mecanismos de dor. (LODUCA; PORTNOI; MOURA, 2008, p. 181).

Na atualidade, adotou-se o modelo biopsicossocial, que considera a subjetividade da dor resultante da "interação dinâmica entre eventos sensitivos, emocionais, cognitivos, comportamentais e socioculturais" (LODUCA; PORTNOI; MOURA, 2008, p. 181). Conforme essas autoras, a avaliação psicológica baseada nesse modelo leva em consideração não só as histórias médica e psicológica de cada doente, mas também suas condições familiares, ocupacionais e ambientais, uma vez que esses aspectos integram sua queixa de dor e a dimensão dramática do seu sofrimento.

A avaliação psicológica indica a necessidade de uma rede de suporte social para que a pessoa possa desenvolver estratégias de enfrentamento/*coping* para lidar de forma mais satisfatória com a dor ou que proporcione melhor qualidade de vida para ela com sua situação de saúde/dor, identificando alguns fatores que possam exacerbar ou diminuir a presença da dor.

Para Dowd (1996), a dor não é somente um fenômeno físico, mas é também psicológico, o que faz com que a percepção da dor seja mais ou menos intensa relacionada com os fatores descritos a seguir:

1. **Fatores cognitivos e perceptivos:** a ocorrência da dor pode provocar tendência natural a pensar nela de forma constante e catastrófica. Os pensamentos negativos geralmente tendem a aumentar a dor, enquanto que os positivos a diminuem;

2. **Fatores emocionais:** a vivência com a dor pode ocasionar e manter o surgimento de emoções diversas, especialmente a ansiedade, que está entre as mais frequentes. Exemplo: quando a dor é intermitente, o paciente prepara-se para esperar o seu início, agravando o nervosismo e intensidade da dor, tornando-se fator importante no seu agravamento;

3. **Fatores comportamentais:** é comum que, ao sentir dor, a pessoa expresse sua aflição por meio dos chamados comportamentos de dor, que se apresentam sob a forma de lamentos, queixas verbais, gemidos, andar rígido, esfregação sobre a área dolorida e tensão dos músculos, entre outros. Esses comportamentos criam uma dor adicional, que é sua constante lembrança;

4. **Fatores interpessoais:** como um fenômeno tanto social quanto psicológico, esses indivíduos recebem mais reforçadores do seu ambiente, podendo ser cuidados e acolhidos mesmo após o desaparecimento da base física da dor. Esse fato pode ser um indicador de ganhos secundários com a dor, como os benefícios financeiros, a pensão por invalidez, o absenteísmo e a busca por aposentadorias especiais, entre outras.

Com base nessas reflexões, "mesmo com o desaparecimento das bases físicas da dor, pode ser que por essas razões ela persista" (DOWD, 1996, p. 623) na vida do indivíduo, impedindo que tenha qualidade em seu cotidiano. Figueiró (2003) considera, ainda, o aspecto estressor dos eventos de dor e pontua que esse reconhecimento pode facilitar a compreensão das síndromes dolorosas crônicas e os elementos envolvidos em toda essa dinâmica: "A dor é uma experiência determinada por uma confluência de fatores causais, precipitantes e desencadeantes apresentando ao mesmo tempo, várias dimensões – sensorial, afetiva, cognitiva, comportamental, [...] social, motivacional, entre outras." (FIGUEIRÓ, 2003, p. 149).

A compreensão do sujeito e de seus comportamentos de dor observados identifica e facilita o tipo de trabalho terapêutico a ser desenvolvido pela equipe de saúde, que em relação à dor deve ser composta por diferentes profissionais e especialidades, considerando os vários fatores envolvidos no processo de adoecer. Figueiró (2003) ressalta o caráter estressor dos episódios de dor, mas esclarece que, uma vez reconhecido, pode ajudar na compreensão das síndromes dolorosas crônicas.

A experiência de dor pode trazer para a pessoa repercussões sérias e graves, prejudicando seu bem-estar biopsicossocial e econômico, aumentando os custos do tratamento. A dor aguda que se torna persistente, tornando-se crônica após seis meses de duração, deixa o paciente em "risco de desenvolver depressão, ansiedade, medo, alterações da personalidade e transtornos no estilo de vida que podem ser devastadores não apenas para o paciente, mas também para sua família" (AHERN, 2004, p. 253). Esse fato significa que a vida do paciente com dor sofre profundas transformações, que vão influenciar a qualidade de vida no adoecimento.

De acordo com Figueiró, Pimenta e Angelotti (2005, p. 36), as "sensações de dor e medo ajudam homens e animais a identificar ameaças à sua integridade e reagir contra essas ameaças". E complementam afirmando:

> Esse ser humano, com suas necessidades biológicas, sociais, intelectuais, espirituais e emocionais, consegue dar origem a religiões e crenças, desenvolve tecnologia e ciência, e cria civilizações, mas, muitas vezes, por não saber controlar suas emoções, por medo, amplia a dor e o sofrimento. (FIGUEIRÓ; PIMENTA; ANGELOTTI, 2005, p. 39).

Aguiar e Caleffi (2005, p. 203) apontam que sintomas depressivos são muito comuns em pacientes com dor crônica: "[...] Um estado depressivo, principalmente quando assume uma dimensão mais grave, é uma complicação comum quando a doença básica piora. Não reconhecer a gravidade dessa complicação é colocar o paciente em perigo e negligenciar uma das piores formas de sofrimento humano."

Para esses autores, 25% dos pacientes com dor crônica apresentam pelo menos um episódio de depressão maior ao longo do seu adoecer, e o tratamento deve incluir as várias especialidades, de forma integrada e complementar. Consideram, ainda, que "uma das razões para a falha no tratamento da dor crônica é a falta de um diagnóstico de depressão" (AGUIAR; CALEFFI, 2005, p. 203).

De acordo com Ahern (2004), foi estimado que cerca de 60% dos pacientes com dor crônica podem desenvolver depressão clínica significativa, que complica a avaliação e o tratamento clínico da dor. A depressão pode confundir a experiência dolorosa de tal forma que o paciente relata a dor como sendo excruciante e esmagadora.

Em conjunto com a depressão, a ansiedade e o medo são transtornos psicológicos e comportamentais que geralmente estão associados à dor crônica. Quando "uma lesão aguda inicial for percebida como ameaçadora e um processo cognitivo de catastrofização se desenvolver, surgirá o medo relacionado à dor" (AHERN, 2004, p. 254).

A catastrofização da dor é definida por Sullivan (2012, p. 32) "como uma orientação negativa exagerada à dor real ou prevista, composta por elementos de amplificação, ruminação e desamparo aprendido". Refere também que a catastrofização da dor é designada como um processo negativo do pensamento focado de modo excessivo nas sensações de dor.

As abordagens biopsicossociais, segundo Costa (2011), são o desenvolvimento mais evidente da integração dos fatores biológicos e psicológicos (cognições, afetos, comportamentos) e dos fatores sociais (contextos cultural e social, que influenciam a percepção do indivíduo e a resposta aos sintomas), na compreensão da experiência dolorosa. Essas abordagens fornecem uma perspectiva que explica que uma mudança em uma dimensão promove mudanças em outras dimensões.

Significa que quando a ansiedade e a depressão aumentam, ocorrem mudanças psicológicas e sociais, e também uma diminuição na capacidade de realizar atividades laborais do cotidiano. Vale ressaltar que essas mudanças provocam maior sensibilidade, aumentando a dor e a limitação, ocasionando mudanças em diferentes dimensões na vida da pessoa.

Costa (2011) enfatiza que, embora múltiplas cognições tenham demonstrado associações consistentes com o funcionamento físico e psicológico em indivíduos com patologias com dor crônica, a catastrofização tem sido a cognição que demonstrou associações mais consistentes com um ajustamento deficitário. A autora pontua que a catastrofização tem sido percebida como uma distorção com interpretação disfuncional em face dos estímulos da experiência da dor.

A mesma autora também esclarece que as pessoas que mais apresentam catastrofização estão sempre "mais hipervigilantes a informação somática ameaçadora" (COSTA, 2011, p. 18), trazendo impacto de difícil ajustamento, uma vez que a ameaça pode ser interna ou externa. A hipervigilância está relacionada ao fato de a pessoa ficar em alerta constante aos sinais sensoriais corporais de acordo com o modelo cognitivo da ansiedade.

Sardá Jr. (2014) explicita também que os estados de ansiedade apresentados pela pessoa com dor crônica podem contribuir para o aumento da tensão muscular e da hipervigilância, e que essa condição de hipervigilância aumenta a atenção aos estímulos nociceptivos.

Esses estímulos nociceptivos caracterizam-se como "eventos neurológicos e respostas reflexas causadas por um evento que lesiona, ou ameaça lesionar tecidos" (VASCONCELOS, 2006, p. 2), ou seja, nocicepção significa a sensação de dor experimentada pelo sujeito.

Oliveira (2011) reporta que as distorções cognitivas representam a forma como avaliamos as situações, como interpretamos e assimilamos as informações que chegam a nós. A catastrofização é a forma intensificada de prever eventos dolorosos futuros de forma negativa, ou seja, a pessoa imagina determinada situação de forma negativa e passa a pensar que não vai conseguir lidar com a situação; por exemplo, "eu vou sentir tanta dor, que não vou conseguir suportar" (OLIVEIRA, 2011, p. 32).

Na literatura especializada, encontramos algumas pesquisas que pontuam a existência de uma tendência para a catastrofização estabelecendo relação significativa entre níveis de dor elevados e fatores de incapacidade. Isso nos leva a pensar que indivíduos com níveis mais elevados de pensamentos catastróficos apresentam também maiores níveis de incapacidade funcional no desempenho de tarefas cotidianas, como postula a literatura sobre o tema da dor.

Quando não tratada ou malcuidada, a dor crônica pode levar o paciente a uma situação de: "desconforto emocional, substancial e persistente, a dificuldades psicológicas e a comprometimento e incapacidade progressivos. Não raro, a incapacidade do paciente é maior que os achados clínicos e físicos documentados poderiam justificar" (AHERN, 2004, p. 254).

Vale repetir o que dizem Turk, Meichenbaum e Genest (1993), que descrevem a dor como uma experiência subjetiva envolvendo sensações, emoções, pensamentos, ações ou comportamentos. Se há um componente subjetivo na experiência de dor, então "talvez a melhor definição seja aquela que o paciente conta para nós" (BECK; WINTEROWD; GRUENER, 2003, p. 4).

A construção do significado da dor para o indivíduo varia conforme: "sua estrutura de personalidade e de seu estado emocional, das crenças e pensamentos que permeiam o seu ambiente sociocultural, bem como dos comportamentos, atitudes e posturas reforçadas pela rede social mais próxima." (LODUCA; SAMUELIAN, 2009, p. 383).

Para isso, é importante considerar também as dimensões cognitiva, afetiva e comportamental de cada pessoa, sendo que na dimensão cognitiva, de acordo com Loduca e Samuelian (2009, p. 383), a percepção da dor "é reflexo das crenças de cada paciente, [...] das convicções íntimas advindas de aspectos culturais ou crenças existenciais". Afirmam que é comum na dor crônica a presença de crenças disfuncionais e exemplificam que, quando o tratamento não traz o resultado esperado pelo paciente e não atende a suas expectativas de cura, a pessoa diz: "Minha dor é um dano físico em meu corpo; minha dor me incapacita tanto fisicamente quanto psicologicamente; tenho medo de continuar tomando os remédios indicados e me tornar dependente da medicação; não estou melhorando porque tenho algo mais grave." (LODUCA; SAMUELIAN, 2009, p. 383).

Teixeira e Figueiró (2001) explicitam que é comum, nessas circunstâncias, o indivíduo ter a fantasia de que é portador de uma doença muito grave e acreditar que todos estão omitindo essa informação, ocasionando a desconfiança generalizada nas relações interpessoais e até mesmo em relação à própria equipe de saúde responsável por seu tratamento.

Isso significa que a percepção do indivíduo quanto aos seus próprios recursos internos de enfrentamento pode ficar prejudicada, pois, segundo Loduca, Samuelian (2009) e Yeng (2003), a dor acaba por depreciar o seu potencial de enfrentamento, deixando de utilizar recursos próprios como elementos que podem favorecer o tratamento.

Loduca (1999) e Turk (2009) declaram que os recursos de enfrentamento incluem os pensamentos e ações que têm a intenção de alterar a percepção da intensidade da dor, bem como a habilidade para manejar ou tolerar sua dor e, então, continuar a realizar as atividades do cotidiano.

Essa afirmação sobre a capacidade de enfrentamento corrobora Fortes (2006), que reflete sobre a possibilidade de o indivíduo viver de forma criativa, com ou apesar da doença, construindo novas formas de realizar suas atividades do dia a dia, aceitando e elaborando as limitações da doença. Representa uma forma madura de adoecer, reduzindo a uma condição mínima seus impactos negativos.

Loduca e Samuelian (2009, p. 392) descrevem quatro padrões que são frequentes no convívio do paciente com dor:

1. **Relação caótica:** a identidade do paciente confunde-se com a identidade de sofredor;

2. **Relação de dependência:** o paciente encontra-se muito fragilizado pela dor;

3. **Relação de repulsa:** o paciente nega a dor e suas limitações, com recusa ao autocuidado;

4. **Relação de integração:** a dor é reconhecida, os limites são aceitos, e a identidade é preservada.

Nos três primeiros padrões, encontramos o que foi denominado de "comportamento anormal de dor" (LODUCA; SAMUELIAN, 2009, p. 408).

Quanto à dimensão afetiva, a dor provoca mudanças emocionais que se traduzem em expressão de sofrimento e desajustamento. Ou seja, de acordo com Loduca (1999), Robinson e Riley (1999) e Yeng (2003), a dor, antes percebida apenas na esfera sensitiva, passou a ser vista também na perspectiva emocional e afetiva, adotando-se, então, o modelo biopsicossocial, segundo o qual "a percepção subjetiva da dor resulta da interação dinâmica entre eventos sensitivos, emocionais, cognitivos, comportamentais e socioculturais" (RIBEIRO; PORTNOI; MOURA, 2008, p. 181).

Várias pesquisas têm sido realizadas para a compreensão dos efeitos da dor nas pessoas e como interfere na qualidade de suas vidas, considerando que, muitas vezes, as atitudes e os comportamentos diante da dor crônica são disfuncionais, como apresentados neste estudo, que se preocupou com os impactos da dor crônica, bem como com pensamentos e sentimentos na vida das mulheres com dores crônicas.

As histórias de vida de mulheres com dores crônicas aqui apresentadas indicam a presença desses efeitos na forma de agir, sentir e pensar de cada uma delas.

7

MELISSA

> *Rico é o tesouro, doce é o prazer. Doce é o prazer após a dor, pois toda felicidade que o homem pode ganhar, não é no prazer, mas no repouso da dor.*
>
> *John Dryden (1631-1700)*

7.1 A HISTÓRIA DE VIDA

Melissa, 56 anos de idade, professora, com diagnóstico de fibromialgia e artrite reumatoide.

As histórias de **Melissa** e seu comportamento diante da vida e da dor:

> Viver com dor é uma coisa muito difícil que deixa o coração e a cabeça atordoados de tanta tristeza, frustração e raiva. Às vezes, parece que a vida não serve para mais nada. Penso que a dor mudou minha vida para sempre, me fazendo sentir desesperançada em alguns momentos, pois às vezes a luta contra a dor não é fácil.
>
> Nem sempre se tem o suporte necessário para lutar contra ela, a dor, acho que sempre vou fazer alguma coisa por mim, não vou esperar que a dor tome conta do meu corpo, não fazer nada pode me dar muita raiva.
>
> Gosto de imaginar e pensar que dias melhores virão, vou manter a esperança que é a única coisa que eu tenho. O que me preocupa é se vou conseguir manter minha vida produtiva, isso sim me preocupa e dá um certo medo, afinal, para quem sempre trabalhou e foi independente, é muito difícil de imaginar a vida quando se perde essa condição. Com a dor ou sem a dor, a vida continua e vou continuar investindo na qualidade da minha vida.
>
> Não penso que a dor seja consequência de algo que eu fiz ou deixei de fazer, afinal de contas eu não escolhi, gosto de pensar que fui escolhida. Isso me dá a sensação que estou no controle da situação por mais difícil que seja a dor e o que mais me preocupa é a perda da mobilidade física, a presença diária e constante da dor, o comprometimento das atividades diárias, de trabalho.

> Uma das coisas mais difíceis de enfrentar em relação à dor são as perdas que muitas vezes acontecem com todas as pessoas, mas no caso de quem tem dor, tudo é mais difícil, como a perda dos pais, conflitos familiares, afastamento da família.
> Procuro sempre fazer o que é necessário para minha saúde, como por exemplo, os procedimentos cirúrgicos, tratamento medicamentoso, acompanhamento neurológico e ortopédico. A dor faz parte de mim. Não consigo me separar dela e de tudo o que ela representa na minha vida, por isso é que sempre falo sobre o que me incomoda, peço ajuda. Faço o que consigo, o que não posso não faço, nem sempre é fácil, mas sempre procuro evitar, fugir mesmo de coisas, atividades que possam me trazer a dor de volta.
> Desenvolvi uma postura de massagear os locais doloridos do meu corpo e faço isso até mesmo trabalhando ou fazendo qualquer outra coisa, não deixo que a minha dor me tire a qualidade de vida que preciso para ser feliz e ter uma vida boa, de realizações como sempre planejei para mim.
> Não tenho e nunca tive depressão pelo menos até hoje, como todo mundo que tem dor, tenho dias de altos e baixos, mas que não me impedem de ser produtiva. Tenho mais a ganhar que a perder por mais difícil que seja a dor eu escolho o que fazer com ela, com esse sofrimento. Não vou sentar na cadeira de vítima e usar a dor para não investir em mim mesma.
> Gostaria que as pessoas entendessem que a dor mudou toda a nossa vida e que ela existe e que não estamos fazendo corpo mole ou sendo preguiçosas para evitar o trabalho, só estamos com dor e ela nos impede de muitas coisas, como por exemplo, poder fazer o que desejamos, ir onde queremos ir, nos movimentarmos sem termos que nos preocupar se vai doer ou não ou mesmo pensar sobre o que os outros vão dizer, se vão nos chamar de queixosos ou não, poder dormir uma maravilhosa noite de sono, saudade de quando podia fazer isso. Tudo isso está presente na vida de quem vive uma situação de dores crônicas, mas mesmo assim, é preciso continuar vivendo.

Melissa descreve sua história e apresenta um comportamento de resiliência em que se permite continuar vivendo e fazendo suas próprias escolhas. Em sua narrativa, ela se recusa a ser uma vítima da dor e do sofrimento, dá novo sentido e significado à esperiência dolorosa quando se permite viver e seguir vivendo.

A narrativa de Melissa e de todas as colaboradoras neste estudo nos permite entender melhor a importância de se conhecerem as histórias de vida de pessoas que sofrem para melhor compreensão das dimensões afetadas por um quadro doloroso.

Para Goy (1980 apud PESCE, 1987, p. 157), a história de vida define-se como "um arquivo entrelaçando o verdadeiro, o vivido, o adquirido e o imaginado". A história de vida pode ser um instrumento, uma ferramenta de facilitação para a análise e interpretação, mesclando as experiências aos contextos históricos e sociais vividos pela pessoa.

Na compreensão de Paulilo (1999), a história de vida fornece, portanto, uma base consistente para o entendimento do componente histórico dos fenômenos individuais, assim como para a compreensão do aspecto individual dos fenômenos históricos.

A história de vida, na percepção de Queiroz (1988), define-se como um relato de um narrador sobre sua existência através do tempo, tentando reconstruir os acontecimentos que vivenciou e transmitir a experiência que adquiriu. Para essa estudiosa, o que importa ao sujeito narrador é dar ao outro uma ideia do que foi a sua vida e quem ele é, e então poder captar como a pessoa percebe sua vida.

O bom ouvinte/pesquisador não interfere no discurso do sujeito na tentativa de estabelecer uma cronologia que só a ele parece interessar. Refere, ainda. que o narrador acrescenta detalhes e nunca deve perder lugar de protagonista de sua própria história. A história de vida é contada por um personagem e gira em torno dele e de suas experiências vividas, conforme explicita a autora citada.

Para a obtenção da história de vida, são requeridos do ouvinte:

1. Um adequado preparo em relação ao problema a ser abordado e domínio da técnica da história de vida;

2. Formulação prévia do problema;

3. Escolha do participante;

4. Narrativa livre;

5. Anotações sobre todos os acontecimentos decorridos nesse momento do discurso do informante.

Compete ao ouvinte, portanto, a tarefa de evitar que as referências trazidas na história narrada pelo sujeito se percam, como explicita Delgado (2006, p. 36) em sua analogia do vitral:

> O passado apresenta-se como vidro estilhaçado de um vitral antes composto por inúmeras cores e partes. Buscar recompô-lo em sua integridade é tarefa impossível. Buscar compreendê-lo através da análise dos fragmentos, resíduos, objetos biográficos e diferentes tipos de documentação e fontes é desafio possível de ser enfrentado.

Enfim, a história de vida é narrada por um personagem influenciado por sua subjetividade e pelo que conseguiu armazenar na memória ao longo de toda uma vida. O importante é que a subjetividade seja captada pelo pesquisador, pois precisa ser compreendida e expressa, já que muitas vezes não há espaços para sua manifestação. Por subjetividade, entende-se "aquilo que pertence a um indivíduo e somente aquele, distinguindo-se dos demais" (QUEIROZ, 1988, p. 37).

Na expressão de aspectos subjetivos, estão marcas das impressões sobre experiências passadas, perspectivas sobre o presente, bem como as projeções para o futuro da pessoa. Ou seja, "o olhar do homem no tempo e através do tempo traz em si a marca da historicidade" (DELGADO, 2006, p. 33), considerando que são os seres humanos que constroem sua própria história.

Ainda referindo à subjetividade, é importante pensar que, em diferentes épocas, autores e abordagens, o tema da subjetividade passou por variados modelos de pensamento e compreensão sobre ela, indo desde as concepções da Psicologia (que percebe o sujeito e seu comportamento como tema de seu interesse) até a visão de um modelo na perspectiva sociológica (que considera seu objeto de estudo o fato social), na atualidade, que, embora separadas em relação a seus objetos de estudo, complementam-se em uma mesma realidade.

Queiroz (1988, p. 39) identifica que o aspecto subjetivo deve ser também entendido "como as sensações intraduzíveis" e complementa afirmando: "É próprio dos indivíduos tentarem compreendê-las primeiramente, e transmitir aos outros o que compreendeu; porém, ao fazê-lo forçosamente utiliza os mecanismos que tem à sua disposição e que lhe foram dados pela família, pelo grupo, pela sociedade." (QUEIROZ, 1988, p. 39).

Uma das características do método de história de vida é o vínculo de confiança estabelecido entre ouvinte/pesquisador e sujeito, mas entende-se que esse vínculo não invalida ou torna menos científico o método de história de vida, isto é:

> [...] O envolvimento inevitável com o objeto de estudo não constitui defeito ou imperfeição dos métodos utilizados. Sendo o pesquisador membro da sociedade, cabe-lhe o cuidado e a capacidade de relativizar o seu próprio lugar ou de transcendê-lo de forma a poder colocar-se no lugar do outro. Mesmo assim, a realidade, familiar ou inusitada, será sempre filtrada por um determinado ponto de vista do observador, o que não invalida seu rigor científico, mas remete à necessidade de percebê-lo enquanto objetividade relativa, mais ou menos ideológica e sempre interpretativa. (SILVA et al., 2007, p. 33).

A esse respeito, Bosi (1994, p. 60) afirma que a qualidade da entrevista vai depender da condição do vínculo estabelecido. Se não for assim, a entrevista será parecida com o "fenômeno da mais valia, como se fosse uma apropriação indevida do tempo e do fôlego do outro". Mas o que seria uma entrevista ideal para o pesquisador e o colaborador?

Bosi (1994, p. 60) aponta que a entrevista ideal permite uma relação de amizade que não deve ser passageira, pois "envolve responsabilidade" pelo colaborador e deve durar o maior tempo possível.

O tempo, segundo Delgado (2006, p. 33), aparentemente abstrato, é uma experiência concreta e apresenta-se como um aspecto central da dinâmica estabelecida pela história do sujeito. Quando as referências espaciais se perdem no tempo, os homens perdem seus elos e sua base identitária.

Significa dizer que os homens, construtores de sua história, são os responsáveis por ressignificar e produzir as mudanças que desejam, concretizando-as ou não em suas vivências do cotidiano.

Aspectos importantes da história de vida são revelados na medida em que essa técnica demanda longo tempo para sua aplicação e, assim, permite ao entrevistado retomar livremente os aspectos que considera importantes em sua narrativa.

Em seu artigo, Bosi (2003, p. 61) apresenta alguns aspectos relevantes para o uso da entrevista na história de vida, levando em conta a relação *pesquisador e indivíduo* – participantes que são "de uma aventura comum que os aproximará ou os afastará, levados pelas inadequações do pesquisador ao lidar com seu sujeito e sua narrativa histórica". A autora identifica aspectos importantes e fundamentais que poderão facilitar, ao pesquisador, o caminho a ser percorrido por ele e seu narrador nessa aventura a ser experimentada na narração da história de vida, como descritos a seguir.

- Falta de maturidade afetiva ou formação histórica para compreender a maneira de ser do narrador;

- A dificuldade para transpor a distância temporal entre o fato narrado e o acontecido, devido às transformações ocorridas na mente do sujeito;

- Registro das falhas que serão motivo de estudo para outros que trilharem os mesmos caminhos;

- Falar em diálogo aberto das dificuldades do trabalho com o informante;

- Seguir uma ordenação lógica e coerente dos fatos relatados, de forma a impedir o esquecimento;

- Ter consciência dos próprios limites, considerando as perdas e o esquecimento durante toda a construção da narrativa do outro.

Queiroz (1988, p. 20) refere:

> Avanços e recuos marcam as histórias de vida; e o bom pesquisador não interfere para restabelecer cronologia, pois sabe que também estas variações no tempo podem constituir indícios de algo que permitirá a formulação de inferências; na coleta de histórias de vida, a interferência do pesquisador seria preferencialmente mínima.

Embora o pesquisador facilite o processo, é o narrador quem decide o que e como contar de sua vida. Ele é o fio condutor de sua própria história. Nesse sentido, "nada do que relata pode ser considerado supérfluo, pois tudo se encadeia para compor e explicar sua existência" (QUEIROZ, 1988, p. 21). Tudo tem um significado.

Delgado (2006, p. 44), complementa: "Os melhores narradores são aqueles que deixam fluir as palavras na tessitura de um enredo que inclui lembranças, registros, observações, silêncios, análises, emoções, reflexões e testemunhos. São eles sujeitos de visão única, singular, porém integrada às referências sociais da memória e da complexa trama da vida."

Cabe ao ouvinte/pesquisador oferecer condições facilitadoras para que o narrador possa mostrar-se como ele realmente é, com todas as lembranças de uma historicidade construída por ele, dentro de um universo que é só seu.

O método da história de vida é baseado em entrevista aberta, no qual as interpretações dos eventos vividos pelo sujeito em sua trajetória de vida são trabalhadas como dados de pesquisa. Segundo Bosi (1994), por meio da entonação da voz, das repetições, da preocupação, bem como das demais sensações que o informante apresenta em seu discurso narrativo.

Esse método (BOSI, 1994; RUBIO, 2003; SOUZA, 1997) possibilita definir o envolvimento do indivíduo na cultura de um determinado grupo social, levando-se em conta que toda memória, que sabemos ser pessoal, é também social, familiar e grupal. Por isso, o pesquisador, ao motivar seu narrador a recuperá-la, torna possível captar o modo de vida do sujeito e, ao mesmo tempo, a cultura na qual ele se insere.

Rubio (2003) explica que é na história de vida que emergem as lembranças dos eventos significativos no percurso da vida pessoal do sujeito ou do grupo ao qual pertence, cabendo ao ouvinte captar esses aspectos na narrativa apresentada.

Quanto à lembrança individual em suas histórias de vida, Halbwachs (2004, p. 51) afirma:

> Acontece com muita frequência que nos atribuímos a nós mesmos, como se elas não tivessem sua origem em parte alguma senão em nós, ideias e reflexões, ou sentimentos e paixões, que nos foram inspiradas por nosso grupo. Estamos então tão afinados com aqueles que nos cercam, que vibramos em uníssono, e não sabemos mais onde está o ponto de partida das vibrações, em nós ou nos outros.

Para Souza (1997), as pessoas vivenciam suas experiências de vida e é a partir delas que começam a construir sua identidade social. Identidade essa representada pelas histórias de vida narradas ao pesquisador. Essa condição parece trazer como significado que essa narrativa representa a valorização de tudo o que o sujeito viveu e vive, a soma de todas as experiências, positivas ou negativas, ao longo de sua vida.

Após essas considerações, passamos a discutir aspectos relevantes na prática desse método, que se apresentam na forma de informações colhidas pelo pesquisador sobre o tema a ser investigado. Bosi (2003) recomenda ao pesquisador, principalmente iniciante, que faça a sua busca em todas as fontes de investigações possíveis, tais como jornais, revistas, livros e quaisquer outros instrumentos de pesquisa, para que possa ter uma compreensão mais apurada sobre as questões a serem formuladas, e complementa dizendo "vamos tentar responder as questões que nos fazem aqui e agora" (BOSI, 2003, p. 59). A esse respeito, Queiroz (1988) comenta que a maior dificuldade com a utilização do método tem sido a coleta da história de vida. As entrevistas não podem ultrapassar certo período de tempo, porque podem tornar-se cansativas para o colaborador, devendo-se usar pequenos intervalos para descanso do narrador. Quanto à necessidade de acrescentar outras fontes de informação às histórias, não invalida a possibilidade de utilizar uma entre elas para se obter conhecimento sobre os problemas de uma comunidade.

É importante ressaltar o papel da escolha do participante, considerando que essa escolha está diretamente relacionada ao problema anteriormente formulado. O narrador é alguém em cuja vida e atitudes pode-se estudar essa questão e acrescenta que uma formulação anterior da questão é um dos aspectos mais importantes na coleta de dados.

Após a escolha da questão, orientar-se-ão as diversas fases do trabalho identificadas por meio da qualidade do preparo do pesquisador, da escolha do narrador, da entrevista e da análise das informações. Após a coleta de dados, a análise poderá, então, ser realizada de acordo com o problema já estabelecido pelo pesquisador. Cabe ao pesquisador:

> Uma observação relacionada aos limites da transposição das falas – perpassadas por sentimentos e emoções – nas palavras que as transcrevem. Este limite é apontado de forma muito clara, quando diz da dificuldade de transformar o 'indizível' em 'dizível'. Considera a autora que a passagem da 'obscuridade dos sentimentos para a nitidez do vocábulo' é um primeiro enfraquecimento da narrativa, uma vez que a palavra não deixa de ser um 'rótulo classificatório' utilizado para descrever uma ação ou uma emoção. Lembra ainda que, assim como o desenho ou a palavra constituem uma reinter-

pretação do relato oral, o entrevistador, da mesma forma, reinterpreta aquilo que lhe foi narrado (QUEIROZ, 1988, p. 35).

Essa deve ser a forma de trazer a narração o mais próximo possível da realidade do discurso. Nessa tentativa de aproximação, fica muito "presente que assim como os sonhos têm a ver com o sonhador, e as narrativas nos remetem ao narrador, nelas igualmente revela-se aquele que as interpreta e busca captar-lhes forma e sentido" (QUEIROZ, 1988, p. 35).

A história de vida tem como objetivo "ter acesso a uma realidade que ultrapassa o narrador" (SILVA et al., 2007, p. 30). Dentro do tema, consideramos os aspectos biopsicossociais relevantes no adoecimento da mulher com diagnóstico de dores crônicas.

Portanto, percebe-se a necessidade de se conhecerem mais profundamente as histórias de vida dessas mulheres com dor crônica, seus sentimentos e pensamentos acerca do adoecer, considerando o tempo passado, como veem o seu presente e suas expectativas de futuro, como explicitado a seguir na história de Joana.

ANOTAÇÕES

8

JOANA

Felicidade é não sentir dor no corpo nem angústia.

Thomas Jefferson (1743-1826)

8.1 A PESSOA EM CONDIÇÃO DOLOROSA

Joana, 29 anos, trabalha com logística, tem um diagnóstico de cefaleia crônica e dor fantasma.

Joana fala de sua experiência dolorosa, de perdas e de mudanças ocorridas na vida.

Quando você tem dor, o mais difícil é as pessoas entenderem que dói. As pessoas dizem que é só as pontas do dedo, só tomar remédio que passa. Tem que se adaptar com o que as pessoas pensam a seu respeito em relação a dor. Readaptei a cozinha. Procuro diagnosticar que é a dor de cabeça. Procuro me isolar das pessoas porque a dor não está na sua mente. Dificuldade de desatar um nó. Para as pessoas é só um ponto.

A estética para mim é a última coisa que importa. Desde o momento da amputação me preparei para o que eu iria enfrentar. Deixar sempre a mão à mostra para que as pessoas perguntem. Prefiro que elas perguntem do que ter que esconder. Poderia fazer uma prótese, mas vendo outras pessoas em situações piores, eu aprendi que o que eu estava passando era mais simples em vista do que eles estavam passando, mesmo sendo mulher, questão de vaidade. Não tive treinamento.

Houve questões trabalhistas, desgaste emocional. A empresa me acusou de ter provocado o acidente. O juiz viu minha mão pintada e cuidada na foto. Ele viu que mesmo assim, eu continuava vaidosa, então ele disse que uma pessoa jovem e vaidosa não faria isso com a própria mão.

A família teve um choque muito grande por saber que a ponta do dedo não estava mais ali. Perdi a habilidade de manuseio. Sempre procuro provar minha capacidade. Meu patrão falou que eu jamais encontraria outro emprego. Respondi que eu conseguiria. As pessoas me falam para eu entrar na cota, mas eu penso: será que eu queria estar na cota? Me deparo comigo mesma. Será que sou deficiente? A máquina era uma guilhotina.

O mais difícil é lidar com a opinião das pessoas em relação ao acontecimento.

Quanto aos aspectos emocionais nunca parei para questionar, porque minha mão, porque eu? Procuro resolver, tento fazer as coisas que preciso.

O acidente trouxe dores na mão e sobe para o braço me tirando a força do braço, em forma de queimação e dormência. Depois de esforço a dor vem forte. Planejo o meu dia. Não posso querer de mim o que eu fazia antes do acidente. Meu corpo tem um limite agora. A dor na mão pode aumentar por conta de uma situação de estresse.

A cefaleia crônica, são dores que aparecem com o calor, não posso fazer nada. Preciso ficar isolada total, no escuro, no silêncio. Pedi a Deus pra levar, aliviar a dor porque eu não estava mais aguentado. Eu pensei que iria morrer. Era uma pressão muito grande. Sensação como se o coração estivesse batendo dentro da cabeça meu fluxo descompassado. Não tenho que aceitar que a dor me pertence.

Sou ansiosa, minha cara fechada, fico intolerante. Não quero falar que eu estou com dor. A dor muda, a sua dor não é igual a dos outros. Eu espero que as pessoas entendam o que eu sinto quando eu estou com a dor. Respeito, é o que eu quero.

A família imagina, mas não entende como é essa dor. Minha mãe é a pessoa que mais compreende. Ela acredita que a minha é verdadeira, as outras pessoas não. O que me deixa mais triste é como se não se importassem. A família não quer carregar o fardo comigo, mesmo sabendo das restrições, mesmo planejando e organizando as tarefas é difícil realizá-las. Mas a dor sempre vai existir.

Passo por momentos de carência e falta de alegria para dividir tarefas. Tenho sentimentos de raiva, tristeza, solidão, sem esperança que vai mudando. A terapeuta ocupacional disse que não vai mudar. Que eu teria que aprender a lidar com a dor.

Atualmente não faço acompanhamento médico, preciso muito de fisioterapeuta para a mão. A cefaleia não passa com medicamentos comuns para dor. Tomo uma injeção, não lembro o nome, que é própria para pessoas que sofrem com cefaleia.

O que mudou na minha vida: penso que me tornei mais humana, respeito mais as pessoas. Mudou em relação ao trabalho, família, meu casamento, minha sexualidade só se altera quando eu sinto dor. A dor de cabeça parece que eu vou morrer. Morrer mesmo.

Quero voltar a trabalhar, acho que vou enfrentar melhor as dores. Tenho projetos de vida, fazer psicologia organizacional. Quero poder *ajudar os funcionários a entender que eles são importantes para empresa. Todo mundo quer ser importante, valorizado. O reconhecimento é fundamental para qualquer pessoa. Penso que é o que gostaria, ser reconhecida pelo bom trabalho que eu exercia antes. As pessoas me olhavam na empresa e pensavam "isso ela não pode fazer". Para mim eu poderia fazer tudo, não da maneira deles, mas do jeito que eu posso. Isso não impossibilita você de fazer algo. Fazer o que eu posso e considerar os limites. A cefaleia atinge um nível alto, dez. A dor no braço vai de seis a oito. Tem elevação, ela muda.*

Voltando ao acidente o que me incomodou foi ser acusada pelos colegas de querer me automutilar, que eu é que procurei isso. Busco hoje que as pessoas se humanizem. Hoje sou eu, amanhã podem ser elas. Por isso o meu desejo de me especializar para lidar melhor com o comportamento das pessoas. Por conta de tudo o que eu passei em relação ao comportamento das pessoas com a minha situação. Fui mandada embora por justa causa, nunca escondi minha mão, mas escondo minha dor.

A entrevista foi um desabafo, nunca tinha exposto meus sentimentos. As pessoas nunca procuram se preocupar. O que você esta sentindo, pensando, precisando! Para mim foi um alívio, dividir essa carga. Nunca tive oportunidade de falar da minha dor, do que eu penso, sobre como me sinto. Que tipo de sentimento a dor traz. Na dor é que você se redescobre, conhece coisas sobre você mesma que você não conhecia. Aprende a se sensibilizar com a dor dos outros. É assim que eu me sinto! As pessoas julgam demais a dor do outro sem conhecer. Não é porque não reclamo da dor que não estou com dor.

Joana é uma jovem mãe, trabalhadora, que tem uma vida pela frente, mas se depara com uma acusação muito grave de automutilação com perda de partes dos dedos. Faz uma afirmação muito importante que deveria ser ouvida por todos os que convivem com pessoas em condições dolorosas. Para ela, o fato de a pessoa não reclamar de dor não significa que não a sinta. Sua narrativa esclarece o quanto fatores psicológicos podem mediar as queixas apresentadas, implícitos em sua frase ao dizer "que nunca escondeu sua mão, mas que esconde sua dor", o que lhe traz sentimentos de raiva, medo, solidão e desamparo diante da incompreensão sentida.

Fatores psicológicos frequentemente modulam significativamente as queixas dolorosas trazidas pelos pacientes e o modo como os fenômenos álgicos se apresentam. Botega (2006) comenta que a maneira como sentimos dor relaciona-se também com a forma como comunicamos nosso sofrimento.

A forma como a pessoa expressa e comunica sua dor é também motivo de atenção e cuidado, observando-se o "teor da comunicação; a quem ela é dirigida; o que pode estar faltando e quais são as carências; o que pode estar sendo demais, quais são os excessos" (KOVÁCS, 1999, p. 320), e também quais são as necessidades presentes, observando-se o que a dor traz, como refere Miceli (2014, p. 77):

> A dor é uma das queixas mais frequentes, trazendo desconforto físico, emocional, espiritual e funcional, dificultando a realização das atividades diárias, provocando mudanças ou distúrbios nos hábitos de sono e de alimentação, prejudicando as funções cognitivas, as relações afetivas, sexuais e familiares, as atividades laborativas, sociais e de lazer, diminuindo a qualidade de vida.

Por isso é tão importante a relação existente entre o paciente e a equipe, o médico e a pessoa, bem como a forma de comunicação entre todos, aspecto fundamental para que a "dor seja conhecida, compreendida e tratada multidimensionalmente" (MICELI, 2014, p. 77). Temos de permitir que as pessoas dividam seus fardos e responsabilidades, assim como suas histórias e conquistas, por menores que sejam, e também suas tristezas e sofrimento. Todos esses aspectos parecem ser parte de uma aprendizagem necessária para que a comunicação seja adequada (SILVA, 2004) entre profissionais de saúde e a pessoa em condição dolorosa.

Segundo Skinner (2003), quando uma pessoa descreve sua dor, ela está descrevendo o que ele nomeia de comportamento privado: só ela conhece. Embora não haja acesso pela comunidade socioverbal às variáveis que passam a controlar os comportamentos apresentado na vivência da dor, surge a linguagem como um caminho a ser utilizado, no qual a pessoa poderá descrever e comunicar as sensações e estados físicos e orgânicos experimentados por ela.

As teorias cognitivas propõem que as crenças (regras para a ação) e os pensamentos têm um papel fundamental nas emoções e comportamentos apresentados pela pessoa. Os fatores psicológicos relevantes são os pensamentos, crenças, julgamento e atitudes. As pessoas podem apresentar vulnerabilidades diante de situações de difícil controle relacionadas à visão do mundo e de si mesmas, considerando que crenças irracionais "podem levar o indivíduo a ver e perceber o mundo de forma negativa e distorcida. Essas percepções negativas favoreceriam o desenvolvimento e manutenção das perturbações emocionais." (DIAS; BATISTA; CALAIS, 2002, p. 321).

É importante considerar o que dizem alguns teóricos e clínicos da Psicologia da Saúde que vêm trabalhando no desenvolvimento de técnicas e estratégias psicoterápicas para o tratamento de doenças crônicas.

> [...] A maneira como o indivíduo interpreta os eventos de saúde parece ter uma relação estreita com os comportamentos e emoções inadequadas, relacionando-se diretamente com os estressores internos. Sendo assim, a investigação do relacionamento desses fatores se faz necessário para a avaliação das condutas dos psicoterapeutas [...], favorecendo assim a melhora do estado de saúde dos pacientes que são acometidos por doenças crônicas. (DIAS; BATISTA; CALAIS, 2002, p. 322).

No modelo cognitivo comportamental, percebe-se que as distorções cognitivas, crenças, pensamentos e sentimentos disfuncionais contribuem significativamente para o surgimento e a manutenção da dor crônica.

> As cognições dos pacientes representam uma síntese de estímulos internos e externos envolvendo afetos, pensamentos e imagens visuais. Isso quer dizer que o indivíduo é influenciado por sua visão de pessoa e de mundo. Assim, constrói interpretações sobre si que determinam os seus sentimentos e o seu comportamento. (FIGUEIREDO; GIGLIO; BOTEGA, 2006, p. 488).

Alguns estudiosos identificam que dor crônica com características neuropáticas, por exemplo,

> [...] tem sido associada ao sexo feminino, à idade avançada e ao baixo nível educacional. Esses fatores são comuns às dores crônicas em geral. [...] A idade avançada está relacionada ao aparecimento de doenças e agravos não transmissíveis, como diabetes, discopatias, acidente vascular cerebral, entre outras, ocasionando diretamente o aparecimento de dor. [...] O aumento da idade também eleva os riscos em pessoas com diabete. (VIEIRA; POSSO; FERREIRA, 2012, p. 19).

A literatura aponta a ocorrência de dores crônicas na Disfunção Temporomandibular (ATM), na artrite reumatoide, na fibromialgia, por exemplo, tanto em adultos quanto em jovens. Um exemplo a ser pensado é o de Paula, uma colaboradora que conta:

> Convivo com sentimentos que só na juventude descobri seus nomes. Desde os quinze, a convivência com a dor na ATM... Expor-me era um horror, falar ou comer em público era um tormento (Paula).

Grosmann, Kosminsky e Lopes (2009) enfatizam que, na adolescência, as meninas parecem ter um risco três vezes maior para desenvolver ATM que os meninos, por exemplo. A articulação temporomandibular está sujeita aos mesmos distúrbios que afetam outras articulações do corpo. Qualquer atitude ou força que sobrecarregue o complexo articular pode causar dano às estruturas articulares ou alterá-las funcionalmente, ocasionando dor.

De acordo com Siqueira e Siqueira (2009, p. 627), a boca abriga funções que são fundamentais à vida, como "falar, mastigar e deglutir. Desempenha funções "[...] que são a essência da nossa humanidade: permitem-nos falar, sorrir, beijar, cheirar, saborear, tocar, comer, engolir, chorar, transmitir sentimentos e emoções por meio das expressões faciais". As pessoas com dores faciais "apresentam longas histórias de dor, melhoras inadequadas, alto índice de intervenções [...] e têm alta prevalência de distúrbios emocionais" (WODA et al., 2005, p. 396; NÓBREGA et al., 2007, p. 256).

Para Siqueira e Siqueira (2009), a Terapia Cognitivo-Comportamental melhora a qualidade de vida das pessoas que sofrem com dor facial crônica; associada ao uso de antidepressivos, reduzindo a interferência na vida do doente e aumentando o controle da sua própria vida. Fatores emocionais estão relacionados às atividades mandibulares repetitivas.

É importante não confundir as manifestações emocionais relacionadas à vida diária com doenças psiquiátricas como depressão. A terapia comportamental é eficiente para esse paciente com ATM por melhorar a qualidade de vida na dor facial crônica recorrente e de difícil resolução com melhora dos enfrentamentos, embora não haja alterações nos níveis de dor.

Qualquer uma dessas patologias crônicas são doenças que independem da idade, do nível socioeconômico e também cultural daqueles que sofrem com dores crônicas. As doenças crônicas podem acometer quaisquer pessoas com forte predominância em mulheres. Em uma demanda menos frequente, estão adultos homens, adolescentes e crianças em diferentes faixas etárias, favorecendo a necessidade de um cuidado e de uma avaliação o mais precocemente possível para que se estabeleça um plano de ação para o cuidado e o tratamento da dor.

Falando de avaliação, há que se pontuar o papel da avaliação física da dor, considerando-se como ela se apresenta em termos de características, bem como sua origem e prognóstico, levando-se em conta também que parte da sintomatologia pode ser atribuída ao fato de a pessoa não compreender com clareza seu quadro clínico e suas consequências no corpo e em suas diferentes dimensões, fato observado nos comportamentos apresentados pelas colaboradoras.

Sardá Jr. e Garcia (2012, p. 87) explicitam o quanto é importante "ensinar o paciente a enfrentar a dor, conscientizá-lo que é possível diminuir a intensidade da dor e trabalhar crenças e pensamentos que contribuam para a incapacidade física e o sofrimento".

É importante conhecer, então, outras histórias de mulheres que lutam diariamente para vencer a dor e controlar seus efeitos na saúde física, psíquica e emocional.

ANOTAÇÕES

9

DANIELE

> *Diante de um paciente com dor é preciso pesquisar do que fala esta dor, e o que é que ela cala.*
>
> Miceli (2002)

9.1 OUTRAS HISTÓRIAS DE VIDA IMPORTANTES E SIGNIFICATIVAS COMO AS HISTÓRIAS DE...

Regina, Maria, Lucia, Luciana, Amanda, Antonia, Aline, Bárbara, Helena, Sofia, Líliam, Denise, Fernanda, Manuela, Silvana, Karina, Valquíria, Silvia, Alice, Julia e Joyce, narradas por elas e carregadas de emoções e sentimentos fortes e dolorosos expressos e não expressos em suas histórias.

Daniele, 62 anos, aposentada, com artrite reumatoide, casada, três filhos, três netos.

Daniele expõe sobre como se sente diante da experiência dolorosa.

> *Só mesmo quem vive o dia a dia sentindo dor é que sabe o grande sofrimento que traz para a pessoa. A tristeza é muito grande, você não consegue realizar todos os planos que idealiza para aquele dia, tem dias que você não consegue fazer as mínimas coisas do dia a dia. Você sempre acorda com dor, o dia que acorda sem dor, tem que ser comemorado com muita oração de gratidão a Deus porque se não fosse a fé neste Deus maravilhoso a vida não teria mais sentido e nem razão de ser. A vergonha da família é muito grande, porque você está todo tempo reclamando de dor, acreditamos que as pessoas já nem ligam mais. Não é fácil viver com dor.*
>
> *Não é fácil conviver com dores o tempo todo, fazer todo tipo de exame, consultar vários médicos, tomar uma dezena de medicamentos e não conseguir descobrir o motivo das mesmas, O mais chato de tudo é que você fica visado pelas pessoas, como se só soubesse se queixar, que nunca está tudo bem.*

Uma dor que as pessoas não conseguem ver o motivo, pois você não apresenta um ferimento, uma fratura, nada, então é muito complicado. A dor perturba tanto que você não sente mais prazer nas menores coisas da vida, como ir à praia, fazer compras e etc. A família, acredito eu, já não sabe mais nem o que dizer.

A vergonha de estar sempre dizendo que está com dor, faz com que nos fechemos numa concha e já não tenha mais vontade de falar nada pra ninguém. A tristeza vem, choro sozinha e a angústia também por não conseguir resolver o problema, e o mais difícil de tudo é a vontade de desistir de procurar o tratamento e deixar tudo correr até onde não aguentar mais. Já estou totalmente sem coragem de dizer pra quem quer que seja que estou com dor neste momento. Procuro me distrair, mas a dor é mais forte do que tudo.

Estou tentando pela última vez o tratamento, caso não consiga vou ter que levar a vida nestas condições não sei até quando. Embora receba suporte social e familiar, principalmente do meu esposo, fica difícil lidar com a dor, por conta dos pensamentos e sentimentos tão presentes na minha vida. Pensamentos que trazem ansiedade, tristeza e até depressão por não conseguir dar conta da minha própria vida como antes.

Sempre penso se todas essas dores teriam a ver com uma infância complicada, a relação dos meus pais, bastante tumultuada, uma história de abandono e traição. Falta de alimentos, de dinheiro para as coisas mais simples do dia-a-dia. Hoje, eu tenho tudo que preciso para ter uma vida feliz com minha família e posso afirmar com certeza que realmente sou feliz. Nada me falta materialmente! Faço tratamento médico, sou amada pela família, por minhas filhas e marido. Tenho uma ótima condição socioeconômica, uma relação com Deus sempre muito boa. Tenho tudo o que preciso nesta vida.

Então eu me pergunto: o que me falta? Será que alguma coisa dentro de mim, que me deixa preocupada a ponto de adoecer e não ter nem mesmo um diagnóstico em relação às dores em minhas pernas, a confirmação da artrite reumatoide, podem de repente estar afetando o meu emocional? Mas o que? Será que preciso fazer terapia, cuidar do meu lado emocional mesmo? Sempre pensei que a terapia fosse para pessoas e situações muito específicas, mas agora, estou disposta a tentar, como mais uma estratégia para lidar com a minha dor.

Sei que essas dores sempre farão parte da minha vida, sinto isso, que nada poderá modificá-la. Penso que será que não fiz ou fiz algo que não deveria fazer na minha vida. Não tenho lidado bem com isso, essa é a grande verdade da minha vida e do meu adoecimento com a dor. Sinto uma ansiedade muito grande, medo de ser abandonada pela família, de não dar conta de lidar com ela.

Sou uma pessoa muito fechada, não sorrio muito, não me abro, não costumo falar sobre as minhas dificuldades, nem mesmo as de saúde. Com muita frequência, estou sempre preparada para o que posso sentir em termos de dor. Nunca tive oportunidade de falar sobre mim mesma, como o que estou pensando, sentindo... Não sei se gostaria de fazer isso, mas como se faz? É muita exposição e eu não sou uma pessoa que se expõe com tanta facilidade. Não consigo me ver fazendo terapia.

Sempre fico com raiva e muita frustração por não conseguir ter uma saúde melhor. Acho que perdi a esperança de que dias melhores virão, não consigo ter essa percepção. É um sentimento de desesperança, de impotência diante de um fato já consumado. Vou ter dor o resto da minha vida... Que tipo de pessoa eu serei? Agora, não estou servindo para mais nada, não consigo mais trabalhar, serei uma pessoa com uma vida inútil, com limitações, quem vai querer ficar perto de mim. Ninguém! Os amigos, a família, todos vão cansar de mim e da minha dor. Vão me abandonar, me rejeitar. Não sei!

Luto com as minhas dores todos os dias, há tanto tempo que já nem sei quando tudo começou. Para quem sempre teve uma vida ativa, sempre trabalhei, desde muito nova, dezoito anos de idade quando eu comecei e agora não posso fazer mais nada... É difícil aceitar isso. Acho que nunca vou aceitar... Não tem como aceitar isso. É uma mudança dolorida e difícil de aceitar.

Todo tempo pensamentos ruins vêm a minha mente. Pensamentos sobre como seria bom não ter dor, não sofrer mais, ter descanso e alívio. Mas logo me refugio na religião, em Deus, só Ele pode acalmar meu coração e a minha mente nesses momentos tão difíceis da minha vida, quando tudo piora e a chance de melhorar é nenhuma.

Como forma de enfrentamento, **Daniele** coloca-se nas mãos de Deus e na religião como seu lugar de refúgio. Sua dor é tão antiga que já não lembra quando tudo começou. Ela não fala sobre o que sente, nem mesmo o que pensa para seus familiares. Parece estar repleta de sentimentos e pensamentos disfuncionais que não compreende, por isso cala-se diante do que não entende. O silêncio revela o que não é dito no desamparo da dor.

De acordo com Thompson (1992, p. 204-205), é importante pensar a respeito do que é narrado, mas também reafirma a validade do que "vamos poder compreender [...] daquilo que não é dito".

Para esse estudioso do tema *história de vida*: "A lição mais importante é aprender a estar atento aquilo que não está sendo dito, e a considerar o que significam os silêncios. A maioria das pessoas conservam lembranças que, quando recuperadas, liberam sentimentos poderosos." (THOMPSON, 1992, p. 204-205).

Assim demonstram também essas outras histórias de vida aqui contadas de forma resumida:

- Regina, 48 anos, fibromialgia e ATM (Articulação Temporomandibular), casada, três filhos:

> *Não sei se é uma doença, uma síndrome, mas com ela vem a depressão, limitação de atividades, dificuldade de compreensão das pessoas que estão ao seu redor, as relações com a família, casamento, trabalho, são bem complicados. Acabo sempre me sentindo em débito por não poder cumprir o programado. Tenho a tendência de sabotar atividades por medo de dar errado.*
>
> *Outra questão que também tenho certeza que contribui são as alterações hormonais agravadas e muito, agora, porque devo estar entrando na menopausa, as dores parecem ser amplificadas, um horror! E o emocional vai junto. O aumento de peso, nossa autoestima são bem afetadas, causados pelos medicamentos e pela ansiedade.*
>
> *Hoje tento controlar essa ansiedade com práticas de yoga, autoconhecimento e com ajuda da espiritualidade, tento de diversas formas entender, compreender e lidar com a melhor forma para ter uma melhor qualidade de vida. Não é um caminho fácil, muitas vezes você passa por Maria fricoteira.*
>
> *Uma questão que eu acho que é muito importante é a questão dos custos dos tratamentos, os melhores médicos só trabalham em clínicas e hospitais particulares com consultas caras e com equipes que envolvem também profissionais diferenciados. Você tem que ter um médico que rege a orquestra, precisa estar em contato com este médico periodicamente e isso não é nada barato.*

Regina descreve as atividades que utiliza como forma de enfrentamento na busca da qualidade de vida, apesar da dor e da doença, e ressalta a importância de recursos financeiros necessários para a utilização dessas modalidades de cuidados. Destaca o papel das mudanças hormonais no corpo que exacerbam sua dor e diminuem sua autoestima, bem como relata o quanto sente por ter sua dor desacreditada e questionada em seus sentimentos. Revela, ainda, que sabota a si mesma, um comportamento contraditório, baseado no medo de que nada vai dar certo, embora invista na melhora.

Assim Regina atua diante da dor.

- Maria, 55 anos, osteoartrose e bursite, casada, três filhos:

> *O sentimento da dor, de estar com dor, é um sentimento de desânimo, uma sensação estranha porque a gente não sabe como as pessoas veem. Parece que a gente não está sentindo nada, porque a dor, ninguém vê. As pessoas às vezes perguntam: nossa, tem dor e não está inchado, não está isso, não está aquilo.*
>
> *A sensação é que as pessoas não acreditam na dor. Só acreditam quando estou me arrastando, se tiver mancando ou uma parte inchada, aí a pessoa diz: se está ruim porque está inchado. Então é assim, quando a pessoa vê o problema ela tem dó da gente, aí a gente não gosta porque fica se sentindo a coitada.*
>
> *Então é uma sensação muito ruim, essa sensação de dor e o que passa pela minha cabeça é que eu não devia estar desse jeito, porque minha mãe que tem oitenta e cinco anos tem dor só numa junta, e eu tenho quase em todas as juntas é difícil eu saber o único lugar que não dói em mim que é a cabeça.*
>
> *Então é a sensação, o coração fica triste porque a dor deixa a gente triste, você não sabe como é ela, a sensação parece que a gente diminui, parece que vai encolhendo, a sensação da dor é essa.*

Maria pontua o quanto a dor desequilibra sua vida emocional, física e também familiar. Mostra como se sente quando as pessoas em seu entorno duvidam da existência de uma dor que não é vista, diferentemente de um braço quebrado, que todos podem ver de fato. O sofrimento de Maria é traduzido por meio de sentimentos de tristeza, da falta de validação do que sente e pensa e por perceber-se menor que sua dor, que a cada dia parece agigantar-se diante dela.

- Lucia, 53 anos, fibromialgia, hérnia de disco, tendinite e bursite, divorciada, quatro filhos:

> *Viver com dor crônica é ter limites para muitas coisas, para cuidar dos filhos, brincar, se divertir, sentir que existem limites no trabalho. Eu não me vejo assim numa terceira idade sofrendo com tantas dores, poder estudar, ter uma nova profissão, todos os meus sonhos se realizando, mas não me vejo mais sem dor.*
>
> *E assim eu acho que eu vivi todos esses anos, acreditando que isso um dia iria terminar e que eu ia conseguir vencer as barreiras da dor e conseguir outros objetivos, como estudar, que eu tive que parar, eu tive que ver que às vezes eu tinha até certa hora do dia uma*

capacidade de conseguir fazer as coisas com muita naturalidade, e depois chegava um certo tempo eu tinha que parar.

Para **Lucia**, dor é sinônimo de perda, de incapacidade. Perda de sonhos, de desejos, de projetos de vida, da capacidade de realização, enfim, a perda de ser quem sempre desejou ser. Parece reconhecer que sua vida nunca mais será a mesma, envolvida que está com a extensão e a profundidade da sua dor.

- Luciana, 62 anos, artrose cervical, hérnia discal e fibromialgia, casada, três filhos:

    Estou cansada de lidar com a minha dor. Já pensei em fugir, mas não dá, tenho que voltar para casa. Esses sentimentos e esses pensamentos aumentam muito com a dor. Nunca pensei em morrer, amo viver. Minha sexualidade acabou há quatorze anos. Ele (marido) poderia pelo menos me tocar, pegar nos meus cabelos, eu gostaria disso! Nunca me abraça. As dores tiram o prazer de viver, estou cansada de lidar com a minha dor. As pessoas se afastam. Falo para os meus filhos que se um dia eu sair de casa e não voltar para eles não ficarem tristes. Sinto tristeza, tenho mágoas.

    A dor traz muitas mudanças na vida. Quando me sinto melhor quero fazer de tudo e ai elas me derrubam. Quando eu estou com dor eu fico pensando como eu vou tocar a vida. Tenho raiva do meu marido, de mim não só da dor, dessa coisa eu tenho. Sem a dor a gente suporta melhor as coisas. A dor é muito forte. Sem ela dá para viver melhor. Tem horas que eu penso que a minha vida é inútil, mais ai eu penso nos filhos, que me trazem felicidade com as dores. Já tive de andar de andador para chegar ao carro. A dor varia de oito a nove de intensidade.

    A frequência da minha dor é de três vezes ou mais com poucos intervalos e se tiver remédio. As dores tiram o prazer de viver. Sem ela você respira melhor, melhora o humor, tudo. Eu percebo que quando eu estou com dor, não respiro bem. Sem ela respiro melhor.

    Me sinto muito só. É um vazio que mesmo com o carinho, amores dos filhos, não consigo preencher. As pessoas às vezes se afastam e os filhos do pai. Falo para os meus filhos se um dia eu sair de casa e não voltar, para eles não ficarem tristes, cuidarem do pai. Eu sinto uma tristeza. Tenho mágoas (olhos cheios de lágrimas).

De acordo com a narrativa de **Luciana,** existe um vazio que só a dor consegue preencher. Sente-se inútil, triste, magoada, com alterações de humor. Talvez a dor a faça sentir-se invisível, daí sua vontade de desaparecer. Suas necessidades de afeto não são supridas mesmo com a demonstração de carinho evidenciada pelos filhos. Tem de lidar com a ausência do toque, do abraço do marido, e talvez, por tudo isso, a dor tire o prazer de viver.

- Amanda, 40 anos, fibromialgia, bursite, casada, dois filhos:

> Como viver com dor crônica? É não viver! Sorriso no rosto e por dentro desejando às vezes não acordar mais, que assim não sentiria mais dor. Sempre fomos eu e minha mãe para sustentar a casa, logo depois teve o meu padrasto que abusava de mim e fazia minha mãe me maltratar, até um ponto que ela me levou para morar com os tios em outro estado.
> Mas graças a Deus veio o remorso e ela me trouxe de volta. Minha mãe sofreu muito com meu pai que a espancava ao estar bêbado. Ela era amargurada, [...] então esquecia o sentimento amor. Devido a isso, ela não enxergava o mal que fazia a mim. Esse casamento veio a acabar e eu e minha mãe éramos mãe e pai das minhas irmãs. Com oito anos eu já trabalhava em lojas.
> Casei muito nova, tinha dezesseis anos e fui mãe com dezoito anos. Eu era muito exigente com meu marido, acho que isso o sufocava que o levou a ter outro relacionamento fora do casamento, tinha acabado de ter o segundo filho. Vivia triste, lutando por se livrar desse relacionamento. Estava muito frustrada por não ter conseguido formar a família que tanto desejei, na esperança de formar minha família diferente da que eu tive, mas os conflitos familiares continuaram no meu lar devido à vida que tive.
> Comecei inicialmente a beber para poder dormir [...] me enchendo de amargura e dor. Minha vontade era ter um quarto só meu, com chaves para que eu não precisasse sair dali. Ainda estou de pé porque encontrei força espiritual.
> Tenho desistido de alguns sonhos e objetivos por sentir que não vou terminar devido o ânimo e as dores constantes. Sou uma pessoa determinada e guerreira, pois sempre, mesmo com as dores trabalhei para me manter e dar o melhor para os meus filhos. Mas com estas dores, tenho me afastado um pouco dos meus objetivos maiores. Desde os quinze anos sinto dores. Enfim, devido a essas dores constantes já sofri muito com dores de cabeça, enxaqueca que adormecia todo o meu rosto e braço. Sinto muito peso no corpo, ando constantemente cansada.
> Comecei a fazer tratamento com antidepressivos, me enchendo de amargura, dor e tristeza. Tive problemas nos rins e quase morri. Acredito que esta doença veio através da tristeza. Assim vivo procurando força em Deus para continuar dia após dia.

Amanda narra uma história de abuso físico, psicológico e uma relação familiar conflituosa. Revela o quanto foi difícil ser criança vivendo situações e sentimentos de desamparo e abandono, queimando etapas de sua infância. Ela identifica o cansaço, as dores, o peso no corpo como frequentes companheiros de uma jornada dolorosa, na qual reforça seu desejo de dormir e não acordar, mas afirma que colocou sua força em Deus e que se mantém firme porque em Deus encontrou força espiritual, e Ele a sustém. Essa é sua estratégia para lidar com seu sofrimento e suas dores diversas.

- Antonia, 21 anos, cefaleia, solteira:

> *Era muito bom quando eu era criança e não sentia nenhuma dor. Comecei a ter dor no início da adolescência. Sempre que sinto essa dor, é muito difícil me concentrar e dá vontade de arrancar a cabeça fora e colocar outra no lugar, uma que nunca vai doer. O que me faz sentir melhor quando sinto dor é estar perto da minha mãe e minha tia. Já quis morrer, tentei morrer uma vez. Não sou totalmente feliz se não estou com os três, minha tia, minha mãe e minha cachorrinha perto de mim. Sinto dor praticamente o dia inteiro, quando durmo, é bom, pois a dor vai embora, mas quando acordo ela vem forte e latejante, é horrível.*
> *Uma vez quando estava viajando veio a maldita dor por uma semana. Mas nem nas férias essa dor vai embora. Seria bom se a dor tirasse férias por anos, milhões de anos, com certeza eu seria mais feliz. Se a dor fosse uma pessoa eu mataria sem pensar, duas vezes.*

Antonia, uma jovem de 21 anos, apresenta uma dor incapacitante que começou na adolescência. Ela revela seu desejo de querer morrer e expõe sua dificuldade de lidar com a dor, com a vida. Expressa que se a dor fosse uma pessoa, gostaria de matá-la ou que pudesse tirar férias por muitos anos, só assim poderia com certeza ser uma pessoa mais feliz. Deseja para si uma nova oportunidade de se sentir livre da dor e da incerteza que o adoecimento traz. Gostaria de ser outra pessoa representada por um desejo de afastar a dor de si, colocar uma nova cabeça, uma que não doa. Poder viver sua juventude. Enfim, ser outra pessoa!

- Aline, 73 anos, fibromialgia e osteoporose, solteira:

> Moro com minha irmã e sobrinha há vinte e dois anos. Quanto mais dor eu sinto, mais coisas eu faço. Eu não paro. Se eu parar de fazer as coisas, acabou. Tenho medo de ficar doente e com dor e ser cuidada pelos outros. Gosto de cuidar das pessoas, das sobrinhas, gosto de coisas bem feitas. Não dei conta de cuidar de mim sozinha, pagar aluguel e outras coisas. Não sei viver assim! Sempre tive que ajudar todo mundo, a família. Minha irmã diz: Você fala que está doente, as pessoas não acreditam qualquer coisa você diz que está doente. As pessoas não acreditam que estou com dor.
>
> Os exames muitas vezes não dão nada. Meu irmão morreu repentino, a morte dele foi uma tristeza muito grande. Não tem explicação quando bate a tristeza na gente. Tenho medo de morrer. Se eu parar, acho que eu morro.

Aline destaca os vários sentimentos presentes em sua vivência com a dor crônica e a presença de pensamento de morte parece ser um deles. Esses pensamentos sobre o morrer em decorrência da dor apresentam-se de modo frequente em mulheres com dor crônica. Sua narrativa revela que existe uma falta de validação do seu adoecimento e da sua dor diante da dúvida das pessoas em seu entorno, de seus familiares, que também podem estar adoecidos. Executar tarefas diárias parece ser a única certeza de **Aline** de que ainda é uma pessoa capaz e competente para continuar com a vida independentemente de como se sente e pensa.

- Bárbara, 43 anos, fibromialgia, solteira:

> Não consigo me lembrar de quando não sentia dores. Tenho a sensação que nasci com ela. Passei pelo constrangimento de pensarem que eu estava inventando a dor, fazendo charme ou fazendo o chamado corpo mole. Para mim, pior que a dor é a sensação de descrédito.
>
> Médicos com nenhum tato dão atenção. Um médico me disse assim: você tem duas opções, pode ficar reclamando da dor e se tornar uma vítima ou enfrentar de frente sabendo que não tem cura. Optei pela segunda. Encontrei um médico que teve a sensibilidade e boa vontade de me explicar exatamente o que era a tal fibromialgia, como ela ocorre, o que desencadeia, me fazendo entender exatamente o problema que eu tinha.

> Acabei criando uma defesa para lidar com isso, brinco que a dor já faz parte de mim e que talvez não saiba mais viver sem ela. Em resumo, meus dias são doloridos.

A falta de validação, a garantia da existência da dor e de seus efeitos na vida incomodam **Bárbara** na sua experiência dolorosa. Retrata em seu discurso o quanto o suporte profissional pode ser determinante para entender a doença e como comportar-se diante dela, ampliando suas estratégias de enfrentamento, tornando-as mais adequadas ao seu desenvolvimento emocional.

- Helena, 42 anos, fibromialgia e lombalgia, solteira, um filho:

> Com a morte do meu pai iniciou o processo de dor. Me tornei uma pessoa muito rígida, buscando a perfeição que não existe. Comecei a pensar em todas as minhas crises, o que estava acontecendo comigo, com a minha família, foi quando veio a dor pelo corpo inteiro.
> Fui percebendo que todos me veem até hoje como uma rocha, carrego todas as minhas angústias e aflições sozinha, somatizando no meu corpo, para não demonstrar fraqueza para todos.
> Uma sensação de medo imensa. Percebi que não estava em meu estado normal e que mesmo tomando os remédios, ainda tinha medo e dor, medo de lugares muito abertos. Veio o falecimento da minha avó, eu tive que assumir de novo toda a responsabilidade e ainda ver a partida dela, não pude em nenhum momento expor minha tristeza pela perda.
> Assumi tudo, preciso viver, mas sei que ela, a minha mãe, também precisa de mim. Luto para não achar que tenho culpa em algumas atitudes que tomo. Não faço mais uso de remédios controlados, estou tendo resultados surpreendentes.

Em sua narrativa, **Helena** indica que sua dor tem como pano de fundo as inúmeras perdas sofridas. Transmite sua aflição, sua sensação de medo e fobia relacionada a espaços abertos. Sua luta é constante para ser uma mulher forte e capaz de suprir as necessidades da família, mas as suas nem sempre supridas pelos outros ao seu redor ou por ela mesma, por se achar incompleta e impotente diante de sua condição de adoecimento.

- Sofia, 67 anos, fibromialgia, casada, cinco filhos:

    Antes de ter todas essas informações que tenho agora eu sofria muito. Às vezes em casa, me olhavam e diziam por que você não fez tal coisa? Eu respondia, eu estou com dor, de novo você com dor? Então passei a não falar mais, aprendi a sentir sem falar. Me sentia culpada, me punia, tudo o que acontecia de ruim pensava que era por minha causa.

    Me escondia da dor, me escondia de mim mesma. Muitas lágrimas caíram, sem apoio em casa. A pessoa que poderia me ajudar não posso contar, meu marido está doente e escolheu morrer. Depois de apanhar muito da vida e da dor consegui entrar em um grupo que me olhou de uma forma diferente, como ser humano.

    Hoje estou aos poucos me libertando, aprendi com a terapia e os tratamentos que faço. Estou me libertando desses altos e baixos e com outra visão da vida e da dor, me ensinando a lidar com a dor de uma forma diferente, embora essa dor seja terrível e qualquer pisão em falso ela te alerta. Arrumei uns anjos que estão conseguindo resgatar minha autoestima. Embora com dor me sinto uma pessoa muito melhor.

Sofia comenta sobre seus sentimentos ao entrar em um grupo no qual recebe suporte profissional e destaca a importância desse trabalho referindo o quanto tem aprendido, principalmente a cuidar de si mesma apesar dos problemas vividos com a família e com o marido doente, e reflete sobre sentimentos que nortearam sua vivência com a dor. Ela narra sobre sua autopunição, mas contrapõe com a libertação e reconhece o resgate de sua autoestima com o trabalho multiprofissional recebido.

- Líliam, 49 anos, bursite, fibromialgia e hérnia discal, divorciada, uma filha:

    A fibromialgia começa sempre pela minha cabeça e vai descendo. Eu já a reconheço. Tudo mudou na minha vida. Quando me separei não tive apoio da minha família, passei por vários traumas com a família, perdi minha mãe, meu irmão e uma irmã com câncer de pulmão e estômago. Só estou mais em contato com duas irmãs, ambas têm câncer de mama e tireoide.

    Eu sou muito carente, tento não ser, mas acho que sempre fui, desde criança, tenho depressão. Meus relacionamentos não foram muito bons. Fui casada dezesseis anos e foi uma maravilha, ele traiu, me judiou muito, me maltratou com palavras e as dores ficaram muito intensas, quando eu pedia que ele me ajudasse ele dizia que não era

> médico, queria que eu aceitasse a situação, a namorada. Eu não permiti, ele não queria ser casado, queria ser livre. Acho que não perdoei. Com a minha filha relevei muita coisa em nome dessa dor e dessa relação, eu quero suprir as necessidades dela, mas quem supre as minhas necessidades? Vivo muito sozinha, só tive uma experiência sexual depois da minha separação. A dor mudou minha vida, ela traz sentimentos de chateação, limitação, angústia, ansiedade.

Líliam apresenta as mudanças ocorridas em sua vida com a chegada da dor, com os traumas experimentados e por situações de perda e luto diversas. Relaciona sua carência com a infância e com a depressão. Identifica que a dor estava relacionada com conflitos vivenciados no casamento e amplia esse sofrimento ao relembrar da provável falta de perdão e de não se sentir amada, um desejo de pertencimento inerente ao ser humano. Fala de solidão, de separação e desamparo e da necessidade de elaborar sua angústia tão presente que a limita diante da vida.

- Denise, 79 anos, artrose na coluna e diabete, viúva, um filho, uma neta, 11 irmãos:

> Quando eu estou com dor eu fico triste, cansada. Eu tenho pensado muito em coisas que não agradam, não é sonho, é pesadelo mesmo, ando com medo e assustada. De vez em quando eu tenho medo de morrer, peço a Deus que eu quero dormir e não acordar. Eu acho que seria bom morrer assim, não quero ficar sofrendo.
> Na terapia eu fiquei bem melhor, me ajudou a lidar com a dor, andava segurando na parede. Eu me acostumei com a dor. A terapeuta falou muitas coisas sobre como me comportar diante da dor, como viver com ela. Mas é difícil lembrar de tudo o que ela me ensinou. Não sei se é por causa do sono. Tenho muita insônia, todos os dias. Levanto mais cansada do que quando me deitei.
> Fiquei muito deprimida, sem ânimo e sem coragem. Eu ficava sempre pensando que eu tinha que levantar e fazer alguma coisa. Eu fazia essa 'coisa' e voltava para a cama de novo. Eu não fazia era nada! Me mexer era muito complicado, tudo doía. Eu só queria mesmo era ficar na minha cama. Estou aqui e sentindo dor. Não estou conseguindo nem mesmo ficar sentada porque dói, dói muito mesmo. Para aliviar a dor, esquecer um pouco, eu faço crochê, me ajuda a passar o tempo e parar de olhar para a dor que eu sinto.
> Sou viúva há trinta e cinco anos, namorei, mas nunca quis me casar de novo. Meu marido era uma benção, achei que não seria igual.

> *Ando com medo e assustada, com tremedeira. Às vezes não consigo nem colocar o garfo na boca. Ando esquecida.*
> *De vez em quando eu tenho medo de morrer. Peço a Deus que eu quero dormir e não acordar. Eu acho que seria bom morrer assim. Não quero ficar pior, sofrendo. A depressão é minha antiga amiga e companheira (sorriu com muita tristeza). Tinha problemas de memória, me perdia no ônibus, na rua e não conseguia voltar para casa. Era uma sensação muito ruim. Pensava se eu estava ficando louca. Isso ainda acontece comigo.*
> *Acho que terminou não é? Estou muito cansada e com dor. Está doendo muito nesse momento.*

Denise apresenta em seu discurso sofrido sua relação com a dor e suas estratégias de enfrentamento. Comenta sobre seus sentimentos de medo, tristeza e angústia, transmitindo um grande desamparo em seu relato. Não compreende o quanto sua dor e seu sofrimento comprometem também seu estado emocional. Parece comportar-se diante da dor como se esta fosse sua "doce e constante companheira", como diz Manuel Bandeira em seu soneto (1906), ao afirmar que a depressão é sua antiga amiga e companheira.

Talvez para fugir ou evitar o desconforto, os sentimentos e os pensamentos tão disfuncionais, coloca seu desejo de dormir e não mais acordar. Afinal, seria bom poder morrer assim, sem sentir e sem sofrer.

- Fernanda, 54 anos, fibromialgia, casada, dois filhos:

> *Viver com dor é muitas vezes ser desacreditada, é ser considerada preguiçosa. Já passei por muitas coisas com meus irmãos, eu era Maria das dores e tinha que me virar sozinha. Tive que parar muitas coisas e meu marido também para me acompanhar.*
> *Hoje as dores não me derrubam tanto como antes, aprendi a viver com ela, passar todo tempo fazendo o que dá, pois antes isso me derrubava. Amo muito ele, estamos casados há trinta e um anos, mas sexualmente fiquei sem desejo, já passamos por muitas coisas juntos, na família, com doença e continuamos juntos. Com meus filhos tenho uma compreensão intensa.*

Um comentário significativo feito pelas mulheres neste estudo foi sobre ter sua dor desacreditada, como também afirma **Fernanda** em sua triste jornada com a fibromialgia. Em sua percepção, traz um aspecto importante com relação à sexualidade ou à falta de desejo que compromete a intimidade do casal. Surge, então, uma questão importante: como tocar e se permitir ser tocada quando todo o seu corpo dói?

Como identificado em outras colaboradoras, parece existir um medo frequente de que essas relações se deteriorem e que os casamentos acabem, que a solidão, o desamparo e o isolamento se perpetuem. Parece que a vida parou para que a família pudesse observar e viver a dor da mãe em toda a sua extensão e ainda assim permanecer juntos.

- Manuela, 55 anos, deslocamento de vértebras no parto, divorciada, dois filhos:

> *Tenho dor há trinta anos, pós-movimentação de um parto. Sempre ouvi que eu tinha que me acostumar, me adaptar à dor até a morte. Conheci a equipe de dor e posso ter vida social, sexual, tranquila, mais alegre, consigo viajar ou dirigir sem travar.*
> *Se no passado eu tivesse essa orientação não teria sofrido tanto. A perda do meu filho, teve câncer, ficou tratando por dois anos e se preparando para sua partida, para mim foi ontem, lembro de cada detalhe. Uma mãe que me acusa que eu matei meu filho que não fiz nada por ele, no inicio me enlouqueceu.*
> *Procuro hoje viver, sei que posso ficar com depressão total, não permito pessoas negativas me influenciando, meu marido que era alcoólatra dizia que bebia por minha causa. Quando não gosto do assunto me desligo ou saio para outro lado.*

Manuela relaciona sua condição de bem-estar ao que aprendeu no grupo de dor, modalidade de atendimento às pessoas com dores crônicas, composta por equipe multidisciplinar como parte integrante do seu tratamento, embora tenha vivido situações de perda como a morte do filho, a relação conturbada com a mãe e o marido. Aprendeu a lidar com suas emoções e a desenvolver estratégias de enfrentamento para uma vida mais feliz e plena, mesmo com a presença da dor e as dificuldades trazidas por ela. Descobriu que, independentemente da dor, pode ser feliz e aproveitar a vida.

- Silvana, 45 anos, cefaleia, solteira, um filho:

> *Traz muito incômodo, para trabalhar não tenho condições. Preciso ficar em quarto escuro, sem pessoas ao redor, pois até as vozes incomodam muito, acaba ficando isolada, escrava da doença crônica.*

> *Muitas vezes percebo que problemas emocionais acabam colaborando para as crises.*
> *Tem vezes que a dor é tão grande que fico até com medo de ter alguma coisa mais séria, mesmo sem querer um sentimento de tristeza, angústias, desesperança, parecem que as coisas ruins só acontecem comigo, principalmente quando tenho que ficar em um quarto escuro sozinha, me dá um sentimento de que alguém me abandonou. Espero que um dia essa dor acabe, tenho esperança.*

O sentimento frequente de que a dor termine e o desejo sempre presente de se livrar de todos os incômodos trazidos por ela levam **Silvana** ao afastamento das pessoas, da família, ao isolamento social. Deseja apenas o silêncio para sua cabeça e seu coração. Sentimentos de desesperança e de impotência que a levam a sentir-se abandonada e separada das pessoas. Como ter esperança quando se está em um quarto escuro e sozinha? Entre outras comorbidades, é isto o que a dor traz para as mulheres muitas vezes: escuridão e solidão.

- Karina, 62 anos, artrose, fibromialgia, hérnia de disco, solteira:

> *A primeira coisa que eu sinto é muita tristeza. As pessoas dizem que eu exagero com minha dor, que não estou sentindo toda essa dor que estou sentindo, às vezes penso que a dor é física sim, mas existe um componente emocional, não acredito que a dor seja invenção da minha cabeça. A dor do meu ombro, eu carregava minha mãe, esse esforço mexeu com a minha cabeça e com o meu ombro, comecei a sentir dor. Depois minha tia com câncer, o mesmo esforço.*
> *Perdi meu irmão, minha mãe, um primo próximo, um tio, duas irmãs, é uma família de perdas, penso que daqui a um tempo não vou mais poder morar sozinha, são vários medos, não era para ter esses medos com a minha idade. Penso que não posso ter raiva porque se sentir raiva vou ter mais dor.*
> *Tenho suporte familiar e social bom, tive paixões, mas hoje minha sexualidade é nula, tenho muitos problemas com a sexualidade, é trabalhado em terapia, venci muitas barreiras na terapia como o medo de não andar mais, de morrer. Não tenho persistência nas coisas e fujo muito do que é novo, justifico tudo com a dor, sinto que é uma desistência. As perdas são um fantasma.*

Importante é pensar o quanto as histórias de vida podem contribuir para o surgimento de impactos significativos no dia a dia daqueles que vivem experiências de doenças, abandono e medo, como um fantasma sempre presente, abalando a integridade do corpo e também da mente. **Karina** expressa sentimentos até então represados dentro de si como forma de libertação da dor sentida quando fala de sua intimidade, do medo de estar doente e morrer, da perda da sua autonomia e da falta de um amor.

- Silvia, 34 anos, fibromialgia, solteira:

   É muito ruim, pois as pessoas que convivem comigo acham que é frescura; muitas vezes dizem que como pode uma pessoa nova viver com dor o tempo todo, por isso não digo quando estou com dor, para que assim não fiquem me julgando.
   As pessoas começam a falar que temos dor porque queremos, pois não tomamos remédios, não melhora a dor. Não durmo direito, acordo cansada, na maior parte dos dias acordo sem dor, mas em pouco tempo e do nada a dor vem e não costumo tomar remédio para a dor pois não resolve nada. Sempre acordo de bom humor, porém cansada muitas vezes.

O medo do julgamento do outro e a falta de validação da existência de algo no corpo que incomoda e perturba trazem consigo o silêncio. No silêncio está o desejo de não se expor para não colocar em dúvida o que sente na alma, que vai além do que existe no físico, além da idade e do cansaço tão presente. Viver com dor crônica é difícil, ruim e incapacitante para muitas pessoas porque é real, existe e não deve ser julgado ou colocado em dúvida. Parece que as pessoas não escolhem, mas são escolhidas por ela.

- Alice, 21 anos, cefaleia, casada, sem filhos:

   Fui diagnosticada com enxaqueca crônica hereditária, meu pai e outros parentes também sofrem disso. A dor era tão forte que eu não conseguia falar e muito menos ouvir nada, ninguém, qualquer indício de nervoso ou ansiedade a dor vem com tudo, aprendi a conviver com ela.
   Percebi que muitas das minhas dores se davam ao fato do relacionamento difícil que eu tinha com os meus pais em situação de nervoso. Às vezes até não falava porque parecia que eu estava inventando, aquela dor nunca parava. Ter dor crônica é horrível, priva a vida social, confesso que hoje tenho menos crises, tenho cuidado da minha vida emocional.

Alice percebe a importância do cuidado, não apenas medicamentoso, mas principalmente o cuidar das emoções tão latentes na pessoa com dor. Identifica que questões emocionais são provocadoras de dor, como a difícil relação com os pais. A dor de Alice é hereditária e muitas vezes a mantém em silêncio. Priva-se do contato com outros para não ouvir sobre a inexistência da sua dor e do sofrimento. Ela confirma a importância do cuidado com a vida emocional para sentir-se bem.

- Julia, 50 anos, fibromialgia, casada, dois filhos:

> *Sou funcionária pública, antes da dor crônica minha vida era normal, minhas dores começaram quando fui transferida de posto, é longe de casa, muita subida, comecei a sentir muitas dores nos joelhos, foi devido a essas dores que veio esse diagnóstico de fibromialgia. Depois que veio esse diagnóstico fiquei bem, foi importante saber o que eu tenho, tive que me readequar, saber conviver com as dores, pois não tem cura ainda.*
> *Quando me levanto tenho vontade de arrancar as pernas. Os meus filhos me ajudam, mas fazem o que podem, meu esposo tenta compreender, mas é difícil. Quando começa a doer deito na minha cama e durmo para não sentir dor.*

É importante reconhecer que as insatisfações da vida podem ser facilitadores para o sofrimento e a dor. Nomeá-los e saber de onde vêm parece acalmar um pouco as angústias do coração. Para **Julia**, foi importante identificá-los, saber que sua dor tinha um nome. Destaca a importância da família em compreender e aceitar os ajustes necessários à convivência diária, já que a vida muda e é preciso se adequar, saber conviver ou então desejar dormir para não sentir dor.

- Joyce, 20 anos, cefaleia, solteira:

> *Viver com dor torna a vida mais difícil e sem cor. Às vezes parece que não vou dar conta, quando me aparece uma crise ou que me esqueço como é viver sem dor. Sei que ainda não sou uma pessoa sem esperança pois não se trata de risco de vida apenas de adaptação a ela, tenho recursos médicos e apoio familiar para me tratar, curar, eu não sei.*
> *Nos momentos de crise o mundo a minha volta perde o sentido e meu único pensamento é se vou suportar a dor e o que devo fazer para tirá-la de dentro de mim.*

Joyce traduz a experiência de como é viver com dor crônica, como a vida se transforma em algo difícil de suportar, tornando-se sem brilho e sem cor, em que não há sequer a lembrança de um tempo de como foi estar sem dor. Em sua juventude, seus sentimentos e pensamentos parecem estar contidos em seu desejo de fugir dessa dor, tirá-la de dentro de si mesma para que a vida possa fazer sentido, resgatando sua integridade e, enfim, vivê-la em sua plenitude, como todo jovem que sonha e planeja seu futuro.

Depois de conhecer essas histórias de vida carregadas de emoções tão conflitantes, há uma questão que é compreender como essas mulheres enfrentam essa luta constante na convivência com a dor, com a angústia, com a perda da saúde e com todas as mudanças trazidas pelo adoecer, ou mesmo quais respostas emocionais são dadas diante do que não conseguem controlar.

10

LUIZA

> *A dor, às vezes considerada mais terrível para a humanidade do que a própria morte, é capaz de destruir a qualidade de vida, corroer a vontade de viver e mesmo levar a pessoa ao suicídio, por meio de formas mais trágicas ou pela morte assistida, como temos visto acontecer. [...] A experiência excruciante da dor pode fazer a diferença entre a vida e a morte.*
>
> Guimarães (1999)

10.1 RESPOSTAS EMOCIONAIS DIANTE DA DOR CRÔNICA

10.1.1 As 33 respostas...

De Luiza, Regina, Sandra, Maria, Lucia, Rosa, Luciana, Amanda, Antonia, Aline, Bárbara, Helena, Diana, Daniele, Larissa, Paula, Sofia, Marília, Lílian, Denise, Joana, Fernanda, Manuela, Silvana, Karina, Valquíria, Silvia, Olívia, Alice, Julia, Joyce, Melissa e Janice.

Luiza, uma professora de 47 anos, com diagnóstico de fibromialgia e artrite reumatoide.

Luiza descreve sua história e sua percepção sobre a dor como sua amiga e companheira.

> *Viver com dor crônica é como viver com sua melhor amiga e também viver com sua pior inimiga. Meu nome é Luiza, tenho quarenta e sete anos de idade e mais de dez anos de dor. Há três anos eu fui diagnosticada com fibromialgia e artrite reumatoide.*
> *No começo, eu tive que fazer vários exames, ressonância magnética e ressonância funcional. Fui a vários e diferentes especialistas, reumatologista, hematologista, clínico geral, psiquiatra, psicólogo e então finalmente, eu fui diagnosticada. O dia do meu diagnóstico foi um dos dias mais felizes da minha vida, porque assim conheci minhas melhores e piores amigas, a fibromialgia e a artrite. Tive sus-*

peita de ter lúpus por três vezes. O diagnóstico não é fácil! Eu não queria mais fazer exames, tomar remédios, nada, estava cansada! Eu sei quando estou com uma ou com a outra. A fibromialgia dói por todo o corpo, me sinto como se não estivesse em mim, muita fadiga, cansaço, mesmo que eu não esteja fazendo nada. Falta de paciência e após uns três dias vem a crise de depressão. Quando é a artrite, eu fico toda inchada, dói nas minhas articulações. Minha memória é muito, muito ruim, tenho muita dor de cabeça também.

Fobia, várias, de altura, medo, preocupação exagerada, principalmente com as crianças, sempre penso que alguma coisa vai acontecer com elas, nervoso e ansiedade, estresse físico e emocional também.

Quando eu passei pela psicóloga e contei tudo o que estava sentindo, ela fez uma pergunta: você já foi abusada? Eu disse que não e ela não insistiu, me encaminhou para o psiquiatra. Ele fez a mesma pergunta: Você já foi abusada? Me passou uma medicação para a ansiedade que é muito forte e para a depressão por conta talvez de passar dias sem conseguir dormir, com fadiga. Tenho medo, nervoso, um suor muito intenso nas mãos quando fico nervosa, chega a pingar.

Continuei indo à psicóloga por algumas sessões e uma noite, acordei de repente e havia me lembrado de tudo o que havia acontecido, eu sofri abuso sexual do meu pai dos seis aos onze anos de idade. Como eu pude esquecer isto? Eu falei para a psicóloga e para o psiquiatra que eu não queria enganá-los. Eles me disseram que sabiam disso.

Procurei achar motivo, razão, melhor forma de tirar a culpa, então procurei pessoas em quem eu tinha confiança para contar o que havia acontecido comigo. Nunca me coloquei no lugar de vítima. Contei prá poder tirar de dentro de mim. Isso poderia acabar com a minha família.

Sinto tristeza algumas vezes. Um dia, recente ouvi um programa no rádio do carro que era pra contar sobre o que havia aprendido com o pai, tive uma grande crise de choro e de muita tristeza porque eu não tinha nada de bom pra contar. Não havia aprendido nada de bom, só coisas ruins. Ele devia me proteger e cuidar de mim e ele não fez isso (silêncio).

A família é determinante para que possamos suportar com mais coragem essas experiências tão dolorosas, mas nem sempre é assim, às vezes eles nos faltam quando mais precisamos ou nos machucam quando não podemos nos defender.

O meu medo, não tenho medo de tentar coisas, de trabalhar. Tenho medo de brigas, de destruir alguma coisa, de vento. Penso que se acontecer alguma coisa, as crianças não conseguirão se salvar. Tudo relacionado às crianças.

Às vezes eu sinto raiva, eu penso se estas dores que eu tenho não têm a ver com tudo o que passei na minha vida quando criança. Aprendi a conviver, a ter que aceitar a minha dor. Não deixo que essa coisa me controle, falo sempre tudo o que eu estou sentindo, mas penso se não vou magoar, penso sempre antes de falar, tem a família.

Eu tenho dor e sofrimento, tudo junto. O sofrimento é permanente, não termina, desenvolvo mecanismos pra lidar com ele, a dor é mais o momento, ela vai e volta. Elas deixam sem condições de reagir, medo. Ou você aprende a conviver com ela ou a sua vida será miserável, não faz amigos, não trabalha. Você decide o que quer pra sua vida, porque a dor você sempre terá, ela é crônica.

Agora que eu já sei os nomes delas, fibromialgia e artrite reumatoide! A nossa história de amor e ódio começou há muitos anos atrás. Não lembro exatamente o tempo, mas lembro de momentos que passamos juntas. Costumo dizer que a fibromialgia é minha melhor amiga, porque ela está sempre perto de mim. Não importa aonde eu vou, ela me segue. Sinto-a no meu corpo, na minha pele, no meu pensar, na minha vida. Esta sempre lá! Acompanha-me todo dia. Também digo que é minha pior amiga, porque não posso me livrar dela um só momento. De repente, você aprende a viver com ela.

Por mais de dez anos, tenho lutado com minha dor. Com ela, eu tenho dias ruins e dias péssimos. Sem ela não sei viver, porque já é parte de mim. Sinto que meu corpo pertence a ela e não a mim. Quando ela quer, ela dói sem parar. Quando eu quero? Meu corpo já não me escuta, já não me entende. Eu tenho dias e noites de completa comunhão com ela, quando a aceito e a deixo respirar por mim. Às vezes, luto contra ela, mas perco, porque ela me exaure! Nossos dias são inesquecíveis!

Lembro um dia quando estava dirigindo para o trabalho. Ela chegou! Disfarçada, caminhando devagar. Pulsando nos meus nervos e nos meus músculos tão sorrateira, que eu pensei que era somente o cansaço do trabalho, ou o balançar do carro em movimento. Não era! Comecei a reconhecê-la quando lentamente senti minhas mãos molhadas de suor. Minha respiração estava rápida. Ela corria em mim. Podia senti-la navegar em meu corpo, como se estivesse controlando minha vida. E ela estava! Parei o carro e a deixei terminar sua missão. E ela sorrateira, andava em mim, explorando cada músculo, cada ligamento, cada nervo. Ela então? Decidiu ficar. E eu, aceitando como sempre, continuei minha viagem.

Às vezes falo comigo mesma para tentar entender porque ela me escolheu. Sei que não fiz nada para merecê-la, mas ela não quer saber. Como uma boa amiga, ela não me deixa, nunca me abandona. Às vezes penso que eu a mimo porque a aceito e a chamo de melhor amiga, mas o que fazer? Ela não me deixa! Tento pelo menos conviver bem com ela ou do contrário, passarei de dias ruins para dias péssimos de convivência. Posso chamar o dia do episódio no carro que descrevi antes, como um dia ruim. Um dia ou uma noite péssima, nem se compara com aquilo.

Quando eu falo que a aceito estou me referindo no sentido da convivência, não tem jeito, não posso evitar. Vou continuar fazendo minhas coisas e tendo dor. Já senti solidão e desamparo no passado, hoje não sinto mais. Recebo suporte familiar, mas tenho uma necessidade muito grande de perguntar ao meu marido... Você me ama? Pergunto isto com frequência. Eu preciso desse conforto de ouvi-lo dizer que me ama. Várias vezes.

Sinto-me desesperançada. Quero ver tudo se acabar, não precisar mais tomar remédio, não me sentir invadida pela dor, ter um dia tranquilo, sem dor alguma! Tenho esperança que as dores vão embora. Se eu perder, eu não irei me tratar mais. Que eu não precise de remédios (sorriso). Seria muito bom! Mas quer saber a verdade? Com relação à fibromialgia, o que ela representa pra mim, o que acontece entre nós?

Tenho tido noites inesquecíveis com ela. Com minha grande amiga, fibromialgia. Ela chega quase toda noite, e sem me avisar, entra em meu corpo. Jamais esqueço essas noites porque não durmo. Ansiosamente a espero porque sei que quando vem é para ficar. Minha cabeça dói (pausa). A ponta do meu dedo lateja. Os meus tendões pulsam. Parece uma banda musical esperando pela sua regente. E ela chega. Ela não me deixa. Às vezes reajo e tento lutar. Pego uma pílula que supostamente vai me dar um pouco de alívio, mas como a pílula é para uma determinada parte do corpo somente, ela, a minha dor, tão inteligente que é, navega para outra parte do meu corpo onde ela não pode ser atingida. Se tomar outra pílula para a parte do corpo que ela está, ela corre para outra e para outra. Doendo, doendo, doendo.

Minha dor me faz pagar consequências por tentar me livrar dela. No outro dia tenho náuseas, e dor de cabeça pelos remédios que usei pra combatê-la. É uma luta desleal e ela sempre vence! Porque às vezes tenho que escolher entre ter dor com ela, ou ter dor sem ela. Minha amiga dor! Não me faça escolher porque não tenho escolha, já não sou dona de mim. Você minha amiga fibromialgia, me ensinou a viver contigo. Às vezes estás no meu corpo, doendo, e eu trabalhando como se tu já não estivesses lá. Te aceito como se fosse parte do meu corpo, como se pertenceste a meu sistema.

Não é que perdi a luta. Ainda estou aqui, viva! Eu só tenho que continuar trabalhando, estudando, vivendo! Pelo menos me mantém *viva! Como uma vítima de ti, eu te defendo, porque és parte de mim. É assim que eu me sinto! É assim que é viver com dor crônica.*

Luiza considera sua dor como sua melhor amiga e companheira, mas ao mesmo tempo revela uma dor interior diferente da dor física, da qual não consegue se libertar. A dor tem a função de mantê-la viva, é uma parte de si mesma, mas como sabe que não a deixará, permanece em seu sentimento de desesperança. Pondera sobre sua falta de escolha e sua necessidade de ser amada. Precisa ter a confirmação desse amor, já que a dor ela reconhece. Sente e luta com o cansaço, a fadiga, a culpa, a insônia e a dor. Seu desejo é não sentir dor; é não precisar sofrer.

As respostas emocionais dadas por essas mulheres à pergunta **"Como é viver com dor crônica?"** consideraram aspectos como:

1. A doença/diagnóstico (considera as vivências interpessoais e estressantes da história de vida e da dor como as vivências traumáticas e conflitos);

2. Estratégias de enfrentamento (habilidades e estratégias de *coping* utilizadas na vivência da dor como tratamento/procedimentos, dependência e submissão, bem como a assertividade);

3. Comportamentos observáveis (sensações corporais que se apresentam na forma de comportamentos evitativos relacionados à fuga/esquiva e os comportamentos expressos de dor – verbais e não verbais);

4. Percepção de domínio pessoal – emoções (adiciona – alegria, euforia; subtrai – tristeza, depressão; ameaça – ansiedade, medo, pânico; invade – hostilidade, agressividade. Significado da dor e do sofrimento, resposta emocional perturbada ou não, reatância, depressão, culpa, resignação, raiva, medo, desesperança, esperança, aceitação, resiliência).

A dor crônica exerce impactos negativos em diferentes aspectos da vida das pessoas. Existe um *deficit* significativo que interfere na funcionalidade, nos relacionamentos interpessoais e familiares, resultando em interferência na qualidade de vida. Esses impactos incluem também "mudanças nos estados afetivos (ansiedade, depressão, relação social) e atividades de vida diária (alimentação, trabalho)", como explicam Teixeira e Cunha (2012, p. 179). Esses impactos foram percebidos no modo disfuncional de pensar, sentir e se comportar trazidos pelas colaboradoras neste estudo.

Uma vez identificados esses aspectos relativos à dor, fica mais fácil o acompanhamento da evolução da doença e do tratamento. Importante também considerar os achados mais importantes percebidos nos discursos das mulheres em resposta à pergunta **"Como é viver com dor crônica?"** encontrados nesta investigação.

Apresentamos que neste grupo de mulheres colaboradoras houve predomínio de mulheres casadas quando se observa o estado civil. De forma geral, as respostas seriam resultados da piora da qualidade de vida das participantes, levando ao declínio das relações sociais, talvez em decorrência do isolamento social, e à não manutenção das relações interpessoais e familiares, presente nos relatos de vida das participantes, como explicitam Alice e Janice.

> *Percebi que muitas das minhas dores se davam ao fato do relacionamento difícil com os meus pais* (Alice).

> *Meu marido descobriu que nunca poderia gerar um filho. Ele tomou a decisão de ir embora. Me senti como um pássaro criado em gaiola e de repente esquecem a porta aberta. Não sabia o que fazer* (Janice).

Portnoi, Nogueira e Maeda (2008, p. 299) explicam que a família é o grupo social que se estabelece a partir das relações de parentesco. Essas relações estabelecidas entre seus diversos membros devem ser significativas, considerando que a família influencia de modo importante a expressão de dor, bem como a forma de enfrentamento.

Complementam, ainda, que:

> Para muitas [...] famílias, cuidar da doença de um de seus membros pode ser a única maneira de continuar funcionando, pois o tempo e a energia dedicados ao problema da dor são como álibis que justificam e legitimam o adiamento e a evitação do enfrentamento de outros aspectos da vida e das relações humanas. Há casais onde a dor se torna um recurso útil para escapar ou evitar o relacionamento íntimo gerando conflitos conjugais que exacerbam os comportamentos de dor, geram afetos negativos e condutas punitivas por parte dos cônjuges.

As situações aversivas vividas influenciarão as respostas de enfrentamento da dor crônica, considerando o significado e o modo como cada membro da família pensa, sente e enfrenta a dor tão presente no cotidiano de todas, como nos discursos apresentados a seguir.

> *É horrível ver as pessoas duvidando das dores que só eu sinto e que na realidade nem sei descrever* (Olívia).

> *Separação, família, perdas materiais, traumas, perdi minha mãe, irmão e irmã com câncer de pulmão e estômago. Tenho duas irmãs com câncer de mama e tireoide* (Líliam).

Essa é a forma como Líliam percebe os efeitos devastadores de diferentes situações de conflitos que se apresentam em sua vida.

> *As pessoas dizem que eu exagero com a minha dor, que não estou sentindo toda essa dor que estou sentindo. Não acredito que a dor seja da minha cabeça* (Karina).

Karina explica como se sente em suas relações familiares e interpessoais quanto à falta de validação da sua dor.

Para Falcone (2001), é fundamental desenvolver as habilidades da pessoa para identificar e modificar pensamentos disfuncionais, emoções negativas e comportamentos desadaptados, de modo a perceber o quanto a descrença sobre a presença da dor em sua vida pode contribuir para aumentá-la. As frequentes críticas das pessoas podem gerar sentimentos de baixa autoestima, trazendo à colaboradora a ideia do quanto ela é inadequada e que seu desempenho não é o esperado.

Neto et al. (2001) comentam sobre a importância de ensinar o paciente a reconhecer padrões de comportamento, afeto e cognição que podem piorar os sintomas e também procurar melhorar a comunicação.

No contexto das relações familiares e interpessoais, pessoas com dores crônicas são reconhecidas e rotuladas como queixosas.

Queiroz (2009, p. 20) comenta sobre essas queixas:

> As queixas dos pacientes são subjetivas, estão relacionadas não somente a dor física em si, mas, principalmente, aos problemas relacionados à dor, assim como os conflitos emocionais, interpessoais e ocupacionais resultantes dela. [...] Para o portador de fibromialgia, a ausência de explicações claras sobre a origem dos sintomas põe em dúvida as suas crenças e as da família sobre a veracidade da doença.

A dor resulta em sofrimento psíquico, que, por sua vez, acarreta prejuízos nas atividades laborais e na funcionalidade da pessoa, bem como incapacidade e sofrimento mental associado às doenças e dores crônicas.

É fundamental pensar sobre a qualidade da vida nas relações familiares, como ficam registrados, na biografia da família, por exemplo, alguns aspectos importantes sobre a relação entre mães e filhos no que concerne à dor. Portnoi (2014, p. 220) explica que essas relações "centram-se em sentimentos de culpa pela dificuldade no desempenho do papel materno, tal como idealizado ou socialmente esperado". Essa afirmação corrobora o que aponta a participante quando pontua:

> Tenho que pedir ao meu filho para me pegar e me levar até a cama, me ajudar a tirar a roupa para deitar porque eu não consegui fazer isso (Maria).

A fala da colaboradora indica uma relação de dependência e a perda da autonomia no próprio cuidar, e também uma inversão de papéis, em que, diante da dor, os filhos passam a cuidar dos pais.

Portnoi (2014, p. 220) explicita, em sua pesquisa, a existência "de uma figura materna limitada pela doença. As doentes se sentiam como meias-mães e atribuíam todos os problemas que ocorriam com seus filhos ao 'abandono', bem como a sua própria incapacidade de cuidar da família".

> A incapacitação, a alteração de papéis e possíveis problemas financeiros causados pela dor em um dos membros da família poderão afetar adversamente os demais porque as tarefas e responsabilidades que antes eram atribuídas a este indivíduo precisarão ser redistribuídas, resultando em sobrecarga para os outros membros ou em conflitos diversificados. Isso irá alterar o equilíbrio da dinâmica familiar em maior ou menor grau e poderá implicar em estresse e enfermidades para outros indivíduos na família. (PORTNOI; NOGUEIRA; MAEDA, 2008, p. 299).

Os modos de enfrentamento experimentados na vivência da dor e das situações aversivas levam a uma reflexão sobre as estratégias utilizadas por todos os membros da família para lidar com os eventos decorrentes da dor, considerando o quanto a dor desequilibra e desestabiliza a família.

Há famílias que parecem mobilizar-se para encontrar o equilíbrio perdido diante da cronicidade da dor, enquanto outras desenvolvem diferentes conflitos, como os significados que são atribuídos a diferentes fatores como doença, saúde, dor e qualidade de vida. Fatores esses que muitas vezes podem comprometer as estratégias de enfrentamento familiar (PORTNOI; NOGUEIRA; MAEDA, 2008).

Miceli (2002, p. 365) identifica que "não basta tratar a dor, mas também o paciente e, além dele, os sistemas que com ele interagem", sendo o sistema familiar um exemplo desse cuidado e atenção necessários à pessoa em sofrimento, considerando que cada pessoa vive seu processo de dor de acordo com sua história de vida e modos de enfrentamento, também com suporte familiar, como comentou Maria, cuja dor a acompanha há mais de 10 anos. Ela sempre cuidou da casa e dos filhos mesmo com dor e comenta sobre a ajuda que recebe quanto à realização das tarefas domésticas:

> *Em casa quando eu estou com dor às vezes meus filhos ficam com dó, mas não são de fazer muita coisa* (Maria).

Em relação à escolaridade, as participantes afirmaram em seus discursos a importância de ter alguma formação acadêmica, mas reforçaram também a dificuldade para a realização dessa atividade, considerando as crises de dor, como afirmam Amanda e Larissa em suas narrativas:

> *Tenho desistido de alguns sonhos e objetivos por sentir que não vou terminar devido o ânimo e as dores constantes. É não viver. É vegetar* (Amanda).

> *É como se essa doença tivesse destruído esse desejo de conseguir o que sonhei para a minha vida. Sempre penso como se eu fosse vazia, como se não tivesse um projeto de vida. Não consigo pensar em termos de futuro* (Larissa).

A vida parece não ter sentido para essas mulheres em sua experiência dolorosa. Parecem distanciar-se de seus projetos ou de suas próprias vidas, o que indica uma possibilidade da presença da depressão em conjunto com a experiência dolorosa.

Pessoas que sofrem com dores crônicas experimentam um esforço contínuo de adaptação. Essa adaptação inclui desde uma sensação dolorosa e desprazerosa como apresentada na conceituação da Iasp, como também os sintomas, as diferentes limitações, a desestabilização em diversos aspectos do cotidiano e da vida social, finalizando com a paralisação dos projetos de futuro (PORTNOI, 2014), como pontua Amanda:

> Estas dores me impediram de crescer profissionalmente e familiar (Amanda).

Parece não haver uma perspectiva de futuro com projetos de vida que possam ser utilizados como formas de enfrentamento e de crescimento. Assim, algumas dessas mulheres apegam-se à religião como um modo de preencher o vazio que as cerca e também como forma de atender às suas necessidades, já que a vida parece não ter sentido diante da dor persistente.

Pesquisas também indicam a importância da religião ou da religiosidade como estratégia de enfrentamento para pessoas em adoecimento, como pontua Miceli (2014). Importante considerar que nenhuma das colaboradoras declarou-se como não tendo religião.

> Com a ajuda da espiritualidade os homens podem entender sua dor, lembrando que o significado da dor e da doença é variável de indivíduo para indivíduo e no mesmo indivíduo em diferentes épocas e/ou circunstâncias de sua vida. Acredita-se que a dor multifacetada do paciente [...] denuncia a interligação dessas instâncias mente-corpo-espírito, daí a importância de se oferecer um tratamento multiprofissional que minimize o sofrimento da pessoa em todas as esferas de sua vida. (MICELI, 2014, p. 82).

Algumas colaboradoras deste estudo colocaram a importância da religião ou espiritualidade como uma forma de enfrentamento da dor persistente, como refere Amanda ao afirmar:

> Busquei a fortaleza em Deus e em meus filhos (Amanda).

> Me refugio na religião, em Deus, só Ele pode acalmar meu coração e a minha mente nesses momentos tão difíceis da minha vida, quando tudo piora e a chance de melhorar é nenhuma (Daniele).

Amanda e Daniele comentam sobre a importância de Deus em suas vidas e como essa relação pode ajudá-las a enfrentar os momentos difíceis com a dor.

Os discursos dessas mulheres nos trazem suas percepções quanto à importância da religião ou da espiritualidade em suas vidas, e Murata (2003) explicita que a dor em relação à espiritualidade traduz-se pela falta de sentido da vida e da perda de significado diante do sofrimento e da dor.

Pessini (2009) identifica diferentes dimensões do sofrimento humano, como a dimensão física, psíquica, social e espiritual, e comenta que existe uma inter-relação entre elas e que, muitas vezes, torna-se muito difícil separá-las.

Considera ainda: "Se os esforços para lidar com a dor enfocam somente um aspecto e negligenciam os outros, o paciente não experimentará alívio da dor e sofrerá mais. A dor não aliviada pode causar não somente depressão, mas levar a pessoa a pedir para morrer" (PESSINI, 2009, p. 349).

Na visão desse estudioso, a dimensão espiritual surge da "perda de significado, sentido e esperança. [...] Em uma perspectiva de fé, abraçam a dor, acreditando que ela tenha um valor de redenção que podem oferecer a Deus" (PESSINI, 2009, p. 349).

Portnoi, Nogueira e Maeda (2008, p. 298) pontuam sobre o papel das crenças religiosas:

> As religiões [...] influenciam a visão que o indivíduo tem de si e da realidade em que vive, influenciando sua resposta à dor. Sob esse prisma, podem servir tanto como fonte de fortalecimento como de desespero, pois as mesmas preces e rituais podem ser usados para pedir ajuda na tolerância à dor como para implorar perdão para possíveis erros punidos através da dor.

A frase de Denise complementa o que dizem esses autores. Ela afirma:

> *Peço a Deus que eu quero dormir e não acordar. Seria bom morrer assim* (Denise).

Fato que evidencia a necessidade de ajuda terapêutica para suportar a dor e as mudanças trazidas pelo adoecimento. A dor, quando intensa e intermitente, pode despertar na pessoa o desejo de morrer por não encontrar o alívio desejado. Botega (2015) comenta que existem situações de risco referindo-se ao suicídio, relacionadas à própria doença clínica ou ao seu tratamento, como uma dor de difícil controle.

Penido (2014) complementa que pacientes que sofrem com dores crônicas sentem muita angústia, não apenas como resultado da dor, mas também pela tentativa de comunicar-se com os outros a respeito da sua dor, o que causa uma dificuldade de comunicação que pode agravar o quadro ou funcionar como um fator de manutenção da dor.

Um fator importante de manutenção da dor, além da angústia emocional e do sofrimento tão presente, que já é bastante comprometedor, é como administrar essa dor e tudo o que ela traz. Um exemplo é a questão financeira que onera os custos do tratamento, como exposto por algumas mulheres, levando em conta a identidade laboral.

Castro (2014) afirma que a identidade laboral das pessoas é construída a partir de uma relação desenvolvida com o mundo do trabalho em que se inserem e que envolve aspectos importantes como o local de trabalho, as relações interpessoais desenvolvidas com os companheiros no cotidiano, seu modo de funcionamento e sua produtividade, que às vezes fica aquém do esperado, como explicita a colaboradora Rosa:

> Não consigo fazer um trabalho bem feito. Nunca faltei, nunca tive uma reclamação do meu trabalho. Você fica doente e não presta para mais nada (Rosa).

Esse sentimento de não conseguir exercer suas atividades laborais compromete a saúde emocional e física da paciente quando esta percebe ou sente uma atitude de não valorização de si e do seu trabalho.

Prosseguindo em seu discurso, Rosa comenta sobre seu sentimento em sua experiência de trabalho, pontuando:

> A chefe disse que eu não tinha condições de trabalhar, não daria conta. Melhor eu me afastar para não prejudicar a equipe. Houve uma pressão para o meu afastamento (Rosa).

Esse comportamento é manifestado por diferentes pessoas e profissionais, comprometendo a vida daqueles que sofrem com dor, que podem se sentir afastados, desconectados de situações que sempre fizeram parte de suas vidas, por exemplo o trabalho, propiciando um campo fértil para a depressão, o estresse, a ansiedade, o medo, o isolamento e a dificuldade para lidar com as relações em seu entorno.

> Às vezes fazia o serviço com lágrimas para não ouvir: 'será que não é preguiça, está de corpo mole?' (Sofia).

O comportamento apresentado indica uma modificação importante na vida e para a vida da pessoa doente, pois se observa uma intensa tristeza, por não ser visto como pessoa importante no contexto laboral, e o sentimento de inutilidade, de não servir para mais nada, de impotência por não conseguir modificar a experiência de dor e sofrimento, que é também um indicador do seu lugar no mundo.

A experiência de adoecimento é difícil e complexa não só para o paciente, mas também para todos os envolvidos no processo e tratamento, como a família, amigos, profissionais e cuidadores. Castro (2014, p. 206) identifica que "com o afastamento dos colegas de trabalho, o uso de medicações e as dificuldades com a família, favorecem o afastamento das atividades de lazer" e, muitas vezes, de qualquer outra atividade, ocasionando isolamento social.

Em pesquisa, Salvetti et al. (2014) pontuam que a falta de opções, por uma possível baixa escolaridade ou baixa renda, faz com que algumas pessoas se apeguem ao trabalho ou outra atividade qualquer, por considerar a importância de manter intactas suas atividades em casa e no trabalho, atitude que modifica a atenção que usualmente esses pacientes dispensam à sensação dolorosa.

Essa atenção, por ser constante e frequente, impede ou não permite que o paciente exerça tarefas do cotidiano, até mesmo aquelas mais simples na execução diária do trabalho remunerado, o que favorece licenças e ausência no trabalho, comprometendo a renda e os custos com o tratamento.

Um fato significativo com relação à renda mensal neste estudo deu-se em relação ao alto custo na compra dos medicamentos, considerando que parte das participantes não tem condições econômicas para comprá-los, pois se queixa da demora em obtê-los nos postos de saúde, e comprá-los compromete seus recursos financeiros. A colaboradora comenta a respeito do seu tratamento:

> *Sempre que vou ao médico ouço o maior sermão, que tenho que fazer exercício físico, dormir mais, me alimentar melhor, tomar os remédios, mas não tenho condições* (Bárbara).

Referindo-se ao tratamento que precisa fazer, mas não tem as condições econômicas necessárias, o mesmo se observa no relato de outra colaboradora:

> Que às vezes paro para pensar como estou aqui, anos após anos sem dormir sem remédios (Valquíria).

O comportamento de Bárbara e Valquíria é um indicador da importância de orientação sobre o valor de um sono reparador e o uso de alimentos mais saudáveis, bem como da importância da utilização adequada dos fármacos e a explicação da possibilidade de substituição quando eles oneram as finanças dos pacientes por parte dos profissionais de saúde envolvidos em seu tratamento.

É uma situação que precisa ser conversada com os profissionais que indicam medicamentos que as pessoas não podem comprar, gerando uma situação de estresse e ansiedade por não poder obter o que precisam para continuar com seu tratamento medicamentoso.

É necessário explicar a importância da atividade física como uma estratégia de enfrentamento importante para sua condição de melhora, pensando no prejuízo à saúde trazido pela falta dessas atividades. Algumas pessoas focadas em sua dor acreditam que o exercício físico só servirá para comprometer seu tratamento. Na verdade, atividades físicas são fundamentais e devem ser acompanhadas por profissionais médicos ou fisioterapeutas, que poderão avaliar as condições físicas do paciente para realizá-las.

Castro (2014, p. 207) considera:

> É muito importante saber o que o paciente sabe a respeito do seu quadro álgico, quais as crenças sobre a dor para conseguir adesão acerca do tratamento. No perfil dessas pacientes, o que se observa é que, como têm muito tempo de dor, já se submeteram a inúmeros tratamentos anteriormente com poucos benefícios adquiridos, apresentam uma visão pessimista da vida diante da dor, assim como uma atitude de passividade e submissão diante dela.

Implica mudanças de crenças e pensamentos disfuncionais relativos a esse tipo de atividade. Essas crenças, quando não saudáveis para o paciente, dificultam o desenvolvimento e a manutenção de estratégias de enfrentamento mais adequadas nessa vivência. É importante ensinar recursos e competências, como modos de enfrentamento que os habilitem a lidar de forma mais positiva com situações novas no futuro.

Daí a importância de se considerar o tempo de convivência com os sintomas da dor. Essa é uma variável importante a ser considerada devido ao comprometimento que o tempo e a persistência da dor podem trazer à saúde.

De acordo com D'ávila (2003 apud PENIDO, 2003), os pacientes com fibromialgia apresentam um comportamento de intensa peregrinação a consultórios e clínicas médicas e que sofrem com a demora do diagnóstico. Complementando, Santos (2014, p. 67) assinala que "a dor deveria ser tratada o mais cedo possível para evitar que ela desencadeasse outras manifestações patológicas".

Uma das colaboradoras especifica os tipos de tratamentos pelos quais passa na busca de melhora da sua dor:

> Neurologista, massoterapeuta, hidroginástica, fisioterapia, medicamentos variados. A dor fica sob controle um, dois, três dias e volta de novo, volta pior. A dor varia de oito a nove de intensidade (Luciana).

Refere-se às dificuldades que normalmente as pessoas com dores crônicas enfrentam no dia a dia com relação ao acompanhamento de sua dor por diferentes profissionais em diversas práticas.

Para Angelotti e Fortes (2007), as atividades físicas ajudam a diminuir a dor, contribuindo para o controle das sensações dolorosas. O agravamento da dor devido à prática de exercícios é normal, pois o músculo que está sendo exercitado ficou enfraquecido pela falta de atividades.

Alguns pacientes, independentemente de conhecer ou não seu diagnóstico, buscam acompanhamentos profissionais diversos na busca do alívio e da tentativa de diminuir sua dor, o que nem sempre acontece. Por isso a necessidade de tratar a dor, sinais e sintomas o mais precocemente possível, considerando que a dor, de modo geral, produz alterações permanentes na vida da pessoa, modificando seu comportamento, sua inserção familiar e social, caracterizando-o como uma pessoa sem habilidades para lidar com a situação de doença, como pontua Fortes (1997).

Daí a importância de a pessoa desenvolver mecanismos de enfrentamento para poder conviver com a dor dentro de suas possibilidades.

Em muitos casos, as pacientes convivem com os sintomas da dor há muito tempo antes que se pudesse chegar a um diagnóstico, estabelecendo um nome para o que sentiam.

Penido (2014, p. 165), em sua pesquisa, comenta também que os pacientes com fibromialgia, "esperam, em média, sete anos para receber um diagnóstico [...] enquanto que pacientes com artrite reumatoide esperam em torno de dois anos". Para essa autora, talvez essa espera esteja relacionada ao modo como é realizado o diagnóstico de fibromialgia que ocorre por exclusão.

E afirma:

> Um resultado interessante encontrado foi em relação à diferença de tempo de início dos sintomas e tempo de diagnóstico entre o grupo com fibromialgia e o grupo com artrite reumatoide. Os dois grupos não apresentaram diferenças quanto ao tempo de início dos sintomas, com uma média em torno de 9 anos. Já em relação ao tempo de diagnóstico, as médias apresentaram uma diferença significativa. (PENIDO, 2014, p. 165).

Sardá Jr. e Garcia (2012, p. 77) confirmam que "a duração média da dor em pacientes que procuram tratamento em centros especializados é de aproximadamente sete anos". Para esses autores, um período longo de sofrimento e dor altera a vida nos diferentes domínios da vida em adoecimento. Também levam em conta que esse longo período pode ser um elemento facilitador para o surgimento de estresse emocional intenso, bem como a presença de pelo menos um diagnóstico de transtorno mental em pelo menos 59% dos pacientes com dor lombar crônica.

Comentam também:

> A existência de uma incapacidade física, ocupacional e social e que a intensidade da dor em geral contribui para pior funcionamento psicológico e social. [...] Fatores psicossociais que apresentam um papel importante no desenvolvimento e na manutenção de dores [...] e suas influências na incapacidade e no sofrimento mental associado a dor. (SARDÁ JR.; GARCIA, 2012, p. 77).

Para Martins e Vandenberghe (2007), em se tratando de diagnóstico, para o paciente o não esclarecimento ou a demora sobre a origem dos sintomas pode levar a pessoa à compreensão de que seus sintomas são indicadores de uma patologia grave.

De acordo com Baptista, Yeng e Menezes (2012, p. 95), o modelo de saúde e doença estabelecido pela Organização Mundial de Saúde (OMS) inclui a Classificação Internacional de Doenças (CID) bem como a Classificação Internacional de Funcionalidade (CIF). Essa classificação tem como "principais componentes a funcionalidade e a incapacidade", como exemplificado a seguir.

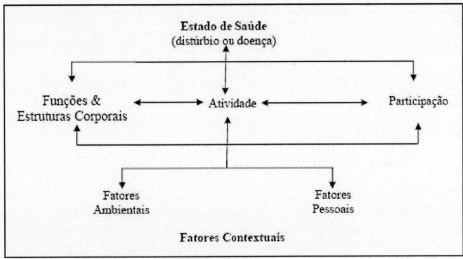

FIGURA 4 – COMPONENTES DO MECANISMO DE PERCEPÇÃO DA DOR
FONTE: BAPTISTA; YENG; MENEZES, 2012.

Baptista, Yeng e Menezes (2012, p. 95) pontuam em relação à perda da funcionalidade e à incapacidade trazida pela doença crônica:

> A primeira envolve as funções corporais (atividade motora); as atividades relativas a essas funções (como estender o braço para pegar o sabonete) e a participação (como se mover para pegar o sabonete no banheiro, durante o banho). A incapacidade está ligada a estruturas deficientes, limitações nas atividades e execução das tarefas.

Ainda com relação ao tipo de diagnóstico, a perda da funcionalidade e a presença da incapacidade são muito significativas, porque trazem em seu contexto o comprometimento das atividades laborais, comportamentais, psicológicas e sociais, naqueles que sofrem com experiências dolorosas. Existem mudanças concernentes à representação que a pessoa faz do seu próprio corpo. Essas representações, quando inadequadas, podem ser modificadas à medida que a pessoa desenvolve estratégias para lidar com a dor.

O impacto da doença na vida das pessoas é complexo e estende-se às várias dimensões. É importante compreender não apenas os sintomas, mas também o impacto desses sintomas e o quanto eles podem influenciar na funcionalidade e na incapacidade. Observar como as pessoas reagem diante deles e como se comportam no adoecimento. Entender a importância que é dada à doença no cotidiano, principalmente quando essas doenças são crônicas e não nomeadas, diagnosticadas pelos profissionais de saúde. Muitas vezes, a falta e a demora de um diagnóstico podem resultar em estresse, fadiga e ansiedade, apesar dos esforços terapêuticos na busca do alívio da dor e do sofrimento, como explicam as colaboradoras.

> *Não posso me livrar dela um só momento. Não lembro exatamente o tempo* (Luiza).
>
> *Eu esqueço como é viver sem dor* (Joyce).

Silva (2011, p. 91) esclarece, no que compete à dor, que "ela se coaduna através da enxaqueca, dor de cabeça, artrite, artrose, fibromialgia, dor muscular. [...] Cada uma dessas dores é acompanhada de uma sintomatologia própria que precisa ser desvendada." Essa demora no esclarecimento da doença provoca maiores impactos na dor e no sofrimento experimentado. Como propõe Berne (2007, p. 87), "ainda perseguimos um diagnóstico: uma prova de legitimidade" da dor sentida.

Estudiosos da experiência dolorosa pontuam sobre a existência da dor como uma forma de estresse que compromete o organismo humano.

> A dor provoca uma ativação generalizada do organismo humano e diversas alterações orgânicas que dão origem a respostas fisiológicas automáticas, a fim de preparar o indivíduo para enfrentar situações de perigo ou ameaça (reação de luta/fuga). De acordo com a duração, intensidade e frequência do estímulo doloroso, respostas fisiológicas opostas e compensatórias, são produzidas para manter o equilíbrio funcional do organismo diante das alterações ambientais. (PORTNOI; NOGUEIRA; MAEDA, 2008, p. 295).

E complementam:

> A especificidade das respostas produz alterações psicofisiológicas que, ao ativar com frequência o mesmo sistema, podem perturbar seu equilíbrio ao invés de promovê-lo. Nos indivíduos com dor crônica esta ativação fisiológica geral, pode responder pelo desenvolvimento, exacerbação e manutenção da sensação dolorosa, alterando completamente o papel adaptativo da dor: ao invés de sinal e sintoma, a dor passa a ser a doença propriamente dita. (PORTNOI; NOGUEIRA; MAEDA, 2008, p. 295).

É necessário identificar a existência de elementos capazes de provocar eventos estressores na vivência da dor, considerando que o adoecimento pode trazer mudanças na reação emocional, na forma como expressa seu sofrimento, em sua capacidade de adaptação e ajustamento à dor, bem como os efeitos em relação aos aspectos psicossociais e a condição de vulnerabilidade e tolerância encontrada em pessoas com dores persistentes advindas de diferentes patologias.

Assim demonstra Silvana em seu discurso doloroso:

> *Eu queria que essa dor desaparecesse e nunca mais eu tivesse que conviver com ela* (Silvana).

De acordo com Barros (2009), o que se busca não é a cura, mas a melhora funcional e o alívio dos sinais e sintomas, evitando-se a evolução da doença e da dor. Uma grande parte das doenças que perturbam e tornam desconfortável a vida humana produz impactos tanto no estado físico quanto no emocional, prejudicando as interações sociais e as relações interpessoais.

Barros (2009, p. 406) propõe:

> Os métodos tradicionais baseados em morbidades e mortalidade, as chamadas medidas biomédicas, mostraram-se insuficientes diante do crescente número de opções terapêuticas disponíveis. [...] Passou a ser considerada como de importância significativa à verificação das condições psicossociais da vida do paciente modificada pela doença e pelo tratamento e sua influência nos resultados e na adesão às medidas terapêuticas recomendadas.

Como exemplo, podemos pensar na fibromialgia, presente em 60,6% das participantes nessa investigação, sobre a qual estudos apontam a existência de anormalidades psicocomportamentais. A fibromialgia é uma doença crônica de etiologia desconhecida, de diagnóstico e cura incertos.

Consideramos que a dor crônica é uma condição de estresse bastante significativo em pessoas com doenças crônicas dolorosas, como a fibromialgia, a artrite reumatoide, artroses e outras que podem interferir em sua capacidade de atenção, concentração e memória, assim como no funcionamento cognitivo e na forma como processa as informações sobre seu adoecimento (PORTNOI, 1999), possibilitando o surgimento de sentimentos de vulnerabilidade e desamparo em decorrência dessas doenças.

Antonia exemplifica com clareza:

> *Sempre que sinto essa dor, perco a concentração* (Antonia).

Kaziama et al. (2009) explicitam que um terço dos doentes atendidos em clínicas de reumatologia apresenta anormalidades psicológicas significativas. A dor crônica causa alterações importantes em decorrência do estresse emocional que compromete a produtividade e a vida pessoal e ocupacional.

Ito (2004) comenta que, em algumas condições de saúde, são observados alguns comportamentos de risco frequentes, como abuso de substâncias psicoativas, alimentação inadequada, vida sedentária e irregularidade no sono. Junto a esses fatores, encontra-se também uma exacerbação de emoções como raiva e tristeza, além de uma percepção distorcida da realidade, que só aumenta a possibilidade do surgimento e do agravamento de doenças psiquiátricas associadas à dor e ao sofrimento.

Esclarece, ainda, que um estilo de vida disfuncional e um meio ambiente com uma alta carga de exigência emocional podem proporcionar uma condição de saúde fragilizada. Quando nada acontece para interromper esse ciclo, ocorre uma falta de adaptação no funcionamento físico e emocional, resultando em sentimentos de impotência e perda de controle da própria vida. Identifica também a importância de estratégias de intervenção que auxiliem na mudança de padrões comportamentais, cognitivos e emocionais relacionados com o desenvolvimento e a manutenção dessas doenças, como na fibromialgia.

Para Kaziyama et al. (2009), a ocorrência da fibromialgia independe de idade, sexo, níveis socioeconômico e cultural das pessoas. É quatro a sete vezes mais comum em mulheres. A dor crônica interfere nas funções psicológicas dos doentes com fibromialgia, modifica os aspectos emocionais, bem como influencia e limita a capacitação funcional dos indivíduos, como exemplifica Daniele:

Perdi a esperança de que dias melhores virão (Daniele).

De acordo com Martins e Vandenberghe (2007), na dor crônica ocorrem respostas automáticas. Quando o organismo detecta um fato como ameaçador, a resposta emocional emitida por ele é o medo, que o leva a um comportamento de esquiva e evitação. Essa resposta mal adaptada pode resultar em dor como na fibromialgia. Nesse sentido, as tentativas de resolver as dificuldades são ineficazes, provocando "frustração e sentimentos de invalidez, angústia, desespero, isolamento, culpa e, sobretudo, desamparo resultante da busca incessante e sem sucesso pela cura ou por explicações claras sobre a origem da dor" (MARTINS; VANDENBERGHE, 2006, p. 1.103).

Como a fibromialgia traz modificações de funcionamento sem alterações orgânicas, atribui-se sua origem a fatores psicológicos que influenciam a percepção da dor e parecem estar relacionados à fibromialgia. A condição psicossocial influencia a magnitude dos sintomas e a capacidade funcional, como explicam Kaziyama et al. (2008).

A dor crônica causa um importante impacto negativo na qualidade de vida das pessoas em razão do seu caráter persistente, provocando limitações, incapacidades, perda da funcionalidade e da esperança, bem como sentimentos de frustração exacerbados, como ocorre com as participantes deste estudo.

Essas mulheres com diferentes doenças crônicas e vivendo importante condição de adoecimento, ao narrarem suas histórias de dor, demonstram o que diz Miceli (2002, p. 366) ao afirmar que é necessário buscar entender "do que fala esta dor, e o que é que ela cala".

Em suas narrativas, as colaboradoras traduzem o efeito da dor em suas biografias.

Dada a importância da exposição frequente e prolongada a estímulos dolorosos, é importante pensar quais são as necessidades do paciente, quais são os efeitos, impactos e mudanças trazidos pela dor, até mesmo para que se definam, de modo mais adequado, possíveis formas de manejo e estratégias de enfrentamento.

As mulheres apresentaram patologias diversas que contribuíram, de algum modo, para um estado de ameaça presente por meio de sinais e sintomas que trouxeram sofrimento e dor para suas vidas. Na vivência da experiência dolorosa, fazem uma avaliação do que pensam, sentem e experimentam ao mesmo tempo que lutam para escapar da dor ou para controlá-la.

Angelotti e Fortes (2007, p. 36) declaram

> [...] que os aspectos psicológicos e emocionais do desconforto associado à dor podem ser trabalhados de forma bem direcionada, no sentido de buscar um meio mais assertivo no que se refere à convivência do paciente com a experiência dolorosa.

Também explicitam que um aspecto bastante significativo da experiência dolorosa é a própria subjetividade do sujeito – sujeito implica subjetividade. É importante conhecer as diferentes dimensões subjetivas que só podem ser avaliadas pelo relato do paciente, pois não permite uma mensuração do que sente a pessoa, a não ser pela avaliação do relato verbal apresentado.

As histórias de vida e de dor foram discutidas sob o enfoque da abordagem cognitiva comportamental, que apresenta como forma de estratégia de enfrentamento a reestruturação cognitiva aplicada a pensamentos e interpretações que a pessoa faz em relação ao seu adoecimento e à dor, considerando crenças centrais subjacentes e situações de vulnerabilidade e mesmo de ameaça diante de uma dor persistente.

Vandenberghe (2014, p, 15) pergunta, em termos comportamentais, "o que significa a dor?" e responde fazendo uma comparação entre dor aguda e dor crônica:

> Compreende-se a dor como um sinal de algo prejudicial que precisa ser sanado. A dor aguda pode sinalizar dano nos tecidos ou perigo imediato de danos. A pessoa deve agir para tirar um espinho do pé ou cuidar de um corte na mão, por exemplo. Precisa preservar a parte do corpo que foi machucada, cuidando para que ela sare. O primeiro comportamento (tirar o espinho) é fuga; o segundo (preservar-se, tomar cuidados) é esquiva. Mas quando a

dor se torna crônica, é mais difícil saber o que fazer. [...] Mas o que precisa ser sanado? (VANDENBERGHE, 2014, p. 15).

Sanar ou melhorar o estado doloroso, bem como os impactos emocionais, significa compreender adequadamente as dificuldades e necessidades em todas as suas dimensões, pelas quais passa a pessoa, considerando-se a importância de uma reestruturação cognitiva. A reestruturação permite que sejam trabalhadas as crenças, pensamentos disfuncionais e comportamentos desadaptativos que dificultam o tratamento do paciente e a compreensão de seus sinais e sintomas.

A reestruturação cognitiva é usada pelo paciente: "Para mudar a percepção que muitos pacientes têm da sua dor, de algo inaceitável, para algo que eles podem aprender a manejar; e também para mudar sua percepção de si mesmos, de alguém desamparado para alguém que tem como influenciar a si mesmo e o mundo a sua volta" (VANDENBERGHE, 2014, p. 25).

Todos esses comportamentos disfuncionais tendem a aumentar, de forma considerável, o estresse, a depressão e a ansiedade, trazendo incapacidades e sofrimento psíquico, que contribuem para um resultado negativo do modo de enfrentamento da dor. Essa reestruturação leva o paciente a um entendimento mais adequado sobre sua dor, bem como sobre fatores de melhora e de piora favorecendo uma melhor aderência ao tratamento.

De acordo com Pereira (2007), é importante que o paciente entre em contato com sua doença e assuma seu cuidado, mas antes é necessário que compreenda esse adoecimento. Assim, deve ser orientado sobre os mecanismos fisiopatológicos da dor e a importância e o lugar dos sentimentos como mediadores na situação de adoecimento.

É importante que a pessoa possa entender que suas cognições podem estar provocando sua dor na medida em que produz sentimentos de raiva, frustração, medo, resultando em comportamentos de esquiva, trazendo como consequência o isolamento social. Implica ajudar o paciente a cuidar de si mesmo e de sua dor a fim de enfrentá-la adequadamente, evitando-se uma postura de vitimização (PEREIRA, 2007).

Na reestruturação cognitiva, é fundamental conhecer e, se necessário, mudar as interpretações e as crenças do paciente sobre si mesmo e seu adoecimento para uma postura de enfrentamento que seja mais funcional e adaptativa em relação a si mesmo, ao mundo e aos outros.

Diante da sua história de dor, as pessoas revelam que sua força de vontade foi anulando-se e que sua relação com o mundo ficou comprometida. É comum que pessoas com dor não se sintam capazes de superação e de transformação da dor que sentem, considerando que a dor é a única forma conhecida por eles para se comunicarem consigo mesmo e com os outros.

Neto et al. (2001, p. 282) comentam sobre a importância de se "integrar a história de vida do paciente, seus esquemas cognitivos, pensamentos automáticos, sentimentos e comportamentos". Essa conceituação mostra a forma mais adequada para o entendimento sobre o paciente e seu modo de funcionamento, resultando em uma escolha mais apropriada de tratamento, técnicas e intervenções que estejam de acordo com as necessidades do paciente e a melhora do seu quadro.

Passamos, então, a considerar as várias respostas emocionais dadas por essas mulheres tão sofridas diante de uma dor que nunca as abandona. Essas respostas foram encontradas em decorrência da pergunta **"Como é viver com dor crônica?"**, o que possibilitou um melhor entendimento sobre cada uma das experiências dolorosas vividas por essas mulheres e também a compreensão dos impactos que a dor traz para o corpo, para as emoções e para o cotidiano das pessoas, decorrentes de suas experiências de dor e sofrimento.

11

OLÍVIA

Divinum est sedare dolorem – É divino aliviar a dor.

Galeno (129-199 d.C.)

11.1 PENSANDO SOBRE EMOÇÕES, COMPORTAMENTOS E DOR EM MULHERES

Olívia, 26 anos, coordenadora de eventos, recebeu um diagnóstico de fibromialgia e cefaleia crônica.

Olívia descreve a fragilidade da vida quando se convive com uma dor que nunca acaba.

> Meu nome é Olívia e convivo com dores crônicas há mais ou menos cinco anos. Inicialmente eram apenas dores de cabeça, dores essas que foram aumentando com o passar dos anos. Eram dores insuportáveis e o uso de medicamentos 'normais' e de uso mais comum deixaram de fazer efeito, passei então a fazer o uso de medicamentos manipulados, porem esses também deixaram de fazer o efeito esperado. Entre idas e vindos ao pronto socorro, fui submetida a diversos exames onde diagnosticaram um nervo inflamado na região da nuca, passei então a tomar outros medicamentos, porem o medo de me tornar dependente dessas substancias me fazia interromper todo o tratamento indicado e com isso a cefaleia só foi aumentando.
> Durante todos esses anos sofri muito com tudo que sinto que perdi por conta das dores, deixei de sair com meus amigos, festas de família, que sempre lotava a casa da minha avó, eu sempre precisava me retirar, pois o barulho, a falação e até o mesmo a risada alta dos outros me irritava muito e eu acabava deitada, sozinha no quarto, chorando. Outras vezes eu preferia nem participar dessas reuniões familiares, assim eu já evitava qualquer forma de constrangimento. Por conta das dores insistentes precisei trancar a faculdade por duas vezes, pois não conseguia acompanhar as aulas e nem mesmo

memorizar as matérias, a dor era tão forte que a minha única vontade era de sumir e confesso que ainda sinto essas vontades às vezes. Como tratamento, me indicaram fazer terapia, afinal, nenhum medicamento fazia efeito por muito tempo. Procurei então uma psicóloga do convenio, passei em quinze sessões e ela me encaminhou novamente para um neurologista, me recordo dela dizer que as dores que eu sentia e sinto não eram causadas por fatores emocionais, porém, as dores já estavam abalando o meu emocional. E de fato estavam mesmo, a dor era tão grande que inúmeras vezes eu batia a cabeça na parede, queria ficar sozinha, sem barulho, sem telefone, sem comer, apenas dormindo, pois era o único momento que sentia em paz.
Eu já não aguentava mais ter que dizer não estou bem, estou com dor de cabeça, não conseguia nem mesmo comer tamanha era a dor e acredito que tenha sido por esses sintomas que inicialmente fui parar no psicólogo. Ao retornar ao neuro, troquei os medicamentos e mais uma vez tendo medo de me tornar dependente, parei o tratamento ainda na metade.
O problema é que com a pausa do tempo comecei a sentir muita dor em todas as articulações do corpo, essas dores também foram aumentando muito, me causando desconforto até estando parada, foi então que novamente procurei um médico, fiz diversos exames, tanto clínicos como ambulatoriais e durante todo esse trajeto sofria muito, por não saber o que estava acontecendo comigo, eu me sentia extremamente cansada e pensei muitas vezes em deixar as coisas como estavam, pois a minha certeza de que não teria solução era maior que a vontade de ficar bem.
Por fim, saíram os resultados dos exames e juntamente com a análise feita pela reumatologista recebi o diagnóstico de fibromialgia crônica devido ao mau uso de medicamentos. Segundo a doutora que me acompanha, o fato de ter tomado dezenas de medicações sem seguir o tempo dado pelo médico, prejudicou ainda mais a minha saúde, como se a cefaleia tivesse se expandido pelo corpo fazendo com que eu desenvolvesse fibromialgia, me explicando que isso ocorreu pois o meu organismo se acostumou com os fármacos que usei de forma errada e meu organismo já não suportando, a dor localizada acabou se espalhando para outras regiões do corpo.
Depois desse novo diagnóstico, comecei novamente um tratamento medicamentoso para ambas as dores e mais uma vez não tive o resultado esperando e por esse motivo hoje faço uso continuo de Tramal, mais uma série de vitaminas para fortalecimento. Durante todos esses anos sofri muito e ainda sofro, é horrível ver as pessoas duvidando das dores que eu sinto e que na realidade nem sei des-

crever. Por outro lado tem os meus pais que fazem de tudo para me ajudar e acabam sofrendo todas as vezes que estou em crise.

Eu já perdi a conta de quantas vezes deixei de trabalhar, estudar, sair com meus amigos e namorado por simplesmente não aguentar ou por medo de não aguentar passar o dia fora de casa, com medo de dar trabalho e acabar no pronto-socorro chorando de dor.

Para mim, viver com essas dores já se tornou normal, é uma rotina, não existe um único dia que eu não sinta essas dores e isso é muito triste, pois acabo me sentindo velha, preguiçosa e a palavra que me resume bem é 'medo'.

Tenho medo de piorar, tenho medo de trancar a faculdade mais uma vez, tenho medo de me afastar dos poucos amigos que ainda tenho, tenho medo de preocupar ou me tornar um peso para os meus pais, tenho medo de casar e ter filhos e não dar conta de cuidar deles. Tenho medo de não me fixar em um emprego pelas faltas que acabo tendo. Tenho medo de envelhecer antes do tempo, tenho tantos medos, mas acredito que o meu maior medo seja o de desenvolver um problema ainda mais sério e acabar me invalidando.

Viver com dores crônicas é isso, um eterno medo, uma insegurança sem fim e uma certeza inacabável.

As mulheres trouxeram suas impressões sobre como é viver com dor crônica e revelaram suas emoções e comportamentos diante dos eventos de sofrimento e dor. Para isso, foram considerados:

11.1.1 Doença/Diagnóstico

Esse tema considera todas as vivências interpessoais e estressantes das histórias de vida e de dor, que interferem na maneira como a dor é vivenciada pelas pessoas que a experimentam e que relatam essas experiências neste livro.

Nesta investigação, as participantes revelam, em seus discursos, a dificuldade em lidar com a doença e o processo de adoecimento a partir do desconhecimento do próprio diagnóstico e relatam a dificuldade para os profissionais que é fazer esse diagnóstico rápido e corretamente. Podemos observar esse fato no discurso das participantes Regina, Bárbara e Valquíria, como seguem a seguir.

O próprio diagnóstico é muito confuso. Não existe uma comprovação, fica difícil de ser comprovado, mas a dor é real (Regina).

Os médicos são descrentes quanto à fibromialgia (Bárbara).

Procurei especialistas, mas nada souberam fazer para me ajudar (Valquíria).

Para Schoedl e Campanini (2011), ocorre uma profunda sensação de alívio, em grande parte das pessoas que sofrem, quando conseguem entender, compreender a origem do seu sofrimento emocional e físico. Esse comportamento requer uma postura de confiança e credibilidade por parte do profissional que acolhe e escuta, ampliando para o paciente o conhecimento: "Elas necessitam de atenção e compreensão individualizada e específica, pois suas reações e consequências têm uma estreita relação com a história de vida, história do trauma, a capacidade de lidar com sentimentos e emoções e o impacto que a experiência teve em suas vidas" (SCHOEDL; CAMPANINI, 2011, p. 205).

Sobre a doença e sua percepção do quadro, que pode ser percebido como um facilitador de melhora e de aderência ao tratamento, as pessoas que convivem com experiências dolorosas sejam físicas, emocionais ou ambas, precisam de cuidados especiais.

Essas vivências, quando não trabalhadas, podem provocar sequelas importantes, como ansiedade, estresse e dificuldades cognitivas, contribuindo para a disfuncionalidade emocional e ocupacional das pessoas em adoecimento, já que se sentem responsáveis por uma qualidade de vida não desejada, não esperada, com grandes conflitos e prejuízos à vida em várias dimensões, principalmente quanto aos aspectos emocionais, como falaram algumas participantes nesta investigação:

Tenho tristeza, ansiedade e estresse (Maria).

Tenho tristeza, ansiedade, fadiga, cansaço, solidão e desamparo (Luiza).

Pude constatar, ao analisar a frequência e as circunstâncias, que ela, a dor, sempre decorria de algum estresse, ansiedade ou angústia (Paula).

Lipp e Malagris (2001) explicam que estresse não é uma doença que necessita ser tratada, mas pode se tornar um elemento facilitador para que a pessoa venha a adoecer se houver uma predisposição. Esclarece que o que é necessário identificar é como o organismo trabalha para retomar sua homeostase. Para tratar o estresse, é fundamental "ensinar à pessoa formas de lidar melhor com ele, evitar que se torne excessivo e prejudique sua saúde, assim como sua vida em geral" (LIPP; MALAGRIS, 2001, p. 487), como afirma Olívia ao relatar suas dúvidas com relação ao futuro:

> *De piorar, trancar a faculdade mais uma vez, me afastar dos poucos amigos que ainda tenho me tornar um peso para os meus pais, casar e ter filhos e não dar conta de cuidar deles, não me fixar em um emprego pelas faltas, envelhecer antes do tempo, desenvolver um problema mais sério e acabar me invalidando* (Olívia).

A dor produz um impacto negativo na qualidade de vida das pessoas que a vivenciam, favorecendo uma condição de estresse que as tornam vulneráveis a essa situação dolorosa. Por estressores compreendem-se todos "os riscos ou mudanças significativas no ambiente externo ou interno do organismo que geram, neste, a necessidade de adaptação" (QUEIROZ, 2009, p. 23-24).

É importante considerar:

> O estressor pode ser um agente nocivo físico ou psicológico que exige do organismo uma resposta a fim de adaptar-se. Os estressores físicos são constituídos por aquilo que ocorre externamente ao indivíduo, como um acidente, mortes, conflitos interpessoais e outros, enquanto os estressores internos são constituídos por mudanças hormonais, doenças, enfermidades, cognições, nível de assertividade, crenças, padrões de comportamento e a capacidade de enfrentamento. (QUEIROZ, 2009, p. 24).

Quando as pessoas se veem sem estratégias de enfrentamento diante da dor, possivelmente terão de enfrentar condições de limitações, incapacidades e disfuncionalidades, que demandarão maior controle e cuidado da saúde para que possam desempenhar seus diversos papéis de vida pessoal, profissional e familiar, como aponta a colaboradora:

> *Ela não enxergava o mal que me fazia. Desejava ter a minha família na esperança de formar minha família diferente da que eu tive* (Amanda).

Amanda refere-se ao relacionamento difícil com a mãe durante sua infância e as dificuldades familiares que passaram juntas em decorrência das necessidades materiais, pessoais e emocionais vividas pela família.

11.1.2 Conflitos

Essa categoria inclui os eventos estressores que fazem parte de diferentes contextos no entorno da participante. São dificuldades na comunicação associadas aos problemas do cotidiano. Encontram-se também nessa categoria as situações estressantes que fazem parte do contexto familiar apresentado pelas participantes.

> *No caso de quem tem dor, tudo é mais difícil, como a perda dos pais, conflitos familiares, afastamento da família* (Melissa).

> *A família é determinante para que possamos suportar com mais coragem essas experiências tão dolorosas, mas nem sempre é assim, às vezes eles nos faltam quando mais precisamos ou nos machucam quando não podemos nos defender* (Luiza).

De acordo com Berber et al. (2005), índices elevados de estresse interpessoal estão relacionados à intensidade da dor e a incapacidade funcional. Há indicações de que as doenças crônicas constituem um sintoma de reações emocionais, como estresse e mudança no meio familiar. Sardá Jr. (2014, p. 53) também pontua que existem alguns fatores que podem contribuir com a instalação, o desenvolvimento e a manutenção da dor crônica, tal como a presença de fatores afetivos e de humor que incluem a ansiedade, a depressão e o estresse.

> *Tenho desistido de alguns sonhos e objetivos por sentir que não vou terminar devido o ânimo e as dores constantes. É não viver, é vegetar* (Amanda).

> *Me tornei uma pessoa muito rígida, buscando sempre a perfeição que não existe* (Helena).

> *A gente fica de um jeito que não quer mais nada. É uma agonia no corpo da gente. Dói tudo, a gente não tem força para tocar a vida* (Luciana).

Essas questões se fazem constantes nos discursos de Amanda, Helena e Luciana, que trazem expressões que indicam a presença desses aspectos descritos.

De acordo com Sardá Jr. e Garcia (2012), quanto aos sintomas de depressão, vale ressaltar que esses sintomas só aparecem em pacientes com dores crônicas quando há uma associação entre dor e perdas, que se associam, por sua vez, a padrões de vulnerabilidade anteriores existentes na presença da dor. Discutem a importância da utilização do modelo biopsicossocial na depressão, estresse e ansiedade.

> [...] Orientados pelo modelo biopsicossocial, a dor não seria o único elemento desencadeador da depressão, mas a incapacidade e o estresse associados a essa condição poderiam ser fatores importantes para a manifestação de sintomas de depressão, que concomitantemente contribuiriam para a manutenção e o agravamento tanto de estados emocionais quanto de processos cognitivos disfuncionais. (SARDÁ JR.; GARCIA, 2012, p. 80).

Apresentamos a fala de algumas colaboradoras deste estudo, que ressaltaram seus conflitos e questões sobre como se sentem e como se comportam diante de uma situação conflituosa como a experiência dolorosa:

> *Tenho vivido com a dor, trato, alivia, mas não cura* (Diana).

> *Desde os quinze anos bebo demais* (Marília).

Marília relata uma história de abandono afetivo e rejeição, uma necessidade de ser amada para escapar do sofrimento e da dor emocional que a acompanha desde a infância, que parece não ter sido suprida pela família. Precisa afastar-se da realidade para poder suportar a dor. Na vida de Marília, em suas relações, pouco ou nada tem sido duradouro o suficiente para preencher o vazio existencial.

> *Não quero ficar sofrendo* (Denise).

> *Dor, não posso me livrar dela um só momento. Não lembro exatamente o tempo* (Luíza).

Luiza apresenta um alto nível de intensidade dolorosa e emocional, que possivelmente acontece pela forma como se relaciona com sua dor e as experiências vividas e sofridas durante sua infância.

Paula comenta sobre sua relação com a dor dizendo como se sentia e sente-se diante dessa vivência. Ela afirma:

> *De repente, eu me via completamente catatônica, inativa, e por dentro um furacão de pensamentos atropelavam a mente, o peito* (Paula).

Paula fala de uma dor vivenciada desde a infância, cujo nome só soube na adolescência e que experimenta até hoje. É tempo e dor demais para uma pessoa lidar, como diz, "um *furacão*" arrasando sua vida.

Na literatura, encontramos em Rangé (2001) que o cerne das desordens de ansiedade é o conceito de vulnerabilidade, que se entende como a percepção que uma pessoa tem de si mesma, quando enfrenta perigos internos ou externos os quais não possui nenhum recurso para controlar. Esses recursos podem estar faltando ou são insuficientes para poder oferecer a segurança que as pessoas precisam para enfrentar essas situações.

Rangé (2001, p. 94) refere: "O contexto, a falta de habilidades específicas para determinadas situações, a experiência anterior, a interferência da ansiedade no desempenho eficaz, as previsões catastróficas, cada uma, algumas ou todas poderão contribuir para a intensificação de suas reações."

Significa que, se uma pessoa for exposta a uma situação de ameaça, pensamentos automáticos, catastróficos e ruminativos ativarão a vulnerabilidade, que dispara e persiste, aumentando, assim, o nível de ansiedade, como explica Rangé (2001).

De acordo com Clark e Beck (2012), a preocupação é uma estratégia de enfrentamento que pode ser considerada como mal-adaptativa, já que tem uma função de ajustamento de processos de ameaças automáticos, sobre as quais a pessoa não possui nenhum controle, o que contribui para a manutenção da ansiedade.

Sardá Jr. e Garcia (2012, p. 80) pontuam: "Pacientes com dor crônica e altos escores para ansiedade provavelmente tenham uma percepção distorcida sobre o evento doloroso e respostas menos efetivas à dor. Fato que poderia contribuir para o aumento do sofrimento mental, consequentemente para incapacidade física e depressão."

É importante pensar sobre a necessidade de estratégias de enfrentamento mais adaptativas diante da dor, como mencionam Portnoi, Nogueira e Maeda (2008, p. 294), que definem como enfrentamento "todos os esforços cognitivos e comportamentais que mudam constantemente para lidar com exigências [...] avaliadas como sobrecarregando ou excedendo os recursos" da pessoa, exemplificadas pelo pensamento das colaboradoras:

> *Eu tenho que seguir em frente, mesmo que essa dor queira me parar* (Lucia).
>
> *Não consigo fazer nada. Alguma coisa simples, você programa e não consegue realizar nada* (Líliam).

Quais recursos são necessários para que as pessoas se tornem mais capazes de lidar com a dor diariamente?

Um dos aspectos mais importantes na vivência dos conflitos é considerar como se sentem pessoas que têm dor ao perceberem como seus familiares, amigos e colegas de trabalho veem seu sofrimento. Pessoas que poderiam validar o sofrimento e a dor passam a duvidar, questionar sua existência, como pontuam Silvia e Bárbara:

> *As pessoas dizem como é possível uma pessoa nova viver com dor o tempo todo* (Silvia).
>
> *Pior que a dor é a sensação de descrédito* (Bárbara).

Esses são pensamentos e sentimentos comuns nas vozes dessa demanda.

A resposta emocional ou comportamental apresentada diante de uma dor que é persistente é como uma forma de compensação para seus estados subjetivos e aversivos, como explicitam Clark e Beck (2012). Significa que tanto pensamentos quanto sentimentos e imagens indesejados e perturbadores podem interferir no desempenho da vida diária, alterando a intensidade da dor.

Portanto, é necessário considerar outros eventos que podem ser responsáveis pela exacerbação da dor, como as vivências traumáticas experimentadas e narradas pelas colaboradoras.

11.1.3 Vivências traumáticas

Incluem todos os assuntos que têm relação com as vivências estressantes e conflitivas da história de vida das participantes, considerando as experiências de perdas, principalmente as emocionais.

Foram descritas as vivências associadas à negligência dos cuidadores como abandono, agressões físicas e/ou psicológicas na infância, a responsabilidade precoce no cuidado pessoal e com os irmãos, também na infância. Foram apresentados relatos de parceiros vistos como irresponsáveis, indiferentes e agressivos. São atribuições aos comportamentos das pessoas que fazem parte do contexto familiar e social que foram associados à dor, como exemplificados a seguir na fala das participantes:

> *Perdas significativas. Perdi meu pai, algum tempo depois minha mãe e em um mesmo acidente, perdi meus dois irmãos e outros familiares. Em um curto espaço de tempo* (Sandra).

> *Meu irmão morreu repentino. A morte dele foi uma tristeza muito grande* (Aline).

> *Na minha infância tinha uma coisa que me chocava muito, meu pai gostava de beber e ele usava uma arma e atirava dentro de casa. Tinha medo que se machucasse e não conseguia correr* (Maria).

A dor é um "dado privado" (HELMAM, 2008, p. 171). Para conhecermos a existência da dor de alguém, precisamos de um relato pessoal, verbal ou a partir de uma comunicação não verbal. Quando essa situação acontece, a percepção privada da dor se torna um fenômeno público e social, como exemplifica Daniele, em seu discurso, ao falar sobre sua vivência familiar:

> *Sempre penso se as dores não teriam a ver com a infância complicada, a relação tumultuada dos meus pais, história de abandono e traição. Falta de alimentos, dinheiro para as coisas mais simples da vida* (Daniele).

As pacientes verbalizam as experiências dolorosas vividas, como o faz Luiza em relação ao abuso sofrido na infância:

> *Abuso sexual infantil pelo meu pai, dos seis aos onze anos* (Luiza).

Sua fala torna o comportamento do pai um fenômeno público e conhecido, podendo ser um modo de buscar alívio da dor emocional por tanto tempo guardada, que, em sua experiência, parece traduzir-se na forma de adoecimento físico e emocional, considerando as dores presentes, a artrite reumatoide e a fibromialgia.

Os eventos traumáticos provocam respostas fisiológicas de estresse que, consequentemente, aumentam a dor, como exemplificado pelas colaboradoras deste estudo, Janice e Amanda, que falam das suas experiências:

> *De madrugada, aos sete anos fui acordada para trabalhar na olaria do meu pai. Esforçava-me muito para agradar meu pai. Ele era alcoólatra, agressivo, nos batia e não escolhia lugar para bater, feria, a intensidade das agressões eram sem medidas. Abandono do primeiro marido e traição do segundo marido* (Janice).

> *Meu padrasto abusava de mim e fazia minha mãe me maltratar. Meu pai, bêbado, espancava minha mãe. Meu marido me traiu, acho que eu o sufocava* (Amanda).

Amanda justifica o comportamento de abandono do marido, dizendo que "*o sufocava*", assumindo a responsabilidade de ser abandonada por ele. De acordo com Falcone (2001, p. 51), as "cognições disfuncionais afetam as emoções e o comportamento e são afetadas por elas". A pessoa passa a ter pensamentos negativos sobre si mesma, o mundo e o futuro. Percebe-se como pessoa inadequada, defeituosa, indesejável e sem valor.

Vandenberghe (2014) identifica em sua pesquisa comportamentos nos quais pessoas com dor apresentavam submissão e assumiam papéis em sua vida, com a família, que não desejavam para si mesmas. Outras lutaram contra a frustração, desenvolvendo comportamentos rígidos em seus relacionamentos interpessoais, exigindo do outro o mesmo que dela exigiram. E ainda os que atendiam de modo desproporcional aos caprichos e desejos do outro, apenas para não serem ignorados. Todos esses padrões de comportamento "são disfuncionais, porque, ao tentar rigidamente evitar o que temem, os pacientes não obtêm dos relacionamentos o que precisam" (VANDENBERGHE, 2014, p. 29).

Esses padrões de comportamento parecem indicar uma ausência de atitudes de enfrentamento importantes para suportar as demandas que a dor traz, considerando que, de um jeito ou de outro, a dor faz parte da vida de quase todos nós. Com relação à dor crônica, diferentemente da dor aguda, na maioria das vezes, trata-se de uma condição permanente e traz consigo limitações e incapacidades, bem como a necessidade de cuidados pela vida toda ou grande parte dela.

Esses esforços cognitivos, comportamentais e emocionais, na situação de adoecimento, trazem um fardo difícil demais para suportar sem as devidas estratégias para lidar com a situação, pensando-se que essas estratégias devem considerar o que é melhor para a pessoa, de acordo com o que pensa e sente, seu próprio ponto de vista em relação a essas estratégias na experiência da dor.

É importante pensar o quanto essas pessoas se veem derrotadas, cheias de sofrimento e frustrações diante do que tem de padecer com sua dor, seja ela qual for, e com sua própria vida, considerando as diversas histórias vividas pelas participantes, traduzidas em seus discursos:

> Tenho Bartolinite há três anos, sinto muita dor. Nunca posso operar, sempre tem uma desculpa. Vivo cheia de pus, além da fibromialgia (Larissa).

> Amputação dos dedos da mão em acidente de trabalho (Joana).

> Perda dos pais, conflitos familiares, afastamento da família (Melissa).

Histórias de vidas são traduzidas em dor, descrédito, perdas e abandono diante de sentimentos de menos-valia, sofrimento e impotência. São sentimentos pela perda de um filho, de um irmão, de um marido, dos pais e talvez a mais dolorosa das perdas: a perda de si mesma.

É importante pensar sobre como essas pessoas enfrentam todas essas dificuldades, a perda de sua integridade e de parte de suas vidas. Quais estratégias são necessárias para o alívio tão desejado? Quais são as estratégias que as pessoas em sofrimento utilizam para alívio da dor? Muitas vezes, na tentativa de controlar a dor, elas conseguem apenas lutar com a dor, exacerbando-a ao invés de diminuí-la, apresentando piora em vez de melhora dos sintomas.

11.2 ESTRATÉGIAS DE ENFRENTAMENTO

Apresentamos a seguir as habilidades e estratégias de enfrentamentos (*coping*) utilizados na vivência da dor. De acordo com Portnoi (2014, p. 212), as pessoas que têm dores crônicas "vivem um esforço contínuo de adaptação".

> Adaptação à sensação desagradável, aos sintomas inusitados e variáveis, às diversas limitações físicas, à desestruturação da vida cotidiana e da vida social, à paralisação dos planos de futuro.

> Adaptação é um conceito amplo que abrange rotinas, pensamentos e comportamentos automáticos, além do processo de enfrentamento propriamente dito. (PORTNOI, 2014, p. 212).

O enfrentamento tem como função cuidar das "relações entre o indivíduo e seu ambiente para aperfeiçoar o processo de adaptação e a sobrevivência do organismo" (PORTNOI, 2014, p. 212). No entanto, para desenvolver essa função, é necessário que se utilizem as chamadas *estratégias de enfrentamento*. Para que isso aconteça, é necessário especificar que comportamentos adaptativos "são muitas vezes automáticos, por exemplo, deitar-se, evitar movimentos, proteger a área de dor", enquanto que estratégias de enfrentamento exigem das pessoas, "esforços cognitivos e comportamentais" (PORTNOI, 2014, p. 212).

Segundo Sardá Jr. e Garcia (2012), qualquer tipo de situação estressora, seja ambiental ou psicológica, como o adoecimento, exige estratégias de enfrentamento, o uso de recursos comportamentais e cognitivos para que a pessoa consiga lidar com as situações difíceis na experiência de dor. Para esses autores, há um papel importante em relação aos fatores que, de alguma maneira, contribuem para esses enfrentamentos. São eles: crenças, atitudes e afetos, que podem trazer prejuízos à saúde, como apresentam Julia, Karina e Joyce ao explicarem como é viver a dor em seu dia a dia.

> *Quando começa a doer deito na minha cama e durmo para não sentir dor* (Julia).
>
> *Não dou mais conta sozinha. É muita coisa* (Karina).
>
> *Muitas vezes desanimo de procurar os recursos* (Joyce).

Crenças são pensamentos que a pessoa tem a respeito da sua dor que podem influenciar na sua percepção do fenômeno doloroso, tal como sugerem Moraes e Pimenta (2014, p. 77), que falam da existência de "crenças capazes de influir na magnitude do quadro álgico, na aceitação do fenômeno doloroso, na adesão ao tratamento e na piora da incapacidade". Isso implica considerar a forma como a pessoa compreende sua dor e qual o significado que dá a comportamentos e emoções na vivência da dor.

Em relação às crenças disfuncionais, Sardá Jr. e Garcia (212, p. 88) referem que o trabalho cognitivo "implica em analisar erros de interpretação da realidade ou falta de lógica no conteúdo e as interferências que essas crenças causam em comportamentos e emoções" do indivíduo, a partir de um trabalho terapêutico adequado.

Hoje, o grande desafio é buscar compreender como o indivíduo se insere no mundo e a melhor forma de tratá-lo, já que a "doença exige do paciente a elaboração do luto pela perda da saúde, da autonomia, da independência, e em consequência, o reajustamento psicossocial" (PALMA, 2014, p. 98).

Trabalhos psicoeducativos podem ajudar o paciente com dor crônica a desenvolver um comportamento ou uma postura mais ativa e interessada em relação à sua própria saúde, assim como a percepção de algum controle e a compreensão de que uma parte significativa do seu cuidado está em suas mãos, interferindo na aderência ao tratamento, como explica Palma (2014).

11.2.1 Tratamento/Procedimentos

Para Pimenta e Ferreira (2006), a experiência dolorosa está intrinsecamente relacionada às concepções (conhecimento, crenças, atitudes) sobre a dor e seu manejo, adquiridas na vivência em sociedade e pelas experiências anteriores. Resultam em comportamentos, significados e expectativas quanto ao quadro doloroso e à sua evolução. Os aspectos cognitivos influem de modo decisivo na apreciação, na expressão e na tolerância à dor. O conhecimento, as expectativas, as crenças e as atitudes da pessoa em relação à dor e ao tratamento fornecem dados sobre as necessidades educacionais e de ajuste de significados e expectativas.

Pimenta e Ferreira (2006, p. 127) afirmam: "O aparelho psíquico também se altera frente à dor constante. Há uma tendência a surgir humor deprimido, ansiedade, raiva, hostilidade e depressão. Ocorre modificação no estilo de pensamento, com presença de erros cognitivos. O pensamento tende a ser catastrófico, generalizante, negativamente seletivo."

Um diagnóstico preciso nem sempre é uma tarefa fácil, considerando que, no caso da dor, existem comprovações científicas da presença de variáveis biológicas e psicológicas, dadas as características, etiologia e manifestações do fenômeno álgico, bem como em relação a aspectos subjetivos da dor em diferentes pessoas, ou seja, como cada um sente e reage diante de um evento de dor, como apontam Portnoi, Nogueira e Maeda (2008, p. 294):

> Todos os esforços cognitivos e comportamentais que mudam constantemente, para lidar com exigências [...] avaliadas como sobrecarregando ou excedendo os recursos do indivíduo. [...] Nos casos de dor crônica, a importância de recursos e estratégias de enfrentamento está estreitamente relacionada à sua influência na adaptação ou ajustamento à condição de cronicidade para a qual, há poucos parâmetros de aprendizagem e comparação, tanto individualmente como no conhecimento social compartilhado. (PORTNOI; NOGUEIRA; MAEDA, 2008, p. 294).

As mulheres queixaram-se da demora do diagnóstico e também do descrédito dos profissionais em relação ao que sentem. Esses comportamentos dos profissionais de saúde, muitas vezes, levam-nas a uma falta de aderência ao acompanhamento profissional, como explicitam algumas participantes dessa demanda. Usualmente essas mulheres fazem acompanhamento clínico em diferentes especialidades, como Reumatologia, Clínica Geral, Psiquiatria, Ortopedia, Cardiologia, Neurologia, Otorrinolaringologia, Oncologia, Dermatologia, Odontologia e outras modalidades terapêuticas.

As mulheres, em suas histórias com a dor, especificam outras modalidades de tratamentos utilizados, como a Fisioterapia, a Psicologia, a Musicoterapia, a Nutrologia e a Enfermagem, acompanhadas de terapias medicamentosas diversas utilizadas para a dor, mas também para a depressão, como explicitam:

> *Comecei a fazer tratamento para a depressão* (Amanda).
>
> *Faço tratamento com remédios antidepressivos* (Aline).
>
> *Tratamento psiquiátrico inicialmente para a depressão, [...] Tenho lapsos de memória* (Larissa).
>
> *Tomo antidepressivos e remédio para dormir* (Líliam).

É importante pensar que algumas colaboradoras, em seus tratamentos psiquiátricos, mencionaram tomar medicação; e outras, não. Algumas mulheres também utilizam outras estratégias de tratamento e relatam como se sentem em relação a elas:

> *Consegui entrar em um grupo de dor que me olhou de forma diferente, como ser humano* (Sofia).
>
> *Com psiquiatra, dermatologista, psicologia, hidroginástica, musculação, acupuntura, fisioterapia. Não faço mais uso de remédios controlados. Estou tendo resultados surpreendentes* (Helena).

Helena comenta sobre sua atual condição de saúde, sendo uma das poucas participantes que refere um resultado positivo do tratamento.

> *Tratamento medicamentoso, psicoterapia, fisioterapia, boas orientações e grupo de dor* (Manuela).
>
> *Tratamento médico, medicamentoso e grupo de dor* (Fernanda).

Sofia, Helena, Manuela e Fernanda participam do mesmo grupo de dor em hospital reconhecido no atendimento a pessoas com dores e doenças crônicas.

Esses depoimentos são indicadores da importância do tratamento multidisciplinar; por exemplo, as clínicas de dor para tratamento de pessoas com dores crônicas, embora, nessa demanda, poucas mulheres beneficiem-se dessa modalidade de tratamento, considerando que nem sempre os profissionais que as atendem façam os devidos encaminhamentos ou também porque os pacientes desconhecem essa terapêutica.

Para algumas participantes, outras atividades como yoga, hidroginástica, musculação, massoterapia e acupuntura trazem resultados significativos. Algumas passaram por diversos tratamentos, que também incluem procedimentos cirúrgicos, quimioterapia, radioterapia e exames diversos, como afirmam Antonia e Regina:

> *Fui ao neurologista fazendo eletros e ressonância magnética* (Antonia).
>
> *Tratamento multidisciplinar, atividade na água, hidroterapia, acupuntura, liberação miofascial, terapia, atividade física, yoga, autoconhecimento* (Regina).

Sardá Jr. (2007, p. 46) especifica a importância das atividades físicas para pacientes com dores crônicas explicando que:

> Muitas vezes execrados pelos pacientes, dado o temor de provocar ainda mais dores, os exercícios físicos normalmente ajudam a diminuí-las, ao favorecerem a manutenção do tônus muscular,

aumento da força, resistência e flexibilidade. Apesar do desconforto gerado no momento de sua execução, muitas vezes os exercícios podem também preencher o tempo e contribuir para o controle das sensações dolorosas através da consciência corporal.

Com relação aos tratamentos e procedimentos, Goldenberg (2008) esclarece que o objetivo do tratamento deve levar em conta o alívio da dor e do sofrimento, melhorar a qualidade do sono, trabalhar os distúrbios de humor, buscando com isso melhor qualidade de vida para o paciente. Para isso, segundo essa autora, é necessário considerar o tratamento farmacológico, mas também o não farmacológico (as diversas modalidades de terapias) e, de acordo com seu ponto de vista clínico, "convém salientar que o tratamento medicamentoso isolado produz resultados limitados" (GOLDENBERG, 2008, p. 64-65).

Goldenberg (2008) explicita, ainda, que o tratamento começa com a educação do paciente em relação à dor. O que ele precisa saber a respeito? Ela responde que precisa conhecer "o que ele tem, as principais causas e fatores desencadeantes, como pode ser tratado e o mecanismo de ação das drogas" (GOLDENBERG, 2008, p. 66). Esse conhecimento pode facilitar a busca de melhor qualidade de vida e despertar o desejo de se autoajudar.

Outros fatores importantes devem ser considerados, como os comportamentos apresentados diante da dor crônica, especificados na questão da dependência e da submissão, discutida a seguir.

11.2.2 Dependência e submissão

Essa categoria considera os comportamentos em relação às outras pessoas. A pessoa com dor necessita de aprovação e aceitação, razão que a deixa vulnerável em relação às suas próprias inseguranças. Sente-se rejeitada, esforça-se para evitar a rejeição. Essa atitude pode fazer com que não perceba o apoio social que está sendo oferecido e, assim, pode se tornar vulnerável às críticas.

Nos estudos sobre as estratégias de enfrentamento da dor, autores como Esteve, Ramírez e López (2004) apontam a dependência como uma característica comum em pacientes que adotam estratégias de enfrentamento passivas. Esse comportamento apresenta-se na fala das participantes do estudo:

> *Ela não me deixa, nunca me abandona. Penso que é porque a aceito* (Luiza).
>
> *Você cansa de lutar. Ela vem o tempo todo e não avisa. Viver com a dor de forma mais passiva* (Sandra).
>
> *Não me vejo mais sem dor. Vou viver como ela me permite viver* (Lucia).
>
> *A dor faz parte de mim. Não consigo me separar dela e de tudo o que ela representa para a minha vida* (Melissa).

De acordo com Penido (2014, p. 160), os pacientes reconhecem-se como doentes e ocorre uma "adesão à identidade de doente". Assumem essa identidade diante do grupo social no qual se inserem e perante o grupo familiar.

Ainda:

> Muitas vezes, no processo de estruturação dessa identidade, os pacientes são liberados de assumir responsabilidades e obrigações, e esses ganhos podem se tornar reforçadores para à adesão à identidade de doente. Os ganhos secundários podem ser os reforçadores sociais, como a atenção da família [...], além da esquiva de situações sociais conflitivas ou de impotência e submissão. (PENIDO, 2014, p. 160).

A submissão tem dupla função para a pessoa: a de remover o evento aversivo (rejeição e desaprovação de outros) e a de saciar a privação de afetos nas relações interpessoais (ser querido para o outro). O desejo de aprovação deriva do intercâmbio com outros reforçadores, como o prestígio explicado por Skinner (2004).

Algumas características importantes foram identificadas em pacientes com doenças crônicas, na vivência de dependência e submissão, que se apresentam como a

> [...] supervalorização de sensações corporais, catastrofização dos sintomas de dor, redução da qualidade de vida em relação à dor, baixa capacidade de solucionar problemas, baixo nível de autoeficácia diante dos problemas da vida e nível elevado de dependência. (PENIDO, 2014, p. 168).

Um exemplo desse tipo de comportamento e de sentimentos encontra-se nas histórias das participantes deste estudo, como citado a seguir:

> *Já me acostumei com a fibromialgia* (Larissa).

Um indicador da dependência e submissão à dor.

> *Fico esperando o pior, quando e como ela voltará* (Paula).

Não há nenhuma garantia de que a dor se repetirá, embora haja uma grande possibilidade. As colaboradoras apresentam um comportamento de preparo e de espera pela dor:

> *Às vezes tento dormir sem tomar remédios e não consigo* (Valquíria).

A colaboradora destaca seu comportamento de dependência e submissão à dor e também comenta sobre sua relação com os fármacos utilizados para dormir e que mesmo com a utilização desses medicamentos, o sono não é reparador como também apontam outras mulheres nessa demanda.

É importante considerar as dificuldades, para essas colaboradoras, quanto à aceitação do uso dos fármacos, que, segundo elas, não trazem os efeitos desejados:

> *Não estava dando resultado, fico dois, três dias sem tomar o medicamento para ver se melhoro. Nada dá resultado. Pensei em parar com todos os meus tratamentos* (Rosa).

Kobayashi (2014) esclarece que, mesmo que a dor seja a queixa mais importante na percepção das pessoas com dores crônicas, existem sintomas associados às dimensões psicológicas, sociais e familiares. Esses sintomas trazem à dor uma característica de persistência e incapacidade, com um sofrimento emocional bastante significativo à perda da capacidade funcional, pelas restrições físicas, psicológicas e sociais, fortalecendo a submissão e a dependência dessas pessoas à sua dor.

A falta de assertividade poderia ser fator reforçador para se manter doente ou aderido à dor.

11.2.3 Assertividade

Queiroz (2009) confirma que a assertividade está relacionada às atitudes dos participantes quanto às habilidades interpessoais. Estão ligadas aos objetivos a serem alcançados pelas pessoas em termos de receber ajuda; apoio social; iniciar, manter e encerrar relacionamentos; pedir desculpas; poder expressar raiva; saber lidar com críticas; falar com outra pessoa sem causar constrangimentos dos quais poderá arrepender-se mais tarde.

Luiza exemplifica comentando:

> Falo sempre o que eu estou pensando. Penso sempre antes de falar. Não quero magoar. Procurei pessoas em quem eu tinha confiança para contar o que havia acontecido comigo (Luiza).

Com relação à narrativa de Luiza, os pesquisadores Adler (1989) e Unternabrer (2006), citados por Oliveira e Ribeiro (2006), postulam que existe uma discussão sobre um tema controverso, que é a "associação entre dor crônica e história de abuso e maus tratos na infância [...] considerando que estes poderiam criar uma vulnerabilidade psicológica e neurobiológica à experiência da dor" (OLIVEIRA; RIBEIRO, 2006, p. 11).

Com relação à assertividade, é importante considerar os depoimentos das mulheres em relação a comportamentos e atitudes assertivos diante da dor:

> Não tenho que aceitar que a dor me pertence. Respeito é o que eu quero (Joana).

> Falo sobre o que me incomoda, peço ajuda. Faço o que consigo, o que não consigo não faço (Melissa).

As pessoas com dores crônicas tendem a apresentar dificuldades relativas aos seus comportamentos, mas podem aprender a lidar e expressar suas emoções e sentimentos sem agressividade ou passividade exacerbados.

Por assertividade, entende-se "a capacidade de expressar os sentimentos e pensamentos de forma adequada" (PEREIRA, 2007, p. 63). A falta de assertividade acontece em decorrência de um desconhecimento de uma forma melhor e mais adequada para se comunicar com as outras pessoas, amigos, família, profissionais, cuidadores, entre outros. Mas a grande questão talvez seja definir o que é adequado para cada pessoa, considerando que para cada um pode implicar coisas diferentes.

Sardá Jr. e Garcia (2012, p. 88) apontam, em relação ao desenvolvimento da assertividade, que:

> O treino assertivo e o desenvolvimento de habilidades sociais são metas a ser buscadas na terapia. Diversas pessoas têm dificuldade em identificar seus sentimentos e necessidades e expressá-los de forma adequada. No caso das pessoas que convivem com dores crônicas isso é ainda mais exacerbado. Promover essas habilidades contribui para que o paciente possa expressar de forma mais adequada suas emoções, necessidades e limitações, o que contribuirá para a redução de estresse e estados de humor negativos, que, de certa forma, podem contribuir indiretamente para a exacerbação da intensidade dolorosa.

O treino assertivo justifica-se porque serve tanto para aumentar a autoestima da pessoa com dor quanto para reduzir a ansiedade e a depressão, pois permite que ela fale sobre seus sentimentos e pensamentos aos outros. Falcone (2000, 2001) aponta a empatia como uma forma de habilidade complementar à assertividade e que, juntas, podem resultar em comportamentos mais ajustados.

Algumas participantes deste estudo confirmam essa ideia considerando Julia, Manuela e Regina quando afirmam:

> *Ainda consigo sair, trabalhar, conviver com amigos e familiares. Dou graças por isso* (Julia).
>
> *Posso ter vida social, sexual, viajar, dirigir* (Manuela).

Manuela reconhece a importância de tudo que consegue realizar na sua rotina diária e valoriza suas conquistas.

> *Não é um caminho fácil* (Regina).

Regina é a colaboradora mais envolvida em seu tratamento, no sentido das muitas atividades que busca realizar para encontrar o alívio da dor.

Penido (2014) explica que a aprendizagem das habilidades sociais dá-se de forma assistemática, no convívio em espaços diversos e com diferentes pessoas, como amigos, pais, parceiros e colegas de trabalho. Mas essa aprendizagem pode ocorrer por meio dos programas de treinamento de habilidades sociais, especificamente o desenvolvimento da assertividade, de forma sistemática. O contrário disso é explicitado por Luciana:

> *Eu tinha um projeto de mudar, mas não dá por causa dos filhos* (Luciana).

De acordo com Guimarães (2001), a prática assertiva inclui a expressão de afetos e opiniões de modo direto e a conquista de um tratamento justo, igualitário e livre de demandas abusivas por parte daqueles que vivem no mesmo ambiente social ou familiar. Essa mesma autora explica como ocorre a falta da assertividade:

> O principio teórico pressupõe que comportamentos de preocupação e medo são aprendidos a partir da interação com modelos autoritários durante o desenvolvimento e inibem as respostas espontâneas e naturais da pessoa, que deixa de expressar suas emoções, evita contatos visuais diretos e teme apresentar opiniões aos outros. (GUIMARÃES, 2001, p. 120-121).

Falcone (2014) exemplifica dizendo que a habilidade de dizer "não" está relacionada com a assertividade e a empatia. Conseguir dizer "não" e pedir mudanças de comportamento é exemplo de habilidades assertivas que muitas vezes não são observadas no comportamento das pessoas. Foram observados nessa demanda alguns comportamentos assertivos, comentados a seguir:

> *Luto e sigo em frente* (Sandra).
>
> *Eu estou tocando a minha vida* (Maria).
>
> *Ouso até dizer que melhorei alguma coisa* (Líliam).

A assertividade, de acordo com Winterowd et al. (2003), é necessária para pacientes com dores crônicas, pois precisam comunicar-se com diferentes pessoas em seu cotidiano, como cônjuges, filhos, familiares, profissionais, e é importante que falem sobre o que sentem e o que pensam, como relatam Silvana e Bárbara.

> *Confesso que não foi nada fácil* (Silvana).

Mas existem aquelas que não compreendem o quanto podem fazer por si mesmas ao expressarem o que realmente sentem e pensam.

Falo muito pouco dela (Bárbara).

Referindo-se à sua dor e a pouca assertividade presente em suas vidas como pessoas com dor crônica.

Winterowd et al. (2003, p. 163) explicam que as pessoas com dores crônicas também precisam desenvolver a assertividade e aprender "a lidar com sua dor e melhorar suas relações com os outros; aprender a compartilhar necessidades e vontades sem ofender outras pessoas no processo pode melhorar a qualidade das relações e favorecer o recebimento de suporte".

11.3 COMPORTAMENTOS OBSERVÁVEIS

Os comportamentos nomeados de dor ocorrem por conta do sofrimento experimentado por essas pessoas com doenças crônicas e é representado por atitudes ou posturas expressas ou não referentes a um dano tecidual. Esses comportamentos podem manifestar-se de formas diversas como mancar, fazer caretas, deitar-se ou massagear as partes do corpo doloridas ou mesmo demonstrar seu sofrimento isolando-se das demais pessoas do seu convívio, não participando de eventos sociais e familiares.

Pacientes com dores crônicas costumam apresentar o chamado *comportamento de dor*, no qual tocam as partes dolorosas do seu corpo na busca de alívio da dor, como comentam Líliam e Diana:

Corpo todo dolorido, sempre enclausurada na cama (Líliam).

Quero ficar quietinha no meu canto (Diana).

Quando o alívio esperado não ocorre, surgem atitudes evitativas relacionadas à fuga e esquiva quanto ao que a pessoa pensa que aumenta sua dor.

11.3.1 Comportamentos evitativos relacionados à fuga e esquiva

Algumas participantes apresentam um comportamento de fuga ao contato com a dor e referem o quanto é difícil lidar com tudo o que a dor provoca:

> *Descrever uma dor é uma tarefa difícil, pois é preciso revivê-la* (Paula).

Reviver a dor implica sofrimento. Na perspectiva de Paula, existe um desejo de evitar a dor e o sofrimento a qualquer custo, considerando o desgaste físico e emocional que é revivê-la constantemente ao ser atendida por diferentes profissionais.

Outras colaboradoras também contam sobre seus sentimentos em consequência desse sofrimento tão presente em cada uma delas. Luciana explica esse sentimento e a maneira como se comporta:

> *Às vezes, quando eu saio de casa, não tenho mais vontade de voltar para casa. Já pensei em fugir, mas não dá* (Luciana).

> *O sono não é reparador, sinto vontade de ficar deitada o tempo todo. Tomo o meu remédio de dormir também durante o dia para continuar dormindo* (Rosa).

Rosa indica, em seu discurso, o risco de não seguir o tratamento medicamentoso como recomendado pelos médicos, indicando um comportamento perigoso com o seu uso inadequado e a depressão resultante da sua vida com dor.

> *Um sorriso no rosto e por dentro desejando às vezes não acordar mais, que assim não sentiria mais dor. Minha vontade era ter um quarto só meu, com chaves para que eu não precisasse sair mais dali. Às vezes, tenho vontade de morrer* (Amanda).

Botega (2015, p. 97) explicita a possível relação entre dor e suicídio, ao comentar sobre os fatores de risco, como a família, questões de abuso físico, emocional e também sexual, e o papel das doenças físicas. Com relação ao fator doenças físicas, explica:

> Os índices de suicídio são maiores em portadores de doenças físicas que causam comprometimento funcional, desfiguração, dor e

dependência de cuidados de outrem: tumores malignos, infecção por HIV, lúpus eritematoso sistêmico, insuficiência renal, doença pulmonar obstrutiva crônica, doenças neurológicas degenerativas.

De acordo com Rangé (2001, p. 90), é importante considerar "que qualquer emoção depende da avaliação que um indivíduo faz de uma situação". Ou seja, as reações de uma pessoa diante de um evento estressante, "sugere a existência de distorções no processamento cognitivo que pode requerer uma intervenção reparadora" (RANGÉ, 2001, p. 90), psicoterapêutica.

No modelo de intervenção cognitiva, a pessoa aprende a pensar sobre si mesma e seu adoecimento de forma mais objetiva e realista, corrigindo suas percepções acerca de suas vivências com a dor crônica. Essa reestruturação cognitiva é descrita por Rangé (2001, p. 92-93), que afirma que, para que a pessoa consiga perceber a existência de pensamentos automáticos sobre os quais não tem controle, é necessário:

> Observar e controlar seus pensamentos automáticos depois que ele reconheça os vínculos entre cognições, afetos e comportamentos; examinar evidências pró e contra seus pensamentos automáticos; substituir as cognições automáticas tendenciosas por outras mais orientadas para a realidade; e aprender a identificar e alterar as crenças (esquemas) disfuncionais que sustentam e geram os pensamentos automáticos.

Para esse estudioso, alguns fatores contribuem para o estado emocional da pessoa com dor: a falta de habilidades muito específicas que ajudarão na resolução de problemas, as experiências vividas, a interferência de comportamentos de ansiedade e de catastrofização, sendo que cada um desses fatores, separados ou juntos, de um modo ou de outro, contribuirão para a intensificação das reações emocionais.

Assim relatam algumas participantes:

> *Não tenho persistência nas coisas e fujo muito do que é novo. Justifico tudo com a dor* (Karina).

> *Não é sempre fácil. Mas sempre procuro evitar, fugir mesmo de coisas, atividades que possam me trazer a dor de volta* (Melissa).

> *Não quero falar que estou com dor. Escondo a minha dor* (Joana).

Esses relatos mostram que a forma como as pessoas se sentem emocionalmente e como se comportam está diretamente relacionados ao modo como elas interpretam e pensam sobre a situação que elas vivem. Beck (2013, p. 50) expõe que "a situação em si não determina diretamente o que elas sentem ou que fazem; a sua resposta emocional é mediada pela percepção da situação". Podemos observar na fala de Bárbara:

> Dizem que sou resistente à dor, talvez seja mesmo. Prefiro não falar. A vontade que tenho é de não falar com ninguém e muito menos responder como estou me sentindo (Bárbara).

Outras participantes, como Diana, Daniele e Marília, também se expressam da mesma forma que Bárbara:

> Gosto de fechar tudo e ficar quietinha no escuro. Não casar, agora não sei se fiz bem ou mal. Se ele casar, de novo vou ficar sozinha, referindo-se ao único filho (Diana).

> A vergonha de estar sempre dizendo que está com dor, faz com que nos fechemos numa concha e já não tenho mais vontade de falar nada para ninguém (Daniele).

> Fumar e beber são uma companhia para mim. Fuga da realidade (Marília).

As pessoas podem apresentar diferentes respostas emocionais e/ou comportamentais diante de uma mesma experiência, considerando o que pensam e o que sentem quando enfrentam uma situação aversiva. Para Vandenberghe (2014), uma situação aversiva ocorre quando pacientes com dor buscam evitar experiências e estímulos que já experimentaram anteriormente e que resultaram em dor como consequência. Assim, esses pacientes, em sua luta diária pelo controle da dor no corpo e pela angústia da evitação e da fuga constante, "levam uma vida passiva e vazia, que os deixa mais sensíveis à dor" (VANDENBERGHE, 2014, p. 15).

Um exemplo dessa situação é o que afirma Luiza:

> Não posso evitar, não tem jeito. Elas, as dores, deixam sem condições de reagir. Eu a aceito e a deixo respirar por mim. Luto contra ela, mas perco porque ela me exaure controlando minha vida (Luiza).

Lucia conta sua experiência relatando o quanto sua vida parou diante da condição dolorosa:

> *Muitas coisas eu deixei de fazer* (Lucia).

Amanda relembra um tempo que passou:

> *Era muito bom quando eu era criança e não sentia nenhuma dor. Dormir é bom, pois a dor vai embora, mas quando acordo, ela vem forte e latejante* (Amanda).

As situações expostas mostram exemplos de vidas passivas e de maior sensibilidade à dor, em que dormir pode ter um significado de fuga e evitação.

Com relação à esquiva de sentimentos complicados, Vandenberghe (2014) esclarece que a pessoa evita o contato com outros para não sentir o que sente e para não provocar efeitos aversivos sobre as outras pessoas que se relacionam com ela.

Esses efeitos aversivos podem apresentar-se nas queixas do paciente, no isolamento social, na ausência de relações interpessoais e no modo como essas relações ocorrem. Diz ainda que esse comportamento pode aparecer de forma acentuada e "rígida, submissa ou opressora, intolerante no trato com os outros" (VANDENBERGHE, 2014, p. 21), o que geralmente leva a uma atitude de afastamento que resulta em perda dos suportes necessários e da vida social.

Angelotti e Fortes (2007, p. 49) comentam sobre a importância da construção e da "manutenção dos relacionamentos interpessoais [...] para o sucesso do tratamento, pois fornecem modelos comparativos e referências de outras formas de comportamentos diante da adversidade", mas nem sempre aprendidos por esses pacientes como indica Olivia em sua fala:

> *Deixei de sair com meus amigos, festas de família. O barulho, a falação, a risada alta me irritava. Acabava deitada sozinha no quarto. Não saía para evitar qualquer tipo de constrangimento* (Olívia).

> *Nem sempre é fácil. Mas sempre procuro evitar, fugir mesmo de coisas, atividades que possam me trazer a dor de volta* (Melissa).

Simurro (2014) afirma que, muitas vezes, pessoas que vivem com dores crônicas entram em contato com seus afetos por meio da via somática, e isso significa que os componentes emocionais de algum modo interferem com as sensações dolorosas, cinestésicas e corporais. Sentimentos negativos, como raiva e medo, não são simples percepções; são também mecanismos de proteção que nos garantem a sobrevivência, mas, quando existe uma dor persistente e sem nenhum tipo de controle, emoções também sem controle podem aparecer ou mesmo uma patologia física resultante.

Assim, consideramos o que diz Queiroz (2009, p. 21) ao observar que "estratégias de enfrentamento passivo estão relacionados à esquiva e redução de atividades físicas e ocupacionais", levando em conta que o paciente está focado em sua dor, o que pode dificultar sua adaptação em relação à doença, impossibilitando a execução de atividades produtivas no cotidiano. É importante pensar sobre a fala de Luciana:

> *Pensamentos e sentimentos de fuga aumentam muito com a dor* (Luciana).

Segundo Skinner (2004), as respostas emocionais dadas pela pessoa no adoecer são aversivas e geradas pelo organismo porque este não possui nenhum comportamento de fuga ou de evitação apropriados. E leva em conta que o estado de cronicidade pode provocar doenças psicossomáticas, que vão interferir no comportamento habitual do cotidiano pessoal.

É importante estudar os comportamentos de dor observáveis e os comportamentos não observáveis, considerando que, muitas vezes, são expressos pelo próprio paciente como um indicador sobre o que está sentindo e pensando, e outras vezes, não. Daí a necessidade de ajuda terapêutica para que possa expressar o que sente ou pensa sobre seu adoecimento.

11.3.2 Comportamentos expressos de dor – verbais e não verbais

Os comportamentos de dor, de acordo com Ribeiro, Portnoi e Moura (2006, p. 183), podem "ser verbais e não verbais e estão sujeitos a influências históricas e culturais e são socialmente modelados ao longo da vida de cada pessoa".

Em decorrência da dor, muitas vezes as pessoas apresentam comportamentos como aqueles identificados no corpo sobre os quais comenta e outros sobre os quais se cala. Só ela sabe o que passa em sua cabeça, como relata Antonia:

> *Tenho vontade de arrancar a cabeça fora e colocar outra no lugar, uma que nunca doa* (Antonia).
>
> *Sou muito fechada, não sorrio muito, não me abro, não costumo falar sobre minhas dificuldades, nem mesmo de saúde. Não me exponho* (Daniele).
>
> *Não falo sobre minha dor* (Sandra).

A dor crônica causa comprometimentos de diversos aspectos da vida, como a limitação física e os comportamentos de evitação e fuga, como componentes de uma incapacitação funcional necessária para a sua adaptação à dor crônica.

Alguns autores, como Yeng et al. (2006, p. 144), identificam que "doentes com dor podem apresentar atitudes de defesa ou antálgicas e expressar sofrimento físico e psíquico", que se apresenta de diferentes formas:

> Posturas, gestos, expressões faciais (franzir a fronte, cerrar os olhos, dentes e lábios) e vocalizações (gemidos e suspiros). Outros comportamentos dolorosos são: movimentos de fricção ou massagens das áreas com dor [...]. Meios auxiliares de marcha, como bengalas e muletas. (YENG et al., 2006, p. 144).

Algumas colaboradoras falam sobre esses comportamentos expressos de dor na experiência dolorosa:

> *Náuseas, dor de cabeça, latejamento nas pontas dos dedos, os tendões pulsam, pulsando nos músculos e nos nervos* (Luiza).

Outras experiências também foram explicitadas:

> *Minhas pernas começaram a travar, paralisar* (Marília).

> *Sentar alivia bastante. Quando me levanto, tenho vontade de arrancar as pernas* (Julia).

As posturas e os gestos do cotidiano apresentam, algumas vezes, movimentos que são prejudiciais ao corpo e que são responsáveis pelo desencadeamento e manutenção do quadro doloroso, como sugerem Fernandes e Patrício (2008) e identificado pela participante:

> *Desenvolvi uma postura de massagear os locais doloridos do meu corpo e faço isso até mesmo trabalhando ou fazendo qualquer outra coisa* (Melissa).

Alguns doentes, ao solicitarem ajuda frequente para realizar suas atividades diárias, podem desenvolver o que especialistas nomeiam de comportamento anormal, no qual a pessoa pode colocar-se em uma condição de dependência do outro, como demonstrado pela colaboradora a seguir:

> *Se vou a algum lugar, eu fico inquieta para voltar para casa. Minha irmã evita que eu me estresse mais, traz remédios e comida* (Larissa).

Larissa parece estar usufruindo dos cuidados necessários provenientes das relações interpessoais familiares. O prejuízo funcional provocado pela dor reforça a sensação de invalidez fazendo com que a pessoa se sinta inadequada para a execução de suas tarefas diárias. No âmbito interpessoal, essas ações parecem estar relacionadas à isenção de responsabilidades. Essas estratégias geralmente são realizadas para receber os cuidados e atenção da família e dos amigos, como afirma Queiroz (2009).

Com relação a esse comportamento, Botega (2006) explica que, ao trazer isenção de responsabilidades, a doença permite uma relação de dependência e regressão, favorecendo que a pessoa, ao ser cuidada, é, ao mesmo tempo, liberada da responsabilidade de cuidar de si mesma ou cuidar dos outros. Botega (2006, p. 409) complementa seus apontamentos sobre o que nomeou de comportamento anormal:

1. Amplificação das queixas dolorosas;

2. Presença de alterações na marcha, expressões faciais e posturas indicando grande sofrimento;

3. Restrição excessiva de atividades físicas;

4. Ganho secundário de atenção e cuidado;

5. Resolução de situações conflitivas inter-relacionais por meio da posição de doente.

Quanto aos ganhos secundários, podem estar relacionados a ganhos sociais, dos quais a pessoa busca beneficiar-se, tais como aposentadorias especiais, auxílio-doença, licenças do trabalho e até mesmo um comportamento de evitação de responsabilidade diante de situações sociais que trazem algum tipo de conflito (BOTEGA, 2006, p. 408).

Os ganhos secundários, de forma geral, podem comprometer tanto a adesão quanto os resultados do tratamento, fazendo-se uma diferença entre o que é o direito da pessoa obter por conta da dor, como tratamentos e benefícios, e um comportamento que pode exacerbar a dependência e entrega à dor.

Os comportamentos de dor não verbais encontram-se refletidos nos comportamentos e pensamentos das colaboradoras, como explicitado a seguir:

> *Meu único pensamento é se vou superar a dor. Curar, eu não sei* (Joyce).
>
> *Me isolei. Refleti no sofrimento* (Silvana).
>
> *Dores amplificadas com a menopausa, frustração devido ao uso dos remédios, desestabilizada, ansiosa, triste, isolamento não compreendido pelas pessoas* (Regina).

Esses pensamentos, que podem não ser percebidos por outras pessoas, devem ser observados, como afirmam Ribeiro, Portnoi e Moura (2006), e devidamente registrados para que os cuidadores profissionais possam entender as dimensões afetadas pela dor no cotidiano do paciente, quando ele não consegue expressar o enfrentamento das dificuldades relacionadas à dor, ou explorando as conexões entre a sensação dolorosa e o desenvolvimento de recursos e estratégias úteis de enfrentamento, a prevenção de crises dolorosas e a obtenção de medidas mais eficientes para alívio da dor.

De acordo com Cukierman e Figueiró (2008), sabe-se que, mais do que um sintoma, a dor crônica é uma doença, e os componentes emocionais envolvidos na experiência dolorosa podem ser muito significativos, considerando que a dor sempre tem um significado para cada um de nós. Para Teixeira (1999), a relação existente entre dor e depressão pode acarretar maior sofrimento à pessoa e comprometer sua adesão ao tratamento medicamentoso, como expresso a seguir:

Não faço nenhum tipo de tratamento (Joana).

Implicam também isolamento social, desesperança e privação de autocuidado. A dor pode acarretar emoções e fantasias incapacitantes, que expressam o sofrimento e o medo da incapacidade, associados a perdas materiais e sociais, bem como o comprometimento das atividades diárias, tanto ocupacionais quanto sociais e familiares, como aponta Yeng (1999), levando-se em conta também que a insônia, a falta de apetite e a ausência de lazer impedem que se tenha uma boa qualidade de vida.

11.4 PERCEPÇÃO DE DOMÍNIO PESSOAL – EMOÇÕES

Representa os aspectos afetivos e as vivências emocionais da pessoa com dor. O aumento de afetividade negativa pode diminuir a tolerância diante de um futuro evento álgico. De acordo com Loduca (2014, p. 121), o controle da dor "não depende apenas do ambiente externo (médicos, procedimentos, medicamentos...), mas também depende, de maneira significativa, da utilização de recursos internos".

Rangé (2001) explica que as reações emocionais são determinadas pela compreensão que uma pessoa tem de si mesma e também do ambiente em que se insere. Avalia as situações em que percebe as ameaças presentes e o que essa ameaça representa para si mesma. Evidencia que qualquer evento pode provocar uma primeira impressão sobre como a dor pode afetar sua vida, seus interesses e seu domínio pessoal, como afirma Aline em sua narrativa:

Tenho medo de ficar doente e com dor (Aline).

Fui ao fundo do poço (Manuela).

Quais são as interpretações realizadas pelas mulheres em seu processo de adoecimento? Quais os significados? O que sentem física e emocionalmente?

11.4.1 Significado da dor e do sofrimento

A dor é uma construção pessoal com significados múltiplos, podendo influenciar o comportamento das pessoas em relação às suas vivências nos diversos contextos das relações interpessoais e no mundo à sua volta.

Para Martins e Vandenberghe (2006, 2007), a dor, para a pessoa com doenças crônicas, aparece nas vivências emocionais aversivas, conflitos interpessoais e experiências traumáticas. A dor parece aumentar com a ausência de afetividade positiva e com o domínio das emoções negativas. Essas vivências dão significado às principais queixas trazidas pelas participantes neste estudo.

As histórias de vida narradas pelas colaboradoras deste estudo indicam o significado da dor e do sofrimento expressos e como se apresentam em seus discursos, exemplificados por Antonia, Silvana, Larissa e Paula em suas narrativas:

> *Maldita dor. Dormir é bom, sinto dor o dia inteiro* (Antonia).
>
> *Fiquei em silêncio* (Silvana).
>
> *Imagino a dor como uma coisa feia, torturante, bem velha, bem velha. Ela teria uns noventa anos de tão velha em mim* (Larissa).

O que a dor pode fazer com e na vida das pessoas que sofrem nos responde Paula. Ela pontua sobre sua dor:

> *Era como uma ventania na cabeça que progressivamente virava um redemoinho. Vai levantando e bagunçando tudo. A dor é velha, é feia e deixa quem sofre em silêncio. Não há o que dizer* (Paula).

Silvana e Paula trazem frases bastante impactantes que nos levam a pensar se elas não teriam o que dizer. Por isso ficaram em silêncio ou não conseguem dizer porque não há alguém disponível para ouvir o que precisa ser dito?

Rangé (2001) relembra a importância das emoções na dor e esclarece o quanto essas emoções são importantes para quem as sente. A emoção está diretamente relacionada à interpretação que as pessoas fazem de determinada situação ou experiência vivida por elas. De acordo com Souza (2014), estabelecer um significado para a dor sentida é uma forma de modular essa dor e uma oportunidade de uma nova atitude para a resolução de conflitos, considerando a importância da percepção e o significado emocional dado à dor referida.

Sendo a dor um problema e que tem seu significado, é importante apontar o que Henriques (2007) afirma, isto é, que qualquer estímulo experimentado pelo nosso organismo coloca em funcionamento processos mentais e que esses processos são expressos por meio de cognições, sentimentos, emoções e comportamentos inter-relacionados. Significa que estão diretamente ligados às dimensões que compõem o ser humano, como a biológica, a psicológica, a social e a comportamental. Aponta o autor que a "dor, como estímulo, não foge a essa regra" (HENRIQUES, 2007, p. 39), como relatam algumas mulheres:

> Sinto que é uma desistência. As perdas são um fantasma. É uma consumição diária. Vivo e passo a noite em claro, com sono e com dor, parece que a noite é um pesadelo. Mais uma perda e não aguento mais (Karina).

> Entrei no cemitério uma vez e senti uma paz e comecei a olhar as tumbas e pensei que as pessoas que estão lá dentro estão descansando, eu queria também descansar de tudo (Rosa).

> Nos momentos de crise, o mundo a minha volta perde o sentido. Saber que existem pessoas em estados piores que o meu, não faz amenizar a minha dor (Joyce).

As expressões trazidas por essas colaboradas complementam o que afirma Miceli (2002, p. 368) sobre a importância do que deve ser considerado diante da dor:

> Como nenhum parâmetro isolado pode ser fidedigno, atualmente procura-se fazer uma mensuração combinada da dor do doente, considerando-se o auto-relato; a percepção e comunicação da dor pelo paciente, crenças, fantasias e expectativas (do paciente, de seus familiares e da equipe de tratamento) relacionadas a esta dor; a história pessoal; o contexto sócio familiar; as alterações afe-

tivas, sociais, familiares e comportamentais; o relato da família; o comportamento e a história de dor; a postura corporal; a mímica facial; os sinais fisiológicos; os marcadores biológicos.

Cabe considerar, ainda, que, ao acolhermos o paciente e compreendermos a sua dor, é necessário que o ajudemos a identificar as influências da dor na sua vida e as influências internas e externas presentes na manutenção da dor. Ao se trabalhar terapeuticamente a identidade, a autoimagem corporal, a autoestima e a autonomia, amplia-se o foco diante da dor, possibilitando que a pessoa se perceba muito além da dor e da doença.

Espera-se que essa mudança seja um facilitador para a compreensão de seus novos limites e possibilidades de ressignificações e redirecionamentos, bem como uma oportunidade de identificação do seu potencial adaptativo, estimulando, fortalecendo e procurando manter as relações interpessoais, sociais, familiares, ocupacionais e educacionais (MICELI, 2002).

Para Pereira e Penido (2010), o modo como as pessoas interpretam sua doença, seus sintomas, seu tratamento e prognóstico influencia seus sentimentos e a forma como se comportam. O trabalho a ser realizado é buscar identificar as interpretações a respeito do seu processo de saúde-doença para uma reestruturação de pensamentos disfuncionais. Algumas mulheres indicam em seus discursos como interpretam e que significados dão à sua dor, como apontam algumas mulheres:

> *Não posso ficar lá esperando alguém me achar uma coitadinha. O sentimento de estar com dor é um sentimento de desânimo* (Maria).

Enquanto Helena relembra como se sente a respeito da sua dor. Ela diz:

> *É uma dor imensa. Fui percebendo que as pessoas me vêm como uma rocha. Carrego todas as minhas aflições e angústias sozinha* (Helena).

> *É uma insegurança sem fim, uma incerteza inacabável* (Olívia).

Para Kovács (1999, p. 319), "o sentimento de falta de controle, o desamparo, o sentir-se abandonado, isolado e não compreendido também são fatores que podem 'doer' mais", como falaram as colaboradoras. O sentir-se abandonado, desamparado, está implícito no discurso de Luciana, que mostra toda a sua tristeza ao comentar sobre seu relacionamento com o marido:

> *Ele poderia pelo menos me tocar, pegar nos meus cabelos. Eu gostaria disso. Nunca me abraça* (Luciana).

De acordo com Montagu (1998 apud STALL, 2014, p. 249), a ideia é que "a dor está dentro da pele, e tocá-la é uma linguagem. A comunicação transmitida pelo toque é um poderoso facilitador para as relações humanas. O toque parece legitimar a existência de quem tocou e de quem foi tocado".

Stall (2014, p. 249) prossegue em seu discurso esclarecendo sobre a importância do toque e traz uma importante contribuição sobre esse tema. Ela aponta que "a sensação básica do tato como estímulo é vital para a sobrevivência física do organismo. A pele dos que foram submetidos a carências táteis fica 'desligada'", provocando uma necessidade de acolhimento por todos ao seu redor para receber suporte familiar, social e emocional.

Por outro lado, considera-se que "em situações em que o indivíduo se encontra envolvido emocionalmente ou naquelas em que se sente apoiado, sob controle, dores que se imagina incontroláveis são suportadas ou enfrentadas com coragem" (KOVÁCS, 1999, p. 319).

Kovács (1999, p. 320) comenta, ainda, sobre "qual o sentido e o significado que o indivíduo atribui à sua dor e qual o espaço que ela ocupa em sua vida". Para Berne (2007), as pessoas sentem-se incompreendidas pelas pessoas do seu convívio, chegando a duvidar de si mesmas e até mesmo de suas próprias convicções. Em decorrência desse comportamento, enfrentam conflitos de relacionamento.

É difícil para essas pessoas falarem sobre suas dores físicas e emocionais, e, como resultado, várias relações são interrompidas. Os problemas emocionais podem ser tão devastadores quanto os sintomas em si.

Em uma cultura como a que vivemos, tanto a população quanto alguns profissionais de saúde tendem a considerar somente os aspectos da dor relacionados a algum tipo de lesão física. Quando não identificam uma lesão, comentam que a dor é resultado de um coração partido, para descrever uma situação que não entendem e para a qual parece não haver uma resposta adequada. Então, como trabalhar esse sofrimento e essa dor, considerando que nenhuma evidência foi descoberta, mas eles existem e precisam ser tratados?

A falta de interesse e de atenção no cuidar acarreta mais sofrimento e mais dor, que poderia ser evitado ou pelo menos amenizado. É importante descobrir onde está o ponto-gatilho psíquico da dor para que o paciente seja tratado e, então, tentar alcançar a pessoa que pode estar presente atrás do sintoma, como sugere Kobayashi (2014), com sua dor emocional traduzida pelo desespero e abandono, como refere Amanda em sua narrativa:

> *Teve um tempo que achei que eu tenho essas dores devido à tristeza que sentia por ter passado na infância momentos dramáticos de abandono, sentimentos de impotência diante da vida* (Amanda).

Berne (2007, p. 81) postula que "os sintomas emocionais não são menos reais que os físicos, não havendo nenhuma linha de demarcação entre os dois". Essa autora complementa que emoções relacionadas com doenças como depressão, ansiedade, ira, frustração e desapontamento fazem do adoecimento parte da situação e que qualquer doença é um evento emocional.

Identifica que:

> Quando estamos muito doentes, até input sensorial de pequeno grau é intolerável. Músicas ou conversas tornam-se irritantes. O toque torna-se doloroso. Com um limiar de tolerância diminuído, nossas reações são extremas, fora de proporção [...]. Reagimos muito fortemente a qualquer tipo de demanda, frustração ou problema. Frequentemente estamos cônscios de nossas reações exageradas, mas incapazes de mudá-las. Ataques de raiva são repentinos, expressões de ira intensa, inapropriadas para a situação e, frequentemente, surpreendendo não somente os outros, mas também o próprio indivíduo. (BERNE, 2007, p. 81).

De acordo com Palma (2014, p. 96), "expressões abertas de sentimentos positivos, como amor, apreciação, respeito, têm a função de compensar interações negativas e situações de conflito, próprios do momento de crise". A doença crônica, seja qual for, surge como um evento que acomete a integridade física, social e psíquica, trazendo consequências imprevisíveis, já que uma pessoa sofre ao ter seu corpo incompreendido na expressão da dor.

Nesse caso, as estratégias de enfrentamento se não são conhecidas pelas pessoas em adoecimento, serão pouco efetivas ou ainda insuficientes para garantir e suprir o bem-estar emocional e a qualidade de vida tão procurada e necessária à vida das pessoas que vivem com doenças crônicas, como explicado por Palma (2014).

11.4.2 Depressão

A angústia psicológica pode manifestar-se na forma de ansiedade, ou mesmo de depressão, e apresentar-se em diferentes níveis de intensidade. Botega (2006, p. 410) explicita que:

> A relação entre dor e depressão é frequente, pois dor gera depressão, e depressão gera dor. [...] Quando analisamos as características cognitivas da depressão, verificamos como são semelhantes ao processo cognitivo que se desenvolve no paciente com dor crônica. Os componentes ideacionais clássicos da depressão como desesperança, desvalia, baixa autoestima, culpa e ruína, são comuns no paciente com dor crônica, que se sente diminuído, inferiorizado, desvalorizado pelas limitações que a dor traz, sem perspectiva positiva de futuro, com inúmeras perdas em termos pessoais, familiares, financeiros e sociais, perguntando-se o que fez para ser castigado assim.

Os aspectos psicossociais desempenham um papel importante no processo de adoecimento, e, assim sendo, é necessário pensar sobre quais e como esses aspectos podem estar interferindo no quadro clínico da doença crônica e suas comorbidades, e as mudanças que esse fenômeno provoca na vida.

Botega (2006) explicita que não existe uma relação direta ou um tipo especial de queixa dolorosa como aspecto específico da depressão. As queixas mais frequentes são de dor no corpo todo, lombalgias, cefaleias intensas e dor presente nos membros inferiores, e a relação de comorbidade entre dor e depressão é fundamental considerar, pois é alta a frequência do aparecimento da depressão após o estabelecimento de uma dor crônica, contribuindo para o seu agravamento.

O agravamento da depressão aparece nos depoimentos das mulheres na forma de sentimentos de tristeza, solidão e desamparo, que parecem fazer parte da dor, como demonstrado por Regina, que diz: *"não sei se é uma doença, uma síndrome, mas com ela vem a depressão"*. Outras mulheres também se referem à presença desses sintomas em seu adoecimento, como Luciana e Aline. Elas referem:

> *As dores tiram o prazer de viver. É um vazio que não consigo preencher. As pessoas às vezes se afastam. Sinto uma tristeza, tenho mágoas... Tenho mudanças de humor, me sinto muito só* (Luciana).

> *De manhã quando eu levanto sempre bate a depressão. Parece que o chão acaba não tem chão para pisar, fica esquisito. Bate assim, de repente, a vista embaça, é uma coisa muito esquisita. A primeira coisa que vem é a tristeza, o desânimo* (Aline).

> *Tudo é de fundo emocional, dores, depressão, ansiedade, fumar e beber, um escape. Mais depressiva, a tendência é beber mais* (Marília).

Rangé (2001, p. 98) aponta que o modelo cognitivo da depressão envolve três princípios fundamentais ou também identificados como "padrões cognitivos negativos", chamados de *tríade cognitiva*. O primeiro modelo é um indicador da visão negativa que a pessoa tem sobre si mesma e o quanto ela sofre em decorrência da percepção distorcida de si. Já o segundo é a visão negativa do mundo e mostra o quanto este é responsável por não lhe oferecer experiências mais significativas e mais positivas.

Portanto, a pessoa vê o mundo como frustrante, exigente e cheio de obstáculos que não consegue vencer. Com relação ao terceiro, ocorre uma visão negativa sobre o futuro caracterizada por pensamentos e sentimentos de fracasso, ou seja, todo sofrimento ou dificuldade que passa na vivência da dor nunca terminará, ocasionando uma percepção de fracasso apesar do esforço despendido.

Um exemplo a ser considerado é demonstrado por Joana em sua narrativa, na qual pontua como se sente:

> *Sentimentos de solidão, isolamento, desgaste emocional, tristeza. Como se não se importassem* (Joana).

Joana revela sua insatisfação, frustração e desamparo diante da falta de suporte familiar e emocional.

Botega (2006) esclarece que os transtornos depressivos são os mais frequentemente associados à dor e que alguns estudos apontam que os transtornos de ansiedade podem ter até uma associação mais forte com essas queixas do que os de humor. Afirma também o quanto é importante analisar todos os fatores que "determinam, melhoram ou agravam seus problemas psicossociais" (BOTEGA, 2006, p. 412), como relata Diana:

> Tenho muita tristeza e ansiedade. Não dou conta de estar em lugares fechados. Tenho insônia, tem dia que eu durmo bem, mas é mais raro. Acordo com dor e desanimada, não quero ver ou falar com ninguém (Diana).

Considerando Rangé (2001), que, em seu modelo cognitivo da depressão, conceitua os esquemas e modos depressogênicos, para ele esses "esquemas são os responsáveis pelo acento, tom ou cor pessoal ou idiossincrática que cada indivíduo manifesta em suas interpretações dos eventos que presencia" (RANGÉ, 2001, p. 98).

De acordo com esse estudioso, quando uma pessoa está deprimida, suas percepções sobre uma determinada situação são distorcidas. Isso acontece para conformarem-se aos esquemas disfuncionais existentes na experiência dolorosa. Se uma pessoa passa a ter um modo de funcionamento negativo, qualquer experiência ou situação é processada também de forma negativa, gerando pensamentos negativistas, perseverativos e ruminativos, como exemplifica Joyce:

> Desânimo. Viver com dor crônica deixa a vida mais difícil e sem cor (Joyce).

Para as participantes, a depressão, muitas vezes confundida com tristeza, assume um lugar comum em suas vidas, acompanhando todo o tempo, onde quer que estejam ou o que quer que façam, como falam as colaboradoras:

> E a tristeza toma conta de mim (Sandra).

> Sinto uma ansiedade muito grande, tristeza, depressão (Daniele).

> Tristeza, problemas emocionais, sentimento de angústia, de abandono (Silvana).

> A dor desanima, cansa a mente, ansiedade, stress e mudança de humor (Alice).

Larissa corrobora as demais participantes quando avalia sua própria dor:

> Se você dorme não alivia a dor, meu sono é ruim, muito ruim, sem qualidade, acordo mal humorada. A dor traz ansiedade e estresse, inquietação, impaciência, desânimo (Larissa).

Segundo Botega (2006, p. 233-234), é importante fazer uma diferença "entre tristeza esperada diante da notícia de uma doença física e o humor deprimido". Aponta que:

> Neste, os pacientes apresentam um 'pesadume' e um sentimento de 'insuficiência' [...] que tudo fica mais difícil e arrastado. Quando perguntados por que choram os deprimidos muitas vezes não sabem explicar o motivo. Queixam-se de uma dor, até por não conseguirem reagir diante das notícias boas ou más. Nas depressões mais graves, podem, inclusive, não conseguir chorar ou entristecer-se como habitualmente o fariam.

Na tristeza, diferente da depressão, a pessoa "sabe explicar claramente o motivo do seu choro e consegue imaginar que se sentiria bem caso sua condição física melhorasse" (BOTEGA, 2006, p. 234). Afirma ainda que a pessoa, quando está triste, sente-se muito mal em relação a essa situação, enquanto que aquele que se encontra deprimido sente-se mal com relação a si mesmo.

Rangé (2001), dando continuidade às suas explicações sobre o modelo cognitivo da depressão, comenta os pensamentos automáticos e o processamento falho das informações, como explicitados pelas participantes. Afirma que "a ativação de um modo negativista gera a ativação de esquemas depressogênicos" (RANGÉ, 2001, p. 98-99). Esses esquemas depressogênicos disparam pensamentos automáticos negativos sobre a situação vivenciada pela pessoa deprimida, preservando as crenças disfuncionais.

Beck (1976 apud SARDÁ JR.; GARCIA, 2012, p. 76) complementa que o fenômeno da depressão é como "um esquema negativo sobre o eu (self), o futuro e o mundo, servindo para manter o padrão negativo de pensamentos, e os afetos negativos em si". Essas referências foram trazidas por Manuela e Amanda:

> *Sofrimento, angústia, saudade* (Manuela).

O sentimento de saudade é referente a um intenso sofrimento, como demonstra:

> *Perdi meu filho* (Manuela).

O filho que morreu de câncer ainda adolescente e a acusação de sua mãe de que não teria feito *nada* para salvá-lo:

> *Tristeza, abandono, amargura, frustração e dor* (Amanda).

Sentimentos presentes diante de um cotidiano doloroso.

Botega (2015) relata que profissionais de saúde cometem alguns equívocos relativos à depressão, que é "chamar de tristeza um quadro depressivo intenso, estável e duradouro; crença de que o esforço pessoal consegue vencer a depressão e o descumprimento de regras básicas do tratamento farmacológico" (BOTEGA, 2015, p. 211). Explica que a depressão tira a vontade e a iniciativa mesmo daqueles que eram trabalhadores, batalhadores e cheios de energia e de vida.

Esse autor sugere também que, quando alguém está deprimido, sabe bem o que tem de fazer em busca de melhora de sua saúde, mas não consegue agir. Sente-se impotente e desanimado com sua condição de saúde. Encontra-se paralisado diante da situação constante de dor e sofrimento. Mesmos as tarefas rotineiras mais simples tornam-se complexas em sua realização.

Com bastante frequência, a depressão vem acompanhada "de outras patologias, algumas exercendo de forma isolada, grande impacto emocional" (BOTEGA, 2015, p. 217). Um exemplo é a dor de cabeça que nunca cessa, como encontrado na história de dor de Antonia:

> *Sinto dor de cabeça praticamente o dia inteiro* (Antonia).

> *Tem manhãs que é difícil me levantar, as dores me fazem pensar em ficar na cama, porém sei que se ficar as dores só aumentam. É difícil manter o humor* (Bárbara).

Por sua vez, Rosa pontua sobre o impacto emocional trazido pela dor:

> *Não estou conseguindo. Pensei em morrer bastante vezes. A vida não estava mais tendo sentido. Comecei a bolar uma coisa para morrer, eu tenho muita vontade de morrer* (Rosa).

Rosa não reconhece sua condição de depressão. Ela afirma:

> *Não sinto que tenho depressão* (Rosa).

Segundo Berne (2007), os sintomas da depressão são: fadiga e perda de energia; sentimentos de desesperança, desamparo, vazio e perda de controle sobre sua própria vida; anedonia (perda de prazer pela vida); sentimentos de inutilidade, autodepreciação e culpa; incapacidade de concentração e problemas de memória; alterações no peso e no apetite; choros frequentes; distúrbios do sono; perda de interesse pelo mundo exterior; perda de interesse sexual e ainda pensamentos ou planos para o suicídio.

Para essa pesquisadora, a depressão não é sinal de fraqueza, fracasso ou inutilidade. Seus efeitos debilitantes e desestabilizadores não podem ser minimizados ou desconsiderados, pois se manifestam como é relatado por estas mulheres:

> *Choro muito, depressão, sentimentos de chateação, limitação, angústia, ansiedade, fadiga e insônia* (Líliam).
>
> *Depressão, choro e tristeza* (Sofia).
>
> *Depressão, insônia todos os dias, sem ânimo, sem coragem, triste e cansada* (Denise).
>
> *Me deprimo, tristeza, instabilidade que a dor traz, esquecimento* (Fernanda).

Miceli (2002, p. 364) considera que "doença alguma justifica que aceitemos que um indivíduo conviva com a dor que pode ser debelada, controlada ou em muito aliviada". A depressão é uma doença e precisa ser bem diagnosticada e tratada, como confirma Olívia em sua narrativa:

> *Esses anos todos foi sofrimento por não saber o que estava acontecendo comigo e ainda sofro, extremamente cansada* (Olívia).

Evidencia também que tanto a doença quanto a dor já não são mais, isoladamente, o único objeto de atenção do tratamento.

O importante é relacionar todos os saberes profissionais melhorando com isso a atenção e os cuidados que vão além da pessoa com dor e se ampliam, incluindo a família que cuida e acompanha e a equipe responsável por seu tratamento.

A depressão pode diminuir ou aumentar, mas pode também permanecer de modo constante para algumas pessoas. Mas ela é o resultado do fato de a pessoa estar doente, de passar por situações de perdas, limitações e, algumas vezes, ocorre por reação a um determinado evento traumático, como comenta Berne (2007).

Em relação à depressão, Botega (2015, p. 212) afirma:

> A depressão tira as cores e a alegria da vida, afeta a autoimagem, a autoestima, o interesse e a esperança. São comuns as ideias de incapacidade, de culpa, de ruína financeira, de doenças e de morte. [...] Mudar a lente do negativismo e da desesperança.

Esse parece ser o trabalho terapêutico a ser realizado com as pessoas em depressão, considerando a Terapia Cognitivo-Comportamental – TCC, para diminuir o sofrimento que, por sua vez, pode trazer outros tipos de sofrimento, como a dor.

De acordo com esse modelo, o pensamento disfuncional influencia o estado de humor e o pensamento das pessoas. Quando a pessoa em depressão consegue avaliar o pensamento de modo realista e mais adaptativo, há uma oportunidade de uma melhora considerável relativa a aspectos emocionais e comportamentais (BECK, 2013, p. 23).

Isso significa olhar de forma mais profunda "as crenças básicas do paciente sobre si mesmo, seu mundo e as outras pessoas. [...] A modificação das crenças disfuncionais produz uma mudança mais duradoura", como coloca Beck (2013, p. 23).

Beck (2013, p. 23), exemplifica:

> Se você estivesse muito deprimido e emitisse alguns cheques sem fundos, poderia ter um pensamento automático, uma ideia que simplesmente apareceria em sua mente: 'eu não faço nada direito'. Esse pensamento poderia, então, conduzir a uma reação específica: você se sentiria triste (emoção) e se refugiaria na cama (comportamento). Se, então, examinasse a validade dessa ideia, poderia concluir que fez uma generalização e que, na verdade, você faz muitas coisas bem. Encarar a sua experiência a partir

dessa nova perspectiva provavelmente faria você se sentir melhor e levaria a um comportamento mais funcional.

A depressão pode comprometer a qualidade de vida e o "deprimido sente-se mal em relação a si mesmo" (BOTEGA, 2006, p. 234), como dito anteriormente.

11.4.3 Resposta emocional

Uma resposta emocional ante um quadro de dor crônica depende das interpretações realizadas em torno da dor e seus efeitos físicos e emocionais. Dessa forma, considerar o restabelecimento da autoestima e das habilidades adaptativas, bem como um nível aceitável e seguro de funcionamento, parece determinante para o tipo de resposta que a pessoa dará no futuro, pensando-se o quanto as distorções cognitivas podem mudar ou mesmo alterar percepções e comportamentos, como afirma Botega (2015).

Alguns comportamentos de respostas emocionais positivas foram identificados em Melissa, Luiza e Regina:

> *Eu escolho o que fazer com ela, com esse sofrimento. Não vou sentar na cadeira de vítima e usar a dor para não investir em mim mesma* (Melissa).

> *Nunca me coloquei no lugar de vítima. Contei para poder tirar de dentro de mim* (Luiza).

> *Eu tenho a felicidade de poder contar com meus pais* (Regina).

Portnoi (2008) comenta sobre a importância das possíveis relações existentes entre as pessoas e como o ambiente pode determinar a força, bem como o conteúdo de reações emocionais presentes nessas vivências tão dolorosas.

Respostas contrárias, de emoções perturbadas também foram descobertas nessa investigação:

> *Comecei inicialmente a beber para dormir. Conflitos familiares devido à vida que tive* (Amanda).

> *Gosto de fechar tudo e ficar no escuro, quietinha. Não sei se isso é depressão* (Diana).
>
> *Eu queria morrer, desisti de viver. Parece que não dá tempo para mais nada* (Karina).
>
> *Tenho sonhado muito com coisas que não agradam. Não é sonho, é pesadelo* (Denise).

Foi proposto por Guilhardi (2002) que, mesmo que uma pessoa esteja perturbada em decorrência de uma doença, não seria esse adoecimento o causador dos seus sentimentos, mas sim suas ideias, pensamentos e a forma como avalia o que lhe acontece. Isso ocorre em razão de suas crenças responsáveis por buscar e experimentar satisfação e também crenças que levam as pessoas a experimentarem consequências indesejáveis. Pontua que eventos externos afetam a vida das pessoas por estarem vulneráveis e, por consequência, provocam reações tanto emocionais quanto comportamentais.

De acordo com Vandenberghe (2014, p. 24):

> O paciente aprende a identificar e a interpretar as relações entre suas emoções, seus pensamentos, suas ações e suas respostas corporais. Compreendendo bem essas relações, o paciente pode assimilar melhor as habilidades de enfrentamento [...] e desenvolver suas próprias maneiras de lidar com a dor no seu cotidiano. Além disso, a capacidade de interpretar as relações entre emoção, pensamento e ação facilita o desenvolvimento de autorregulação. Habilidades de autorregulação [...] que o paciente aprende para alterar suas respostas emocionais e fisiológicas. Essas habilidades podem ajudar a diminuir a dor.

Pessini e Bertachini (2011, p. 287) comentam que a dor pode ser definida como "uma perturbação, uma sensação no corpo". Também definem sofrimento em decorrência de uma doença, como "um sentimento de angústia, vulnerabilidade, perda de controle e ameaça à integridade do eu. Pode existir dor sem sofrimento e sofrimento sem dor. [...] A dor exige medicamento e o sofrimento clama por sentido" (PESSINI; BERTACHINI, 2011, p. 288). É essa a busca de sentido da qual fala Kovács (1999) e essa busca pode significar uma luta mais desesperadora contra a dor causando mais sofrimento e com isso trazendo situações de ameaça à qualidade de vida.

As mulheres, neste estudo, referem sobre sua condição de saúde demonstrando suas angústias e vulnerabilidades, como relatam:

> *Se eu pudesse não ficaria perto de ninguém* (Luciana).

> *Às vezes penso que fui feita para sentir dor* (Sandra).

Sandra fala de sua percepção quanto à existência da dor em sua vida. Passou por perdas significativas, como a perda de quase toda a família de origem em um curto espaço de tempo, pais e irmãos.

> *Se a dor fosse uma pessoa eu a mataria sem pensar duas vezes* (Antonia).

Antonia, em sua narrativa, apresenta um sentimento de raiva pela falta de controle da sua dor. Seu discurso indica o quanto a dor é impactante.

> *Não me vejo sem fumar, beber e comer para compensar, me preenche tudo isso* (Marília).

Marília apresenta um intenso relato ao explicar seus sentimentos em relação ao seu adoecimento.

A sensação desagradável e incessante com a fadiga sempre presente. Essa é uma luta constante que a pessoa enfrenta contra as sensações, sentimentos e pensamentos, o que acaba provocando uma condição mais estressante ainda, considerando que a dor crônica produz também problemas sociais e interpessoais, exigindo altos investimentos emocionais, financeiros e de tempo, pois consomem alguns recursos, principalmente os psicológicos, como aponta Vandenberghe (2014) e como mostram as mulheres em seus discursos:

> *O que vou fazer para tirá-la de mim? Não há risco de vida, tenho que me adaptar a ela* (Joyce).

> *Eu não queria estar em mim* (Valquíria).

> *A dor é tão forte que confesso que a minha única vontade é de sumir e ainda sinto essas vontades* (Olívia).

> *Somatizo no meu corpo. Sou vista como uma pessoa explosiva, e sim, eu sou, mas vejo que se não explodir de vez em quando eu já estaria travada ou parado de viver* (Helena).

Simurro (2014, p. 36) postula que "a dor não pode e não deve ser compreendida e tratada apenas com um evento sensorial. [...] As emoções humanas, incluindo as provocadas pela experiência de dor apresentam um importante papel adaptativo". Miceli (2014) pondera que, quando a dor é bem tratada em todas as suas dimensões, ocorre não somente a diminuição da sua intensidade, e frequência, mas o aumento significativo da autoconfiança, esperança, autoestima, sentimento de segurança e melhora nas relações interpessoais com familiares e mesmo com a equipe de cuidadores.

O paciente precisa conhecer os mecanismos da dor e as formas de enfrentamento. Não precisa viver de forma resignada. Às vezes, uma atitude adaptada e resignada é vista como positiva e, quando alguém se expressa de forma mais direta, é percebida como perturbada.

11.4.4 Resignação

Resignação significa "renúncia, sujeição paciente às amarguras da vida; conformação com a dor física ou moral; paciência no sofrimento; conformar-se; estar animoso no sofrimento" (MICHAELIS, 2000, p. 1.826).

As dores crônicas com frequência trazem mudanças permanentes à vida do indivíduo, alterando seu comportamento, suas relações de suporte social e familiar, deixando-o sem as devidas condições para os enfrentamentos tão necessários à vida diante da dor. Angelotti e Fortes (2007) ressaltam que os prejuízos trazidos à vida podem exceder em muito o quadro doloroso. Isso significa que, sob o peso da dor, seus efeitos podem estabelecer comportamentos de impotência para lidar com ela, como apresentado a seguir:

> *É uma luta desleal, ela sempre vence* (Luiza).
>
> *A dor sempre vai existir, tenho que me acostumar com ela* (Joana).
>
> *Aprendi a conviver com ela, passar todo o tempo* (Fernanda).
>
> *Assim vou vivendo. Não acredito que possa sumir* (Alice).

Alice refere-se ao desejo de desaparecimento da sua dor.

Segundo Angelotti (2001), é necessário ensinar o paciente a enfrentar e reduzir a dor e estimulá-lo a empregar técnicas cognitivas comportamentais para rebater as crenças que destroem sua aceitação da responsabilidade no emprego de estratégias de enfrentamento e de gerenciamento do próprio adoecer, considerando que a dor crônica pode causar impactos negativos, influenciando na capacidade funcional, nos relacionamentos e na qualidade de vida.

Como complementa Loduca (2014, p. 109), a dor "é o veículo de comunicação do paciente consigo e com os outros transmitindo desespero (nível de ansiedade elevada) devido ao medo de continuar a sofrer", como bem demonstram Joyce e Maria quando falam da sua dor. Elas pontuam:

> *Não consigo suportar sem remédios* (Joyce).
>
> *A dor piora, aumenta, tenho vontade de deitar, me enrolar e ficar quieta num canto* (Maria).

Maria identifica seus sentimentos na presença de uma dor que não muda, mas ficar quieta pode ajudar a não aumentar a dor.

Pereira (2007) propõe que, mesmo que a pessoa não consiga livrar-se de suas dores, que não consiga interrompê-las, precisa aceitar que pode controlá-las a partir das diversas práticas terapêuticas para seu tratamento. Quando perceber que, ao fazer algo que dependa exclusivamente de si mesma, como ser mais assertiva com os outros, verá a melhora de suas crises e se sentirá mais confiante e esperançosa, reforçando seu próprio comportamento.

Os pensamentos disfuncionais relativos à dor devem ser reestruturados e substituídos por outros mais assertivos para que haja algum tipo de mudança e que a pessoa com dor não tenha que viver como Manuela, que refere:

> *Acabei me educando para suportar a dor* (Manuela).
>
> *Escrava da dor* (Silvana).
>
> *Os tipos de remédios não fazem diferença* (Silvia).

Esses comportamentos indicam a estratégia de resignação presente nas histórias de dor e de vida das mulheres.

Perissinotti (2005, p. 348) observa: "que o uso de estratégias passivas associa-se a níveis mais elevados de incapacidade. A relação entre estratégias de enfrentamento e ajustamento à dor crônica depende do contexto e do tipo de patologia presentes. A melhora da dor associa-se com mudança do padrão de crenças e de enfrentamento."

Angelotti e Fortes (2007, p. 51) explicam que é importante que o indivíduo tenha posturas mais assertivas perante a dor. É possível fazer com que seja "munido de ferramentas para lidar ele mesmo com a dor, [...] fortalecer sua crença na própria capacidade de resolução do problema [...], contribuindo para um aumento significativo de sua autoestima". Será um facilitador para que a pessoa possa escapar do modo resignado no qual se encontra, ampliando a dor e exacerbando sentimentos de abandono, desamparo e impotência ante o sofrimento, como demonstra a colaboradora em sua narrativa:

> A dor emocional é mais difícil de tratar, ela incide sobre a dor física. Se eu não tivesse tanta dor, dores físicas e emocionais (Karina).

Kobayashi (2014, p. 183) identifica que esse "é um corpo e uma alma que doem", referindo-se a pessoas com dores crônicas. Sugere, em sua pesquisa, que, por vezes, a pessoa perante a dor estabelece uma luta que pode ser física e espiritual, suportando as dificuldades com resignação, conformismo, desesperança, sentimentos de impotência, falta de controle sobre a dor e sua vida, como explicita Valquíria:

> Já não sei o que fazer (Valquíria).

Não há como separar-se da dor que passa a fazer parte da sua vida, pelo tanto de espaço ocupado por ela nessa vivência do corpo.

De acordo com Stall (2014, p. 246), na cronicidade da dor, a forma de representação de si mesmo fica prejudicada, pois está sempre observando seu "constante e infindável estado doloroso. É comum surgirem sentimentos de inferioridade, de baixa autoestima e de desinteresse pelo mundo; o padrão postural fica enfatizado e distorcido e a estrutura psíquica, alterada". A dor é esperada e sentimentos de desespero e desesperança se fazem presentes na experiência dolorosa, principalmente as dores mais difíceis de tratar.

Podemos exemplificar com a dor neuropática, que, segundo Batista, Yeng e Menezes (2012, p. 95-96), "envolve uma lesão ou disfunção no sistema nervoso somatossensitivo, central ou periférico e pode estar relacionada a limitações funcionais e incapacidades significativas". Como exemplos de dores neuropáticas, encontramos a síndrome do túnel do carpo; dor crônica pós-operatória; Neuralgia do Trigêmeo; dor neuropática relacionada à Diabetes Melito; ao Herpes-Zoster; a infecções como o HIV e hanseníase; dor relacionada com a quimioterapia e com a coluna vertebral, entre outras. Essas dores comprometem significativamente a vida das pessoas em sofrimento.

11.4.5 Desesperança

A desesperança acontece em decorrência da paralisação da própria vida, quando, então, vive em função da dor, do sofrimento e da doença. Muitas vezes, não reconhecem a vida que gostariam de ter e a vida que realmente têm; o que é real e o que não é real na vivência da dor, mas, para quem sofre com dor crônica, a dor é sempre real.

Queiroz (2009) afirma que o abandono dos recursos disponíveis em busca de ganhos pode gerar estratégias de esquiva e são reforçadores para a manutenção da doença. O medo e a desesperança parecem contribuir para a evitação de atividades e para a incapacidade funcional diante do adoecimento.

A abordagem cognitiva comportamental propõe alguns objetivos:

> Dar ao paciente a oportunidade de desenvolver uma nova atitude frente ao sintoma e o sentimento de ser capaz de controlar a dor, em vez de ser simplesmente invadido por ela. [...] Aos poucos vai desenvolvendo novas habilidades que o ajude a identificar, enfrentar ou alterar pensamentos e ideias autoderrotistas que originem afetos negativos e suprimam comportamentos saudáveis. (PERISSINOTI; FIGUEIRÓ, 2005, p. 101).

Com sentimentos de desesperança, desamparo e desespero, talvez a pessoa com dor não consiga imaginar se algum dia no futuro conseguirá sentir-se melhor. A única coisa que poderá sentir será a falta de motivação, a resignação e a falta de opções, como explica Berne (2007). As mulheres expressam seus sentimentos relativos à desesperança:

> *Me sentir desesperançada, às vezes, pois a luta contra a dor não é fácil* (Melissa).

> *Me escondia da dor, de mim mesma* (Sofia).

Sofia é a dor.

> *Sem esperança que vai mudar* (Joana).

> *Eu fico murcha. Parece até que vou morrer logo* (Karina).

Com relação aos sentimentos de desesperança expostos, Botega (2006) aponta que o sofrimento trazido pela dor aguda vem acompanhado de medo e de ansiedade, e quando esse tipo de dor evolui para a cronicidade, surgem sentimentos progressivos de desesperança, impotência e desespero. Em consequência disso, há uma perda de confiança e uma mudança nas relações paciente-médico-equipe, uma amplificação e uma valorização da dor, o que contribui para a estruturação de uma identidade de doente.

Para White et al. (2010, p. 52), a "desesperança e a desmoralização são barreiras crucialmente importantes a transpor no tratamento". Um exemplo é o de Sandra: *"remédios não resolvem, eles só me dão um alívio imediato e curto"*. Dizem esses autores que "o modo de pensar desesperançado é um dos sintomas mais nefastos" (WHITE et al., 2010, p. 125) e que a desesperança é fortemente associada ao risco de suicídio.

> *Nos momentos de crise o mundo a minha volta perde o sentido* (Joyce).

> *Eu estou precisando que tudo se resolva agora. Ainda não consigo ver isso. Preciso acreditar muito. Minha vida parou* (Rosa).

Sabe-se que a dor sentida é sempre influenciada pela forma como a pessoa se sente em relação a si mesma, ao mundo e quanto ao seu futuro, mas também "como se comporta, como se sente vulnerável ao estresse, como a cognição funciona e a susceptibilidade para transtornos emocionais" (SIMURRO, 2014, p. 35), considerando as dificuldades emocionais e pensamentos pessimistas comuns às pessoas com dores crônicas.

Ainda:

> A dimensão afetivo-motivacional exprime o caráter desagradável da sensação da dor com maior relação ao sofrimento que ela causa do que a apreciação sensorial do fato. Tudo isso pode estar relacionado com a história pessoal, familiar e cultural do indivíduo e pode evoluir para estados mais diferenciados como ansiedade, angústia e depressão. (SIMURRO, 2014, p. 36).

É importante pensar sobre a relação existente entre história pessoal, familiar e cultural, mas também sobre o significado que a pessoa atribui à sua dor. Temos de considerar as interações entre "atenção, percepção, pensamento e emoção" (QUEIROZ, 2009, p. 22), porque têm papel significativo nas narrativas de histórias de vida presentes na dor e no comportamento emocional apresentado, exemplificado por Silvia.

> *Do nada a dor vem* (Silvia).

A dor invade a sua vida a qualquer momento, sem ser convidada, independentemente do que pensa ou sente.

A dor não acontece por acaso; ela ocorre porque o organismo perdeu sua homeostase. Essa perda dá-se em decorrência de doenças físicas e emocionais, como a ansiedade, o estresse e a depressão, devido à cronicidade da dor. Daniele demonstra, em sua fala, seu sentimento de impotência diante da dor. Ela refere:

> *É um sentimento de desesperança* (Daniele).

Esse discurso serve como um indicador da fragilidade emocional na vida dessas mulheres em relação à dor que pode ser cuidada.

Na avaliação de White et al. (2010), existe uma sobrecarga emocional muito grande que traz sentimentos de raiva e frustração com o tratamento, com a medicação que parece nunca trazer o alívio esperado. Surge a desesperança em relação ao futuro e a tristeza pelas perdas ao longo do caminho, que podem responder pela amplificação dos sintomas. O caminho a ser percorrido é longo e árduo, como mostram:

> *Comecei dietas, exercícios e desisto por causa das dores que desanimam* (Marília).

> *Acordo com muita dor todos os dias. Já não me lembro mais* (Valquíria).

Pensei muitas vezes em deixar as coisas como estavam, pois a certeza de que não teria solução era maior que a vontade de ficar bem (Olívia).

Vem a total prostração, as imagens ficam turvas e mal compreendo o que se passa a minha volta (Paula).

O preço a ser pago pelos que vivem e sofrem com dor crônica e outros sintomas "debilitantes rompe virtualmente todos os aspectos da vida de uma pessoa. [...] Reduz a qualidade de vida afetando as finanças, as atividades sociais, passatempos, relacionamentos e a capacidade de trabalhar e causa alienação por aqueles que não entendem a doença" (BERNE, 2007, p. 49).

O mais interessante seria enfrentar as crenças que trazem "sentimentos de inadequação, desesperança e desalento que frequentemente acompanham" a perda da saúde (BERNE, 2007, p. 48). A perda da saúde implica sentimentos negativos como a raiva.

11.4.6 Raiva

Há relatos de sentimentos de raiva que são relacionados a alguém ou as situações específicas da vida, como traumas na infância ou mesmo um relacionamento fracassado. O surgimento da raiva parece ser indicador de uma não aceitação dessas experiências, mesmo que, aparentemente, tudo na vida da pessoa continue ou pareça da mesma forma.

Para Oliveira e Ribeiro (2012), a raiva tem sido definida como um sentimento oriundo da crença de que alguém muito especial foi desrespeitado de modo intencional ou negligente e a vontade de ter esse respeito restabelecido. No caso de pessoas com dor, é o pedido para ser respeitada e tratada da forma que precisa.

O foco de algumas pesquisas tem sido dirigido para a raiva e para a hostilidade como aspectos emocionais da dor crônica. Afirmam o quanto é importante separar o estado de raiva como uma fase emocional que é transitória do traço-raiva e confirmam a existência da raiva associada à experiência de dor crônica.

Luiza, uma das participantes neste estudo, faz um relato em que mostra parte da sua história de dor:

História de amor e ódio. Me acompanha todo dia. Me controla todo dia. Tenho dias ruins e dias péssimos, não posso me separar dela um só momento (Luiza).

A história de Luiza revela sua convivência com a artrite reumatoide e a fibromialgia.

Acaba também afetando muito o lado emocional, você fica desestabilizado (Regina).

Sinto raiva (Sandra).

Berne (2007, p. 305-306) sugere em relação à raiva:

> É considerada a emoção mais inaceitável. [...] A raiva sinaliza um problema que necessita ser tratado e resolvido. Quando somos emocionalmente vulneráveis, como ocorre durante as exacerbações dos sintomas, a raiva fica próxima da superfície e pode ser facilmente desencadeada por eventos de pequena monta.

White (2001) explica que, geralmente, diante da dor, as pessoas emitem respostas de raiva, culpam a tudo e a todos em seu entorno por seu sofrimento. Esse sentimento de raiva deve ser trabalhado terapeuticamente para fazê-las compreenderem o seu papel e responsabilidade diante de seu quadro, para que aprenda a manejá-lo, mas também para poderem expressar sua raiva ao invés de guardá-la como sempre fazem, ou mesmo agredir outras pessoas.

Quanto maior for seu desenvolvimento de controle interno, menores serão as chances de se sentir deprimido ou frustrado diante de algo que não consegue resolver ou lidar. As colaboradoras identificam sua frustração por não conseguirem lidar com sua condição de adoecimento ao expressarem como se sentem:

Tenho vontade de arrancar a cabeça (Antonia).

Acordo com raiva, com vontade de xingar, esmurrar tudo e todos (Larissa).

Tenho raiva de tudo, da vida! Até do meu esposo por não conseguir ajudá-lo. Tenho raiva de tudo o que não consigo fazer (Rosa).

Tenho raiva por tudo o que sinto, pelas incertezas com as dores (Joyce).

Angelotti e Fortes (2007) consideram que tanto os aspectos psicológicos quanto os emocionais devem ser trabalhados de modo direcionado, buscando encontrar uma forma mais assertiva de a pessoa conviver com a experiência dolorosa crônica e com os sentimentos que dela decorrem, como a raiva, de forma mais adequada.

Berne (2007) complementa que as pessoas com dores persistentes têm boas razões para a raiva que sentem e que, quando a raiva é reprimida, pode transformar-se em um comportamento de rancor ou mesmo desenvolver depressão. Na raiva, está implícito que as pessoas estão "doentes, com dores, desprovidos de energia e limitados" (BERNE, 2007, p. 306), como explica Daniele:

> *Sempre fico com raiva e muita frustração por não conseguir ter uma saúde melhor* (Daniele).

> *Perder me deixou com raiva. Se tiver raiva vou ter mais dor* (Karina).

Karina compreende que sua dor está relacionada com situações de perdas, como relatado por Aline em sua narrativa:

> *A morte do meu irmão trouxe raiva e tristeza* (Aline).

> *Desconforto e raiva* (Sofia).

Segundo Loduca (2014), mesmo que a pessoa lute contra a dor, ela não consegue manejar o desconforto que sente; em consequência, desenvolve sentimentos de revolta e de raiva. Em sua luta constante contra a dor, sua autoestima muda de ritmo, ora alta, ora baixa, de acordo com o que sente em seu sofrimento álgico. Quando a pessoa percebe que está vencendo a luta, sente-se mais confiante e com mais coragem e força para tolerar o desconforto e, quando perde, sente raiva, e essa raiva pode voltar-se contra si mesma, como narra Luciana em sua história de dor:

> *Tenho raiva do meu marido, de mim, da dor. Sem a dor, a gente suporta melhor as coisas* (Luciana).

Cabe apontar que a raiva, para Loduca (2014, p. 125), "nada mais é do que uma reação, levada às últimas consequências, à condição de estresse provocada pela presença de uma dor crônica, podem evitar o estabelecimento de uma relação de confronto e hostilidade". É fundamental que a pessoa aprenda "[...] a identificar e elaborar a raiva e a frustração provocada pela convivência com a dor e sofrimento associados" (LODUCA, 2014, p. 126).

Berne (2007) identifica que a raiva é uma emoção natural que pode ser usada de forma mais construtiva. Em sua percepção, a raiva pode transformar-se em fúria e ser utilizada como uma arma contra as pessoas no cotidiano. Os sentimentos de raiva não precisam controlar-nos se percebermos nossas opções para enfrentá-los.

O que parece ser necessário é a mudança e o que torna

> [...] a mudança efetiva é a modificação do comportamento. Se houver mudanças positivas no comportamento, pode haver mudanças concomitantes nas crenças sobre si mesmo, como por exemplo, receber [...] reforço positivo dos outros. (WHITE et al., 2010, p. 103).

Diminuir a raiva, a frustração e a tristeza podem contribuir para aumentar e manter as estratégias de enfrentamento e de controle da sua própria vida e do adoecer.

Em relação aos efeitos da raiva nas pessoas com dor, vale dizer que sua expressão é desagradável para os outros, e uma das consequências da raiva é a culpa que a pessoa sente por sua falta de controle. A ocorrência desse sentimento em pessoas com dores crônicas precisa ser considerada já que está associada a resultados negativos para o bem-estar físico e psíquico, comprometendo a saúde e as relações interpessoais. Se não for devidamente elaborada, o tratamento pode falhar, aumentando ou mesmo agravando os sentimentos de frustração (OLIVEIRA; RIBEIRO, 2012) como afirmam Joana e Marília:

> *Tenho sentimentos e raiva* (Joana).
>
> *Não consigo por mais que eu tente, raiva* (Marília).

Portnoi, Nogueira e Maeda (2009, p. 297 comentam sobre a raiva):

> Os julgamentos que os indivíduos fazem com relação às ameaças envolvidas na dor crônica não se encontram dissociados das avaliações de danos e perdas, sejam estes reais ou imaginados. Estas avaliações se iniciam naturalmente, com os danos teciduais e perdas funcionais e podem se estender ao longo do tempo, a perdas

de papéis sociais, de autoimagem [...], de autoestima. Destas avaliações duas emoções básicas podem se manifestar: a raiva e a tristeza. Nos doentes com dor, a raiva pode resultar da inconformidade e de sentimentos de frustração e impotência. [...] O paciente emite comportamentos hostis com familiares, amigos e profissionais de saúde. [...] Tenta negar a necessidade de mudança a que a cronicidade de sua condição o obriga.

O desafio é que a raiva pode assumir grandes proporções, a ponto de a pessoa, alimentada por ela, ignorar seu estado atual, prejudicando a adesão e o andamento do tratamento. Muitas vezes, em vez de descarregarem sua raiva, ela retém essa emoção dentro do corpo, como afirma Loduca (2014).

O reforço positivo, sobre o qual comentaram White et al. (2012) anteriormente, pode ser traduzido em sentimentos e atitudes de esperança, como é encontrado no comportamento das colaboradoras.

11.4.7 Esperança

É uma elaboração relativa à construção de projetos pessoais e de expectativas de vida mais otimistas, positivas e mais assertivas, considerando a família, a profissão e, ainda, o contexto social no qual a pessoa se insere.

Queiroz (2009) sugere que a promoção de emoções positivas oferece maiores condições de resiliência, e quanto mais baixo for o nível de emoções negativas como medo, raiva, desesperança, desamparo, entre outras, menor será o nível de estresse e de dor, o que garante uma melhora significativa no estado de saúde da pessoa. Essa melhora aparece na história de Regina, Sofia, Melissa e Silvana, respectivamente:

Estou com esperança e sei que tenho que aprender a gerenciar todas essas questões (Regina).

Hoje estou me libertando da dor (Sofia).

Gosto de imaginar e pensar que dias melhores virão. Vou manter a esperança (Melissa).

Espero que um dia essa dor acabe, tenho esperança (Silvana).

White et al. (2010) postulam que, para desenvolver a esperança, é importante reconhecer a existência das características mais fortes da pessoa, que podem ser ocultas pela depressão e pela dor. Reconhecem que a mudança é possível e que pode ajudar a ampliar o sentimento de esperança quanto ao futuro e, ainda, exploram a ideia que deixar as pessoas explorarem ao máximo suas emoções e sentimentos e "dar uma resposta empática facilita a aceitação de perdas e permite ao mesmo tempo [...] o apaziguamento quanto à doença" (WHITE et al., 2010, p. 170).

Henriques, Filippon e Cordioli (2009) reforçam que ter atitudes mais esperançosas e condizentes com a realidade é um facilitador no manejo da dor confirmado por essas mulheres, iniciando com Karina, que discursa sobre seu sonho:

Nunca mais ter dor ou se tiver, saber conviver com ela (Karina).

Espero viver melhor a cada dia (Alice).

Eu ainda tenho esperança de ter uma vida melhor (Líliam).

Segundo Berne (2007), muitas vezes as pessoas desistem de ter uma esperança milagrosa, porque ela poderá desaparecer em algum momento dessa caminhada dolorosa, e os sintomas, no entanto, continuarão a limitar a vida, os relacionamentos e até mesmo as atividades laborais. Entretanto observa que uma esperança não realista transforma-se em expectativas, cria desapontamentos e diminui as chances de desenvolver uma esperança mais realista. O que poderia ser uma esperança mais realista? Talvez Helena dê essa resposta de um jeito simples e direto, dizendo:

Preciso viver (Helena).

Viver com qualidade é tudo o que Helena e as demais mulheres desejam e precisam.

Berne (2007, p. 315) esclarece: "Esperança e desespero batalham como arquiinimigos diante de uma doença crônica. A esperança reina brevemente, substituída mais tarde pelo desespero que acompanha as exacerbações dos sintomas. A esperança desaparece diante do isolamento, depressão, ansiedade e uma incapacidade de se sentir normal."

Mas para algumas pessoas que convivem com a dor diariamente, a esperança existe. Antonia indica o quanto é importante a presença da esperança e reconhece que:

> *Quando não existe nenhuma dor é muito bom* (Antonia).
>
> *Sem a dor você respira melhor, melhora o humor, sem ela respiro melhor* (Luciana).

Existem também aqueles que entendem a importância da esperança ante a experiência dolorosa. Um exemplo é o de Sandra, demonstrado em sua história de dor:

> *Preciso ter esperança* (Sandra).

A dor persistente pode "alterar o comportamento; ansiedade, depressão e irritabilidade são manifestações comuns em indivíduos com dor persistente" (CUKIERMAN; FIGUEIRÓ, 2009, p. 553), mas o medo da incerteza é também uma ameaça à integridade emocional.

Vale, então, pensar que diariamente convivemos com pessoas que buscam viver melhor continuamente, mas, por serem privadas das condições mínimas para sua sobrevivência, envolvendo aspectos materiais, sociais e humanos, perdem qualquer vestígio de esperança que pudessem ter para continuar vivendo. A "privação desses direitos pode levar a um vazio na existência" (BETTINELLI; WASKIEVICZ; ERDMANN, 2004, p. 90).

A Medicina tem buscado, desde os seus primórdios, a cura para todas as doenças, como também o alívio do sofrimento. Para isso, tem contado com a ajuda das diversas tecnologias para melhor entender a doença. Mas o que fazer ou como fazer com o sofrimento e a dor, da qual padecem os seres humanos, considerando que "a doença destrói a integridade do corpo, e a dor e o sofrimento podem ser fatores de desintegração da unidade da pessoa?" (PESSINI, 2004, p. 19).

11.4.8 Medo

O sentimento de medo pode ser agravado com as incertezas presentes no cotidiano, condição preditora de ansiedade. Está associado a "vários aspectos da vida da pessoa. Ele eleva os estados dolorosos e diminui a eficácia das estratégias de *coping*" (QUEIROZ, 2009, p. 66).

O abandono dos recursos disponíveis em busca de ganhos pode gerar estratégias de esquiva e são reforçadores para a manutenção da doença. O medo e a desesperança parecem contribuir para a evitação de atividades e para a incapacidade funcional diante do adoecimento, como propõe Queiroz (2009).

Identifica-se a existência do medo relacionado às doenças de forma geral; mas, falando-se de dor crônica especificamente, o medo pode contribuir para a exacerbação da dor, aumentando também o sofrimento e a ansiedade. As mulheres, representadas por Regina, contribuem identificando como o medo se apresenta em sua experiência de dor:

> *Tenho a tendência de sabotar essas atividades por medo de dar errado* (Regina).

Essa colaboradora é uma pessoa que investe em diferentes e diversas modalidades de tratamentos possíveis para o alívio da sua dor. Ela pratica yoga regularmente, tem acompanhamento fisioterapêutico e médico, além de praticar atividades com água, mas tem uma tendência de "sabotar" essas atividades, como ela refere, por medo de que algo não vá funcionar. Talvez esse comportamento ocorra em decorrência da falta de resultados mais rápidos, há tanto tempo esperados por Regina.

O medo pode ser mal-adaptativo na ocorrência de uma situação não ameaçadora para o indivíduo, mas que é interpretada como perigosa ou uma ameaça em potencial. Portanto, é necessário considerar uma questão fundamental, que é diferenciar medo e ansiedade. A definição proposta por Clark e Beck (2012, p. 17) identifica que:

> O medo é um estado neurofisiológico automático e primitivo de alarme envolvendo a avaliação cognitiva de ameaça ou perigo iminente à segurança e integridade de um indivíduo. A ansiedade é um sistema de resposta cognitiva, afetiva, fisiológica e comportamental complexo (isto é, modo de ameaça) que é ativado quando eventos ou circunstâncias antecipadas são consideradas altamente aversivas porque são percebidas como eventos imprevisíveis, incontroláveis que poderiam potencialmente os interesses vitais de um indivíduo.

A ansiedade surge quando o medo é estimulado, considerando que pode ser percebido como um sinal de alarme que algo não está em pleno funcionamento no organismo, servindo também para determinar o que é uma situação normal e outra que não seja, como representado a seguir:

> *O medo de acontecer outra coisa, mas às vezes, entre a dor e o medo, você acaba ficando com o medo* (Maria).
>
> *O medo assombra a pessoa que tem dor* (Lucia).
>
> *Com dor, o medo é uma constante, não saber o que virá* (Líliam).

De acordo com Vandenberghe (2014), a redução do medo pode contribuir para uma sensação ou percepção de controle maior sobre a dor. Quando o paciente pensa, e acredita que pode ter um controle maior sobre sua dor e sua vida, a intensidade da dor é percebida em menor grau, em decorrência, podendo acontecer mais atividades e estratégias de enfrentamento, bem mais adaptativas.

Por outro lado, segundo Beck, Winterowd e Gruener (2003), quando não há uma resposta adaptativa, a pessoa encontra-se indefesa, sem controle, aumentam a frequência e a intensidade da dor não apenas quanto ao aspecto físico, mas principalmente quanto ao aspecto emocional, tão frequente na experiência dolorosa, como relatam duas das colaboradoras, Denise e Diana:

> *Ando com medo e assustada. Às vezes tenho medo de morrer* (Denise).
>
> *Tem noite que eu tenho medo de morrer. Não tenho medo da morte, tenho medo do escuro, acho a noite muito triste. Isso não sei explicar* (Diana).

As colaboradoras Denise e Diana são irmãs, e ambas apresentam um comportamento bastante semelhante em relação ao medo. Comentam sobre o medo de morrer. São duas viúvas, com um filho cada uma e que nunca se casaram novamente, uma por motivo de o filho ser ainda pequeno, preocupava-se com ele. A outra não se casou porque um segundo marido não seria igual ao primeiro. Vivem em função dos filhos.

Muitas vezes, a melhor forma de ajudar as pessoas com dores crônicas a lidar com suas dificuldades é ajudando-as a enfrentar a ansiedade provocada pelas várias dimensões da dor. Há vários tipos de medos envolvidos, como indicam Portnoi, Nogueira e Maeda (2009, p. 5).

> Medos relativos à condição (diagnóstico, tratamentos, deterioração progressiva, etc.); medos que envolvem a preservação da autoimagem (capacitação, mutilação, desfiguramento, entre outros); medos sociais (dependência, discriminação, rejeição, isolamento, etc.); medos existenciais (de enlouquecer, de morrer precocemente, etc.) e muito mais.

Olívia reconhece sua condição de viver sempre com medo ao dizer:

> *A palavra que me resume bem é medo. Viver com dor crônica é isso. Um eterno medo* (Olívia).
>
> *Medo de ser abandonada pela família, de não saber lidar com ela* (Daniele).

Esse medo social de abandono e rejeição está também presente na narrativa de Helena:

> *Uma sensação de medo intensa. Percebi que não estava em estado normal e que mesmo tomando remédios, ainda tinha medo e dor. Medo de lugares muito abertos* (Helena).

Helena fala de medo de lugares abertos, uma fobia social que se explica por "um estado de medo intenso e persistente. [...] Muita ansiedade e sofrimento, os quais afetam sua vida e intensificam-se" (CONTE; BRANDÃO, 2001, p. 22).

De modo geral, as pessoas esforçam-se para manter sua dor sob controle enquanto que paralelamente procuram seguir as condutas terapêuticas indicadas em seu tratamento e fazem uso de recursos pessoais para lidar com a situação álgica, como propõe Loduca (2014). Mas nem sempre esse modelo de ação acontece da forma esperada. O medo pode continuar presente independentemente dos suportes recebidos, como tratamentos, procedimentos, como é explicado pelas colaboradoras a seguir:

> *Tenho medo de ficar doente e com dor. Eu morria de medo. Tenho medo de morrer* (Aline).

Pessini (2009, p. 349) aponta que "na perspectiva do paciente a dor pode aumentar a partir do medo, do isolamento, da insônia ou da depressão", o que favorece o surgimento de um medo antecipatório ante uma situação ameaçadora, enfatizando a importância do ciclo vicioso de catastrofização-medo-evitação-incapacidade-depressão-dor, como indicam Yeng et al. (2006) em sua investigação.

De acordo com Portnoi (2006, p. 201):

> O comportamento de evitação envolve fatores afetivos como o medo e a ansiedade, cognitivos como a antecipação da dor e orgânicos como a ativação simpática e o aumento da tensão muscular. O medo antecipatório e a evitação constante de determinadas atividades impedem que um indivíduo constate se suas previsões de dor são corretas ou não, e isso garante a manutenção do comportamento.

Por outro lado, se essa pessoa puder verificar se as suas previsões se concretizaram ou não, é possível que modifique suas crenças relativas à dor para que se ajustem às suas constatações, e isso permite que possam ocorrer alterações nos comportamentos de evitação, como refere Portnoi (2006).

11.4.9 Reatância

De acordo com a Teoria da Reatância Psicológica de Brehm (1966), a reatância é uma força que empurra a pessoa em uma direção enquanto que, ao mesmo tempo, outra força a empurra na direção contrária. Essa força será mais forte cada vez que algo for negado e essa perda for relacionada à perda da liberdade. As pessoas, muitas vezes, resistem às influências recebidas e se posicionam na direção oposta. Um exemplo são as mulheres que precisariam estar em tratamento, mas muitas vezes não o fazem porque se sentem controladas por toda a situação de doença e passam a resistir às recomendações profissionais quanto à sua saúde.

A reatância psicológica também pode ser entendida como uma reação emocional negativa, como medo, raiva, insegurança diante de tratamentos e procedimentos, visto que isso provoca um movimento contrário ao que se espera para o tratamento, já que percebem a dificuldade de atingir os resultados esperados.

Essas pessoas dedicam-se a descobrir ou buscar outras formas alternativas para lidar com a dor, pois esperam que tratamentos e procedimentos produzam alívio imediato, e quando isso não ocorre, surge uma situação de rebeldia, na forma de falar e demonstrar seu sofrimento, como demonstra Janice em seu discurso:

> *Alguns remédios não fazem mais efeito* (Janice).

Essa reação pode acontecer em decorrência da demora de um diagnóstico, de uma percepção negativa quanto ao envolvimento dos profissionais, a utilização de fármacos por longo tempo e até mesmo porque as pessoas têm uma expectativa de cura, embora mostrem no comportamento o quanto essa cura pode estar distante pelo modo como aderem ao tratamento, segundo a narrativa de algumas participantes deste estudo:

> *Os remédios me deixam aérea, deixei de tomá-los* (Alice).
>
> *Tratamentos, não tiveram efeito* (Julia).

De acordo com Friedberg e McClure (2012), a reatância psicológica é um constructo utilizado para explicar a tendência das pessoas a tentarem restaurar sua liberdade quando acham que estão sendo controladas por seus familiares e pelos profissionais. Consequentemente, é interessante verificar que tratamentos e procedimentos são percebidos pela pessoa como uma forma de controle que ameaça sua liberdade de escolha de seguir ou não com os tratamentos propostos.

> *Às vezes me dá um desânimo total, de não procurar mais nada, mais ninguém, mas a dor é constante, os remédios me fazem mal* (Valquíria).

Um aspecto que possivelmente está relacionado às recaídas ou à falta de adesão ao tratamento é a pressão dos familiares e dos profissionais de saúde, que pode provocar o que Brehm (1966) nomeou de reatância psicológica. Quando recebe orientações que considera coercitivas por parte da equipe ou da família para levá-la à mudança, pode opor-se a essa ideia com uma atitude de resistência a essa modificação do comportamento em relação ao tratamento, como afirmam Miller e Rollnick (2001) e é exemplificado por Joyce e Olívia:

> Mesmo sabendo que há coisas que eu posso fazer para aliviar os sintomas, me desanimo de ir atrás (Joyce).

> Me tornar dependente dessas substâncias me fizeram interromper todos os tratamentos (Olívia).

Segundo pesquisa realizada por Ludwig et al. (2010) foi observado que, quando a equipe tentava constantemente dar sugestões aos pacientes sobre como poderiam resolver seus problemas com a alimentação e o sedentarismo, muitos deles se tornavam resistentes e até agressivos com os profissionais, como apontam esses autores.

Silvia e Daniele relatam com se sentem em relação ao tratamento e ao uso dos fármacos para a dor:

> Tomar remédios não melhora a dor, não resolve (Silvia).

> Estou tentando o tratamento pela última vez (Daniele).

Essa recusa dos pacientes em cooperar com seu próprio tratamento foi explicada por Fogarty (1997 apud CISNEROS; GONÇALVES, 2011) em termos de uma teoria de reatância psicológica, em que a ameaça à liberdade aumenta o desejo pelo risco e, com isso, movimentam-se de uma forma contrária ao procedimento ou tratamento.

> Eu não queria mais fazer exames, tomar remédios (Luiza).

> Gostaria de ter algum tipo de estratégia (Sandra).

Fogarty (1997 apud CISNEROS; GONÇALVES, 2011), em uma pesquisa sobre educação terapêutica para pacientes diabéticos, enfatiza que a adesão ao tratamento torna-se mais difícil quanto mais longo e complexo for o regime proposto para o paciente. Quanto mais o paciente sentir que sua liberdade está sendo cerceada, mais ele se sentirá motivado a resgatá-la. Nesse sentido, as pressões por parte da família e da equipe podem ser percebidas como um problema maior que a própria doença, induzindo a resposta contrária àquela desejada: continuar com o tratamento.

> *Pensei em parar, o problema continua. Estou cansada de fazer exames* (Rosa).

Barros (2006), postulando sobre a teoria da reatância, considera que ela é a mais conhecida teoria motivacional de resistência à persuasão. Para ele, quando as pessoas perdem sua liberdade de escolha, de algum modo experimentam a reatância, que, de acordo com sua percepção, leva a uma tentativa de trazer de volta a liberdade perdida, como é exemplificado por Joana:

> *Não faço acompanhamento médico. Precisaria fazer fisioterapia na mão, mas não faço* (Joana).

Em relação às crenças intermediárias disfuncionais, é importante considerar que a pessoa se coloca como obrigada a seguir determinada regra como dogmática. Isso teria a ver com a doença psicológica, pois na saúde psicológica é que a pessoa passa a desenvolver estratégias (crença intermediária funcional) que estão vinculadas a uma motivação, e não a uma obrigação.

11.4.10 Culpa

A culpa pode criar dificuldades para a pessoa em relação ao estabelecimento de estratégias de enfrentamento, que são usadas em relação à doença crônica e da dor. Muitas vezes o sentimento de culpa de uma pessoa "pode estar relacionado à ideia de que ela assuma uma parcela irrealista de responsabilidade pelo comportamento de outra pessoa" (BECK, 1997, p. 128). Para Oliveira e Ribeiro (2012), a dor torna-se uma forma de lidar com a culpa, influenciando as relações objetais.

Alguns autores como Engel (1959), Adler (1989), citados por Oliveira e Ribeiro (2012, p. 10), postulam sobre a culpa, afirmando:

> Alguns indivíduos são mais propensos que outros a usar a dor como um regulador psíquico, quer a dor inclua uma fonte de estimulação periférica ou não. Estes indivíduos propensos à dor (*pain-prone patients*) apresentariam algumas características, nomeadamente uma proeminência de culpa [...], constituindo a dor um meio de expiação relativamente satisfatório; uma história de rivalidade fraterna, de sofrimento, derrota e intolerância ao sucesso, uma

propensão para solicitar a dor, evidente pelo número avultado de lesões dolorosas, operações e tratamentos experimentados; um forte impulso agressivo que não é cumprido.

Os sentimentos de culpa ou de autoacusação são resultantes de algum tipo de punição social por não cumprimento de algum dever, como pontua Skinner (2003). Essa situação ocorre também quando o seu comportamento é avaliado como inadequado pela pessoa, prejudicando as estratégias de enfrentamento que possam estar fazendo parte do repertório comportamental e de adoecimento. Um exemplo a ser observado encontra-se nas histórias narradas pelas colaboradoras:

> *Penso, que será que não fiz ou fiz algo que não deveria fazer na minha vida?* (Daniele).

> *Precisei fazer algumas escolhas. Adoecia. Eu sentia culpa e minha dor piorou* (Karina).

> *Limitações de atividades, dificuldades de compreensão das pessoas que estão ao seu redor, às relações com a família, trabalho, são bem complicadas. Acabo sempre me sentindo em débito por não poder cumprir o programado* (Regina).

Para Queiroz (2009), as narrativas das participantes sobre sentimentos de autoacusação são percebidos em termos de experiências passadas e presentes, vistas como aversivas, tais como conquistas parciais e expectativas de vida limitadas pela persistência da dor. Por exemplo, Sofia relaciona sua vivência com a dor como algo relativo à família e ao casamento, como apresentado a seguir:

> *Meu marido tem câncer, escolheu morrer, não faz o tratamento. Simplesmente desistiu da vida e da família. Acho que não perdoei* (Sofia).

Relaciona sua dor também com a falta de aceitação e de perdão quanto ao comportamento do marido em recusar o tratamento. Leva em conta que a iminente morte dele e o fato de não conseguir entender seu comportamento podem ser geradores de culpa, como esclarece Queiroz (2009). Sofia não percebe o quanto lidar com a morte é impactante para o marido, determinada que está em percebê-lo desinteressado da família e dela como esposa, o que a impede de ver o sofrimento e a dor do marido pela morte próxima.

Berber (2005) explica que os efeitos dos sentimentos negativos podem prejudicar as estratégias de enfrentamento ante a doença, pois alteram o nível de estresse e a intensidade da dor, como também o sentido e o significado do adoecer. Kovács (1999, p. 320) traz uma contribuição importante, pontuando o papel dos sentidos e significados "relacionados à história e às experiências dolorosas do indivíduo", considerando, ainda, que a dor é "uma construção social".

Kovács (1999, p. 320) destaca que um dos significados mais conhecidos da dor é o da "expiação da culpa", no qual a dor seria resultante da prática de comportamentos socialmente inadequados, desviantes da norma; assim, o castigo e a punição seriam merecidos. Segundo o ponto de vista da pessoa, a dor é uma consequência desse desvio. Então, a dor e o sofrimento experimentados parecem ser, naquele momento, os únicos recursos que a pessoa tem para acalmar a culpa, como esclarece Sofia:

> Me sentia culpada, me punia. Tudo o que acontecia de ruim, pensava que era por minha culpa (Sofia).

White et al. (2010) identificam que é possível reduzir o sentimento de culpa e de fracasso que as pessoas com dor vivenciam em seu cotidiano.

O sentimento de culpa é responsável por diferentes impactos que implicam angústia, baixa autoestima e impedimento da construção de uma relação de confiança com cuidadores, como a equipe e a família, impossibilitando a adesão ao tratamento, como relata Bárbara em seu discurso:

> Tenho um pouco de preguiça de ir ao médico, me dedicar como gostaria aos exercícios físicos e acabo me sentindo culpada (Bárbara).

> Me sinto culpada de não externar uma verdade que nem mesmo eu compreendo (Sandra).

Em Sandra, há um sentimento de angústia, presente na forma como se relaciona com a dor. Não compreende seu adoecimento físico e emocional expresso por ela em sua narrativa.

As pessoas reagem de formas diferentes diante de uma doença crônica, e essas reações podem ocorrer de acordo com "questões psicológicas [...], as percepções de doença e seus sistemas de crença. [...]

Nossa sociedade estimula a rejeição de todas as coisas desagradáveis, especialmente as que receamos ou não conseguimos entender" (BERNE, 2007, p. 189). Em seu desamparo, Sandra expressa, *"me sinto culpada de não externar uma verdade que nem mesmo eu compreendo".*

Frequentemente perguntas são feitas pelas pessoas com doenças crônicas, que são indicadoras de seu sentimento de culpa. São elas: *será que eu causei minha doença? Eu optei por me tornar doente? Estou sendo castigado por algum erro? Estou, de certa forma, mantendo-me nessa condição? Há algo a mais que eu devia estar fazendo ou algo que não fiz direito?, aponta Berne (2007).*

Outras preocupações também são constantes no cotidiano de quem tem dor: "eu não consigo trabalhar mais" ou "não consigo mais ser tão produtiva como devia"; "estou gastando muito dinheiro em tratamentos que não ajudam"; "eu não devia ter tantas demandas"; "estou deixando todos deprimidos, desapontando-os"; "talvez eu não esteja mais aguentando"; "não tenho menos responsabilidades quando estou doente, apenas culpa a mais por não conseguir cumpri-las" (BERNE, 2007, p. 181-182).

Amanda, Rosa e Antonia exemplificam:

> *Por querer fazer as coisas e não conseguir. Vivo deixando as coisas pela metade, principalmente os afazeres da casa* (Amanda).
>
> *Vejo meu esposo limpando a casa mesmo doente e eu não consigo fazer nada. Minha filha diz, a senhora não brinca mais, não houve minhas histórias, não me beija mais. Ela diz que me ama o tempo todo. Não tenho paciência para ouvir o que ela diz* (Rosa).
>
> *Eu gostaria de passar mais tempo com a minha mãe, isso me faz sentir muito bem e muito feliz* (Antonia).

Os pacientes sentem-se culpados por sua doença e dor e desqualificados por apresentarem uma complexa condição de saúde sobre a qual muitas vezes não existe uma comprovação. Essa falta de comprovação incide no trabalho, a família e em todas as relações do indivíduo com o seu entorno. A dor muda os comportamentos e as relações interpessoais, favorecendo atitudes disfuncionais e modificando a aceitação.

11.4.11 Aceitação

Sardá Jr. (2007, p. 29) considera que "aceitar uma realidade é o primeiro passo para vivê-la e um dos passos necessários para mudá-la na medida do que for possível". O autor prossegue afirmando que o conceito de aceitação da dor crônica tem sido definido por diversos autores como "viver com a dor sem reações desnecessárias ou esforços para tentar controlá-la ou evitá-la" (SARDÁ JR., 2007, p. 16).

Aceitar a condição de cronicidade envolve:

> [...] Tomar conhecimento ou aperceber-se da dor; renunciar ou evitar esforços desnecessários em lutar com a dor; aceitar ou perceber que a dor não necessariamente implica em incapacidade; desenvolver uma abordagem realística desse problema e situações associadas a ele; e se engajar em atividades positivas durante seu dia-a-dia, apesar da dor. [...] A aceitação da dor crônica implica na tomada de conhecimento desta de forma neutra e no consentimento de viver com a dor; o que não implica em aceitá-la passivamente. (SARDÁ JR., 2007, p. 16).

Queiroz (2009, p. 34) considera que a "aceitação é necessária para que o paciente explore o sentido da vida", porque, para pessoas com doenças crônicas, pode ser extremamente doloroso falar sobre sua condição de estar doente, o que dificulta saber o que realmente pensam e sentem sobre seu adoecer.

A experiência da dor crônica é estressante e difícil para a pessoa que a vivencia, considerando os sentimentos negativos de raiva, medo, frustração e perdas diversas. Daí a importância da aceitação como preditor de qualidade de vida. Quanto maior o conhecimento da pessoa sobre seu quadro, melhor será o controle sobre a doença e, em consequência dessa atitude, terá uma vida mais prazerosa e satisfatória apesar da dor e da doença. Isso implica relatos de dor com intensidade mais baixa, menor ansiedade e sintomas depressivos, bem como menos incapacidade física e psicossocial, como comentado por McCraken (1998 apud MICELI, 2002) e exemplificado pelas colaboradoras:

> *Eu espero que eu consiga ter qualidade de vida, estar mais equilibrada para poder enfrentar e aceitar de forma mais tranquila esta condição* (Regina).

> *Não escolhi. Gosto de pensar que fui escolhida. Isso me dá a sensação que eu estou no controle da situação por mais difícil que seja a dor* (Melissa).
>
> *Há dias que prefiro aceitar a dor. Aceitando, pelo menos parece que melhora* (Sandra).

Os depoimentos corroboram também o que sugere Rangé (2001, p. 97) ao afirmar que o aspecto mais importante para o tratamento da pessoa com dor é a aceitação. Mas se faz necessária "uma reestruturação cognitiva no sentido de desmistificar as fantasias [...] quanto às situações temidas" pelo indivíduo. A dor "provoca uma experiência subjetiva que retém atenção, perturba, provoca sofrimento e parece incontrolável. Mas, na verdade, a abolição da dor pode ocorrer quando algum estímulo mais intenso, chamativo, desfocar sua atenção" (CARVALHO, 1999, p. 234)

Por isso a importância da reestruturação cognitiva dos esquemas cognitivos que podem manter a dor e as incapacidades, como relata Luiza em sua narrativa, ao declarar:

> *Eu a aceito, aceitando, como sempre* (Luiza).

Luiza apresenta um comportamento de resignação e não de aceitação ao dizer *"eu a aceito"*, como se nada mais pudesse ser feito, dando um sentido, um significado, que está de acordo com sua percepção da história de dor e sofrimento vividos, sugerindo que essa é uma dor que nunca acaba.

A aceitação também é definida como a capacidade de apresentar dor, sem, contudo, tentar evitá-la ou mesmo reduzir seus efeitos, ou seja, se aceita o que a dor causa e tudo o que não é possível modificar, como pensamentos, sentimentos e tudo o que acompanha a dor ao longo da sua cronicidade, como dizem Dahl, Lundgren (2006) e McCraken (1998), como é exemplificado por Sofia, ao discorrer sobre seu estado atual: *"embora com dor, me sinto uma pessoa muito melhor"*.

O discurso de Joana, Marília e Alice é bastante significativo sobre a importância dos possíveis benefícios na forma de perceber a doença em decorrência da aceitação da cronicidade da dor. Elas comentam:

> *Não posso querer de mim o que eu fazia antes. Meu corpo tem um limite agora. Me preparei para o que eu iria enfrentar* (Joana).

> *Hoje convivo com a dor, mas não fico irritada, estou mais leve* (Marília).
>
> *Hoje tenho muito menos crises. A dor é leve, nunca mais precisei ir ao hospital* (Alice).

De acordo com Sardá Jr. (2007, p. 15), "aceitar a realidade de conviver com dores crônicas é um grande desafio para a maior parte das pessoas com dor crônica".

Sardá Jr. (2007, p. 26) explicita que:

> A aceitação pode ser trabalhada de diversas formas, mas frequentemente as intervenções implicam em estabelecer uma mudança perceptual sobre a sua condição (cognições disfuncionais), trabalhar expectativas e possibilidades existentes diante desta situação, trabalhar as emoções associadas a esta condição (por exemplo, frustração e raiva), desmistificar a associação entre e aceitação, incentivar o desenvolvimento de uma atitude de reconhecimento e não evitação da dor de forma adequada, e principalmente trabalhar aspectos relacionados à assimilação desta condição de cronicidade à identidade do sujeito.

A aceitação amplia as possibilidades de realização de outras atividades que sejam propostas. A aceitação é um facilitador para que a pessoa consiga explorar o verdadeiro sentido da vida, considerando que falar sobre sua história é complexo e doloroso, pensando-se que nem todas as pessoas com doenças crônicas conseguem ser resilientes em sua dor.

Sardá Jr. (2007, p. 14) discorre que a aceitação "pode ser conceitualizada como uma crença ou atitude". Essa afirmação corrobora a postura de Larissa, que hoje tem um entendimento diferente acerca da sua dor. Ela refere *"tenho limites hoje, antes não"*, demonstrando o papel da mudança de atitude diante da dor vivenciada e apresentando um comportamento e atitudes mais resilientes.

11.4.12 Resiliência

O termo *resiliência*, como esclarecem Norris et al. (2008), é muito usado pela Psicologia e pela Psiquiatria desde o final da década de 1970, mas sua origem está nas Ciências Físicas. Era usado para descrever a capacidade de um material não se deformar ou quebrar ao sofrer pressão, ou também como a velocidade com que um sistema volta ao equilíbrio após sofrer deslocamento.

A grande maioria das definições conhecidas trata a resiliência como uma capacidade de adaptação bem-sucedida diante de um distúrbio, estresse ou adversidade, como o surgimento da dor crônica na vida de uma pessoa, como apontam Norris et al. (2008) e como indicam algumas mulheres nesta pesquisa.

> *Com a dor ou sem a dor, a vida continua e vou continuar investindo na qualidade da minha vida* (Melissa).

> *Tenho cuidado da minha vida emocional, tentado me distrair com passeios, aulas de música, o casamento, a igreja e a faculdade* (Alice).

A resiliência pode ser mais compreendida e definida como a habilidade ou processo do que como um desfecho, e mais como uma forma de adaptação do que como estabilidade, como explicam Macedo et al. (2008).

A resiliência corresponde a um processo que liga um conjunto de capacidades adaptativas a uma trajetória positiva de funcionamento e adaptação após um distúrbio, como apontam Norris et al. (2008), o que nos leva à compreensão que resiliência é "um processo que liga recursos (capacidades adaptativas) a desfechos (adaptação)", explicitados por Macedo et al. (2008, p. 42).

Grotberg (2005, p. 22) define resiliência como uma "capacidade humana para enfrentar e superar as adversidades, que permite ao indivíduo sair fortalecido e transformado com a experiência". Encontramos no discurso de Joana, em *"quero voltar a trabalhar, tenho projetos de vida"*, um exemplo do que afirma esse autor.

Zautra et al. (2005 apud QUEIROZ, 2009, p. 27) esclarecem um pouco mais a importância da resiliência em relação a dor crônica:

> A compreensão da dor crônica deve pautar-se não somente na identificação de fontes de estresse, mas também em falhas na resiliência e no déficit de recursos emocionais positivos. Estresse e conflitos interpessoais, baixa tolerância a frustrações e maior sensibilidade à dor estão associados à elevação de estados emocionais negativos.

Significa que, quanto maior for o estresse interpessoal experimentado, maior será também a intolerância à dor. Pode-se reforçar que os afetos, quando positivos, promovem um nível maior de resiliência diante de situações de estresse e de conflitos interpessoais. Nesse caso, intervenções fundamentadas em enfrentamento podem facilitar ou mesmo ajudar a aliviar a dor, como afirma Queiroz (2009) e como expõe Manuela em sua história de vida:

> *Procuro hoje viver, penso só coisas boas, não permito pessoas me influenciando* (Manuela).

As crenças de autoeficácia, inseridas no contexto da teoria social cognitiva, são aquelas que as pessoas apresentam em forma de capacidade para organizar e executar uma determinada ação e buscar alcançar um determinado resultado, como pontuado por Bandura (1997).

De acordo com Bandura (1993), as crenças que surgem na capacidade de exercer controle sobre o que de alguma forma as afeta são preditores importantes do nível de potenciais realizações que elas alcançam e que de alguma forma comprometem seus processos cognitivos, afetivos e de seleção. Esses processos estão relacionados às formas de pensar, sentir e se automotivar, como um facilitador para enfrentar os eventos estressantes e o ambiente social e físico. Exemplos foram encontrados na fala de Marília e Sandra:

> *Hoje tento me refazer* (Marília).

> *Luto e sigo em frente, tentando acreditar que dias melhores virão. Esperar que um dia ela se vá do mesmo jeito que veio, silenciosa* (Sandra).

De acordo com Rutter (1987), quanto aos aspectos psicológicos, as ideias sobre resiliência têm sido relacionadas aos diversos recursos pessoais, que conduziriam o indivíduo a comportamentos mais adaptativos, agindo de forma resiliente diante das situações adversas. Entre eles, encontramos a autoeficácia, a autoestima, bem como a capacidade para a resolução de problemas. A resiliência tem sido associada à satisfação com a vida, ao manejo de estresse, aos baixos níveis de depressão, a comportamentos saudáveis em diferentes dimensões, como afirma Wagnild (2013), complementado por Helena em sua narrativa:

> *Todos esses anos tive dor, mas de alguma maneira consegui suportar* (Helena).

Pessoas resilientes podem utilizar técnicas cognitivas – como exemplo, a reestruturação cognitiva – que as auxiliem a controlar suas emoções, atenção e a própria vida. A regulação das próprias emoções é fundamental para a construção e manutenção de relacionamentos sólidos em várias áreas da vida, como o trabalho e a formação educacional, mas, principalmente, a manutenção da saúde física e emocional, como indicado por Sofia.

> *Hoje, tenho uma outra visão da vida e da dor* (Sofia).

Essa atitude origina a regulação das emoções levando à satisfação pessoal e a melhores estratégias de enfrentamento.

Na reestruturação cognitiva, a pessoa aprende a identificar e avaliar seus pensamentos e sentimentos disfuncionais; o nível de resiliência aumenta, levando-se em conta que a interpretação ante uma situação adversa basear-se-á na sua percepção da realidade, trazendo a possibilidade de desencadear menos sentimentos negativos desadaptativos e comportamentos disfuncionais, apontados por Macedo et al. (2012).

A ausência de sentimentos, pensamentos e atitudes negativas produzem comportamentos como os de Regina, que acarretam melhor qualidade de vida. Ela fala dos investimentos que tem feito em sua vida:

> *Estou investindo em meu autoconhecimento, em minhas ações e reações com as questões, como melhor forma de encarar* (Regina).

Diante dessa compreensão, é importante lembrar o papel das habilidades de resolução de problemas em relação à prática da resiliência. Knapp (2004) refere que a ação de resolver problemas consiste em tornar disponíveis respostas efetivas para lidar com questões problemáticas, aumentando a possibilidade de a pessoa encontrar a resposta mais eficaz em seu adoecimento, como explica Diana:

> *Quando estou bem, saio com amigas, família, me divirto* (Diana).

A melhora da dor associa-se à mudança de crenças e modos de enfrentamento, como expõe Figueiró (1999). E, muitas vezes, essa mudança não ocorre pela presença de pensamentos catastróficos, como uma forma negativa de pensar e sentir a dor.

12

PAULA

Minha vida mudou, mudou tudo para sempre! (Rosa)

Não existe um único dia do ano que eu não sinta essas dores (Olívia).

12.1 PENSAMENTOS CATASTRÓFICOS SOBRE DOR

Paula é uma empresária de 45 anos com uma disfunção da articulação temporomandibular – ATM.

Para **Paula,** tudo em sua vida virava dor. Assim ela conta:

> Desde que me conheço, por volta dos seis anos acho, convivo com sentimentos que só na juventude descobri seus nomes: ansiedade é um deles. Da ansiedade vem as mais diversas sensações. Quando incontidas viravam dor.
> Era como uma 'ventania na cabeça' que progressivamente virava um redemoinho, 'vai levantando e bagunçando tudo'. De repente, eu me via completamente catatônica... Inativa, e por dentro um furacão de pensamentos atropelava a mente, o peito. Tudo virava dor.
> Outra dor que me acompanhou por toda a vida foi a que decorria do medo e da angústia. Expor-me era um horror: comer ou falar em público era uma tormenta, vinham às dores... de estômago com enjoos, de garganta, sinusite e mais, desde os quinze, a convivência com a dor na ATM. Pude constatar, ao analisar a frequência e as circunstâncias, que ela sempre decorria de algum estresse, ansiedade ou angústia...
> Descrever uma dor é uma tarefa difícil, pois é preciso revivê-la, o que já ativa no corpo uma memória que faz os músculos reagirem da mesma forma que quando se está doente. Posso descrevê-la nos seguintes estágios.
> Enrijecimento dos músculos da face. Só percebo-me assim, quando relaxo. Mas essa percepção ocorre mais frequentemente quando já estou no segundo momento.
> A mastigação ou a fala torna-se penosa devido ao enrijecimento dos músculos maxilares.

Começo ao ouvir estalos ao bocejar e mastigar.
Sinto um formigamento na gengiva nos dentes do fundo da boca.
Um latejar começa a incomodar progressivamente tornando-se mais forte.
Fisgadas intermitentes com intervalos irregulares começam a incomodar profundamente.
A dor assemelha-se a dor de canal.
Tomando analgésico o efeito demora a aparecer, é nesse momento que vem a total prostração, as imagens ficam turvas e mal compreendo o que passa a minha volta.
Os remédios não acabam com a dor nos estágios mais avançados, só se tornam mais suportáveis. Todos os músculos da face (apenas os do lado direito) doem, próximo do ouvido e todo maxilar fica latejando e sinto fisgadas. Lembro-me de ter tido três crises muito fortes mais ou menos aos quinze, trinta e cinco, quarenta e cinco anos. As dores mais insuportáveis são uma constante no meu cotidiano.
É estranho que quando vou ao dentista (achando que é um canal necrosado), e ele diagnostica a origem da dor, diferente de quando ainda não tenho certeza que é mesmo a tal da ATM, consigo controlar mais o pânico ao sentir as terríveis dores nos momentos mais críticos. Conclui que quando sinto uma dor cuja causa desconheço, ela se torna ainda mais ameaçadora. Ao conviver com a dor, percebo que no seu auge fico tentando amenizá-la com remédios, mas nos intervalos em que ela é mais suportável, fico esperando o pior 'quando e como ela voltará'. Qualquer sinal de sua volta é uma ameaça, parece que algo invadirá meu corpo novamente.
Viver com dores que vão e vem ainda mais nos momentos de nossa vida em que estamos mais expostos e frágeis, é sem dúvida viver com medo. A dor paralisa, tornando-me incapaz de realizar tarefas cotidianas que afeta o grupo com o qual convivo. É desagradável sentir-me 'travada' em uma cama, angustiante não saber quando cessará, medonho não saber se algo pior está por vir ou se pode ser algo mais grave. Disso decorre uma insegurança que acaba afetando todas as áreas da minha vida.

A dor da ATM é uma das piores dores relatadas, pela intensidade e pela permanência por tanto tempo, sem alívio ou praticamente nenhum alívio. Uma dor que afeta as diferentes dimensões da vida, como afirma Paula, considerando que a paralisa a mantém em constante ameaça com a possibilidade de sua volta em decorrência de uma angústia, ansiedade ou mesmo situações de conflito.

O termo *pensamento catastrófico* surgiu na literatura, envolvendo temas psicológicos, no século XX, e, por volta da década de 1960, a palavra *catastrofização* começou a ser utilizada por Aron T. Beck, com a perspectiva de descrever os pensamentos negativos frequentes em pessoas com transtorno de depressão ou ansiedade. As pesquisas sobre comportamentos, emoções e mecanismos biológicos responsáveis por desencadear e manter os quadros clínicos dos pacientes e suas relações com pensamentos catastróficos e a dor crônica têm aumentado consideravelmente no Brasil.

Knapp e Beck (2008) expressam que um dos princípios básicos no referencial cognitivo tem sido a forma como as pessoas percebem e apreendem a informação, considerando que essa interpretação é responsável por influenciar e determinar o comportamento, bem como sua funcionalidade nas emoções.

Sabe-se hoje que o pensamento catastrófico reforça muitos comportamentos não adaptativos que contribuem para a piora da depressão e da ansiedade – levando a pessoa a um isolamento social na sua vivência com a dor crônica, como explica Vandenberghe (2014).

McCrack e Ecleston (2003), Vlaeyen e Linton (2000), citados por Sardá Jr. (2007, p. 18-19), afirmam que pesquisas recentes sobre comportamentos de catastrofização e evitação indicam "a presença de relações entre o fator aceitação e estes dois fatores e hipotetizam que o aumento dos níveis de aceitação colaboraria para a redução de pensamentos catastróficos e evitação".

De acordo com Severeijns et al. (2001) e Thorn (2004), citados por Henriques, Filippon e Cordioli (2009), pensamentos catastróficos sobre dor têm sido associados a mais dor, estresse psicológico e incapacidades. Dizem esses autores que a catastrofização é a distorção cognitiva mais pesquisada e estudada na literatura relativa à percepção e ao enfrentamento da dor.

Keefe et al. (2000) evidenciam que as mulheres apresentam um comportamento de dor mais expressivo que os homens. Nogueira complementa (2014) afirmando que existe um diferencial importante entre homens e mulheres quanto às estratégias de enfrentamento utilizadas por eles diante da dor:

> Pesquisas [...] indicam que as mulheres utilizam maior número de estratégias de enfrentamento do que os homens, não se beneficiam da concentração da atenção na dor e ainda conseguem limitar melhor do que os homens as consequências emocionais causadas pela dor. Quanto aos homens [...], se beneficiam da concentração da atenção na dor e utilizam mais estratégias de enfrentamento focadas na emoção quando o humor está negativo. (NOGUEIRA, 2014, p. 151).

Nogueira (2014, p. 151) também refere que "há relação entre a estratégia de enfrentamento, a intensidade da dor e o humor. [...] Quando a dor aumenta, as estratégias de enfrentamento também se alteram, assim como quando há piora do humor".

De acordo com D'ávila et al. (2003), uma hipótese sobre a prevalência da dor talvez seja o fato de o adoecimento ser socialmente mais aceito para as mulheres do que para os homens, e de o papel de doente ajustar-se melhor aos diversos papéis e responsabilidades já assumidos por elas. Para os homens, esse papel poderia ser visto como estigmatizante.

Nogueira (2014) afirma que a percepção da dor é diferente entre homens e mulheres quanto às causas de suas dores e observou que as mulheres atribuem aos fatores internos, por exemplo, o fator emocional, como os agentes ativadores da dor, enquanto que os homens atribuem responsabilidade aos eventos externos considerados como facilitadores da sua dor. Mas é possível perceber que ter atividade remunerada, ter uma vida produtiva e sentir-se útil podem contribuir para evitar a catastrofização.

Domingues (2011 apud ROCHA, 2013) realizou uma pesquisa com 40 pessoas com diagnóstico de dor crônica cervical. Nessa investigação, verificou-se que havia uma relação entre os níveis de pensamentos catastróficos e os níveis de percepção de intensidade de dor, ou seja, a elevados níveis de catastrofização corresponderiam elevados níveis de percepção de intensidade de dor.

Dando continuidade à discussão teórica, é importante refletir sobre o que explicita o modelo cognitivo comportamental, que se fundamenta no princípio de que o comportamento é influenciado pela cognição, pelos pensamentos automáticos e também por pensamentos catastróficos. Considera as características negativas e também a maneira como podem afetar e influenciar o comportamento das pessoas.

Na catastrofização, encontram-se as crenças disfuncionais, relativas às doenças, que fazem parte do repertório comportamental da pessoa. Identificam-se três níveis existentes de pensamento: o pensamento automático, as crenças intermediárias e as crenças centrais.

Segundo Falcone (2001), os pensamentos automáticos são espontâneos e surgem na mente a partir dos acontecimentos do cotidiano. Normalmente, esses pensamentos não estão acessíveis em nossa consciência, mas o paciente pode aprender a identificá-los. São comumente alterados nos transtornos psicológicos e costumam apresentar distorções cognitivas ou características negativas, como apresentado no relato de Daniele, que afirma:

> *Nada poderá modificar isso, sinto isso. Tudo piora e a chance de melhorar é nenhuma. Agora não estou servindo para mais nada. Sempre trabalhei, fui ativa, serei uma pessoa com a vida inútil, com limitações* (Daniele).

Falcone (2001, p. 50), continuando suas explicações, esclarece que distorções cognitivas são:

> Inferências arbitrárias (chegar a uma conclusão na ausência de evidência suficiente); abstração seletiva (focalizar um aspecto da situação, ignorando questões mais relevantes); supergeneralização (chegar a uma conclusão negativa radical que vai muito além da situação atual); desqualificação do positivo (insistir que as experiências positivas não contam); personalização (relacionar eventos externos a si quando não existe base óbvia para isso); catastrofização (esperar a pior consequência possível de uma situação e superestimar a probabilidade que isso ocorra) e leitura mental (assumir que as pessoas estão reagindo negativamente a você quando não há nenhuma evidência disso). (FALCONE, 2001, p. 50).

As crenças disfuncionais influenciam nos mecanismos de *coping* utilizados pelas participantes para enfrentar os problemas associados à dor. É uma estratégia de enfrentamento utilizada não só por pessoas com doenças crônicas, mas com qualquer outra doença, por exemplo as dores crônicas. O uso em excesso da catastrofização está relacionado à maior intensidade da dor, como pontuam Esteve, Ramirez e López (2004).

A interpretação dos eventos de dor está relacionada aos padrões de fuga e esquiva, que mantêm as dificuldades relacionadas à dor. É um pensamento intensificado, provocado por uma interpretação negativa de uma situação na qual a pessoa se sente fragilizada para uma solução eficaz, como indicado pelas colaboradoras:

> *Está sempre lá. Me acompanha todo dia. Ela dói sem parar, controlando minha vida* (Luiza).
>
> *Minha vida vai ser sempre assim, dor, dor, dor* (Lucia).

Dobson (2006) explicita que há uma relação muito próxima entre o estado emocional e afetivo das pessoas que sofrem com dor e seus pensamentos, explicando que um pode reforçar o outro, provocando ou não distorções. As distorções cognitivas fundamentam-se na chamada *tríade cognitiva*, que se caracteriza pela visão ou percepção que as pessoas têm do mundo que as cerca, de si mesmas e sobre os outros em seu entorno, como explicitado por Antonia quando comenta sobre seu sofrimento:

> *Não consigo nem pensar. Se fosse uma pessoa eu mataria sem pensar, duas vezes* (Antonia).

O que nos ensina a literatura cognitiva comportamental quanto à catastrofização:

> É caracterizada como um tipo de inferência arbitrária, uma forma de distorção cognitiva. Face a uma situação de dor, o indivíduo com tendência a catastrofizar tende a avaliar a experiência de forma negativa e exagerada, tornando-se hipervigilante a estímulos somáticos, desenvolvendo uma preocupação excessiva face a todo e a qualquer sintoma que interprete como um agravamento da situação ou possível ameaça ao seu bem-estar. (COSTA, 2011, p. 19).

Alguns teóricos, como Osborne et al. (2007) e Sinclair (2001), afirmam que o pensamento catastrófico diante da dor contribui com maior interferência no desempenho, considerando a dificuldade que o indivíduo apresenta em mudar o foco em relação aos pensamentos relacionados com sua vivência dolorosa, como a experimentada por Silvia em seu cotidiano. Ela considera que nada poderá mudar o que pensa ou sente a respeito de sua dor:

> *Não tem nada que eu possa fazer para mudar a minha dor* (Silvia).
>
> *Pedi a Deus para levar, aliviar a dor, porque eu não estava mais aguentando. Pensei que ia morrer. Parece que eu vou morrer, morrer mesmo* (Joana).

Uma interpretação negativa das situações de dor experimentadas está associada a padrões de fuga e esquiva, sendo que a catastrofização é também uma estratégia de enfrentamento usada por pessoas com dores crônicas. A ampliação da catastrofização pode contribuir de maneira significativa com a intensidade e a manutenção da dor, como afirma Queiroz (2009).

Sardá Jr. (2014, p. 53) esclarece que as "crenças sobre dor, como pensamentos catastróficos e de autoeficácia, também são elementos que podem mediar o humor e o comportamento, bem como a percepção dos sinais biológicos (por ex., a dor)", como é demonstrado por Sandra ao referir-se a sua dor como difícil de suportar:

> *Com o passar do tempo à dor torna-se uma constante. Você quer mostrar que está feliz, mas não se sente assim e dias que não há como fingir alegria. Vivo em função da minha dor* (Sandra).

A dor apresenta-se como mediadora de pensamentos e sentimentos. O modelo cognitivo aponta que as emoções e o comportamento das pessoas são determinados por sua percepção e interpretação dos eventos.

Neto et al. (2001) esclarecem que as crenças intermediárias servem como ponto de ligação no esquema cognitivo, mediando as crenças centrais e os pensamentos automáticos. Por crenças intermediárias, entendem-se atitudes, regras, pressupostos que as pessoas desenvolvem para lidar de forma mais adequada com as crenças centrais e, ao mesmo tempo, determinam como o indivíduo pensa, sente-se e comporta-se diante de uma situação, como a dor.

Quer dizer que, quando uma determinada situação desperta uma crença disfuncional, as crenças intermediárias surgem na forma de estratégias compensatórias, que são comportamentos desenvolvidos para lidar com essas crenças. Essas crenças apresentam-se mais resistentes à mudança que os pensamentos automáticos, como aponta Falcone (2001). Aline demonstra esse tipo de situação ao explicar suas necessidades em relação ao seu dia a dia:

> *Se eu parar acho que eu morro* (Aline).

Com relação às crenças centrais, Falcone (2001) explica que elas compõem a parte mais significativa da estrutura cognitiva e são formadas por pensamentos rígidos que uma pessoa tem sobre si mesma, em que se imagina como fracassado, ou ainda em relação aos outros, em que pensa que as pessoas que não conhece não são confiáveis e que o mundo não é um lugar bom para viver, é estranho e hostil. Beck (1997), Greenberger e Padesky (1999) pontuam que as crenças centrais desenvolvem-se na infância a partir de experiências traumáticas repetidas, mesmo que as circunstâncias indiquem sua inexistência.

Desse modo, as crenças centrais, as crenças intermediárias e os pensamentos automáticos encontram-se interligados no funcionamento cognitivo da pessoa, que vive algum tipo de transtorno psicológico, como exemplificado a seguir:

> Uma crença central ('Eu sou inadequada') dá origem a suposições ('Se eu demonstrar segurança e não falhar, significa que me saí bem'; 'Se eu me mostrar insegura, demonstrar ansiedade e cometer uma falha, significa que sou inadequada'). (FALCONE, 2001, p. 51).

Esse tipo de crença possibilita que as pessoas permaneçam em contato com pensamentos automáticos disfuncionais quando em situações de desempenho social, como sugere Falconi (2001).

As pessoas catastróficas emitem sinais comportamentais durante a experiência de dor que levam outras pessoas a acreditarem que a dor é mais intensa do que realmente é, porque é assim que ela é sentida, percebida e representada e, se está muito intensa, é sentida e percebida assim, como referem Diana, Marília e Valquíria em suas histórias de vida:

> *Tudo piora* (Diana).
>
> *Sinto dores todos os dias* (Marília).
>
> *Não tenho mais vida* (Valquíria).

Sullivan et al. (2001, p. 969) refere que a "catastrofização é maior em mulheres, especialmente nas jovens. Pessoas mais velhas apresentam níveis mais baixos de catastrofização", talvez pela presença de um comportamento de resignação, como demonstrado por Lucia e Julia:

> *Não me vejo sem dor* (Lucia).
>
> *Não tem cura* (Julia).

Importante pensar que, quanto mais velhas, parece ser maior o nível de resignação, talvez devido a experiências e ao tempo de vida.

13

VALQUÍRIA

> *Tem que se adaptar ao que as pessoas pensam a seu respeito (Joana).*
>
> *Viver com dor é ser muitas vezes desacreditada (Fernanda).*

13.1 UMA PALAVRA AOS PROFISSIONAIS E À FAMÍLIA

Valquíria, 49 anos, fibromialgia, bursite, tendinite, túnel do carpo, casada, dois filhos.

Valquíria expressa seus sentimentos e emoções mediados pelas dores que sente ao comentar sobre como é ter dor e viver com dor.

> *É sofrido e triste!*
> *Até alguns anos atrás eu não tinha percebido que tinha uma dor crônica. Hoje tristemente tenho essa consciência, às vezes me dá um desânimo total, de não procurar mais nada, mais ninguém, mas a dor é constante, os remédios me fazem mal muitas vezes.*
> *Tenho uma família que gosto de cuidar. Mas as tantas idas a médicos, tratamentos e remédios, uma operação na coluna, infiltração, fisioterapia. Já não sei mais o que fazer. Às vezes paro para pensar, como estou aqui. Ano após ano dormir sem remédio, às vezes tento dormir e não consigo, passo a noite em claro, com sono e com dor, parece que a noite é um pesadelo e quando amanhece estou mal, cansada, com sono, irritada, eu não queria estar em mim.*
> *Hoje para passar o dia melhor com minha família e também, fazer os afazeres de casa, o pouco que consigo fazer, só tomando medicamentos.*
> *Com o passar dos anos me apareceu mais algumas dores, os pés e as mãos doem, incham, ficam avermelhados e esquentam bastante. Já procurei especialista e nada souberam fazer para me ajudar.*

Também uma enorme fadiga, falta de ar, a dor no meio das costas é forte, irradia para os lados apertando e enrijecendo a barriga. Às vezes a dor é tão forte que tenho dificuldade para falar.

Estou muito cansada, não tenho mais vida fora de casa, e em casa peço a Deus que minha família continue me ajudando, sei que para o meu marido não é fácil, peço ao Senhor que o ajude, o console e dê forças para ele e para mim.

Meus filhos cresceram me vendo com dor, com dificuldade até para me locomover dentro de casa, chorando muito. Mas graças a Deus tentei acompanhá-los em quase tudo na escolinha, nos aniversários, nos estudos, levando-os e buscando-os, na alimentação com hora certa.

Estou com meus braços doendo, os médicos dizem que estou com bursite, tendinite, túnel do carpo, já operei uma mão, agora está começando a outra. Já tomei anti-inflamatórios, antibióticos e nada aconteceu ou adiantou... Já ouvi médicos me dizerem que meus punhos inchados e cotovelos e ambos doendo e até muitas vezes dificuldades para levantar os braços, é inflamação crônica.

Sempre penso e não consigo me lembrar de como é bom viver sem dor, deitar e acordar sem dor, porque sim, todas as manhãs ou mesmo de madrugada acordo com muita dor, todos os dias infelizmente, já não me lembro mais.

Gostaria de levantar pela manhã e não sentir mais dor, desespero, imaginar que a esperança enche minha vida. Ter projetos de vida, de realizações. Ser mais feliz e não ter que me preocupar com o que a família vai dizer diante de mais um dia com dor. Afinal, é assim que eles me conhecem. Vivo um dia de dor a cada vez (muito pensativa e triste).

A narrativa de **Valquíria** transmite uma sensação de desamparo, na qual sua dor é tão antiga e tão velha que já não sabe mais como seria viver sem ela, ter, quem sabe, uma boa noite de sono, levantar leve e descansada. Fez tudo o que era esperado dela, cuidou da família, acompanhou nas diversas atividades do cotidiano.

Ela reconhece que, para o marido, não tem sido fácil, mas não percebe o quanto tem sido difícil para ela mesma lidar com a dor, com o sofrimento que traz, pois não consegue mais ser a pessoa, a mãe e nem mesmo a esposa que deseja ser.

Enfim, já não lembra mais como é não sofrer, não ter dor. Sua dor e ela são velhas companheiras de uma luta na qual sua vontade parece estar subjugada pela dor, e sua integridade, comprometida.

Um dos aspectos mais importantes neste estudo foi confirmar sentimentos e pensamentos que expressam uma dor solitária, um desamparo e um desespero exacerbados, levando algumas das colaboradoras a pensarem na morte como o único alívio para o sofrimento e a dor.

Esses sentimentos encontram-se presentes na produção narrativa das mulheres colaboradoras em relação aos comportamentos profissionais em suas práticas clínicas, como também em relação à família, no modo como percebem o adoecimento do seu ente querido e o que essas atitudes provocam no comportamento, nos pensamentos e sentimentos de quem se encontra tão fragilizado pelo adoecimento e pela dor. São atitudes que confundem e causam uma profunda e avassaladora perturbação psicológica, levando a uma rachadura na integridade psíquica e emocional, tão difícil de ser outra vez unificada.

Cabe, então, nesse momento, uma palavra especial a cada um dos profissionais e à família, que, de alguma maneira defrontam-se com a dor do outro. Importante é pensar sobre como a compreendem e a validam na existência de cada pessoa que ouvem, tratam e cuidam.

É importante considerar o que de fato pensa e sente cada pessoa que cuidamos em nossa prática profissional.

13.2 AOS PROFISSIONAIS

Uma das frases mais ouvidas nas entrevistas deste estudo foi *"muito obrigada por me ouvir"*, representada na narrativa de Marília, que identifica a necessidade de ser ouvida e acolhida terapeuticamente e não ser julgada por sua dor, como se a merecesse ou a procurasse.

Joana fala sobre esse mesmo sentimento presente em seu relato:

> A entrevista foi um desabafo, nunca tinha exposto meus sentimentos. As pessoas nunca procuram se preocupar. O que você esta sentindo, pensando, precisando! Para mim foi um alívio, dividir essa carga. Nunca tive oportunidade de falar da minha dor, do que eu penso, sobre como me sinto. Que tipo de sentimento a dor traz. Na dor é que você se redescobre, conhece coisas sobre você mesma que você não conhecia. Aprende a se sensibilizar com a dor dos outros. É assim que eu me sinto! As pessoas julgam demais a dor do outro sem conhecer. Não é porque não reclamo da dor que não estou com dor.

A questão do descrédito e da falta de validação da dor tem sido bastante comum, considerando que não há nada que a comprove. Não existe uma lesão, um sinal ou um sintoma, um osso qualquer fraturado que possa ser visto ou percebido por seus cuidadores, muitas vezes.

Esse, com certeza, é um dos fatores que mais provocam sofrimento ao paciente, como demonstra Kobayashi (2014). Um exemplo do comportamento de descrédito sobre a dor foi trazido por Bárbara e Alice:

> *Pior que a dor, é a sensação de descrédito. Médicos com pouco ou nenhum tato não dão atenção* (Bárbara).
>
> *Às vezes, não falava o que eu estava sentindo porque parecia que eu estava inventando* (Alice).

Quando a dor é intensa e persistente, leva a uma necessidade de procurar por ajuda e assistência. Essa situação ocorre porque a pessoa, ao experimentar a dor, excede seus recursos de enfrentamento. Nesse aspecto, "cada profissional de saúde é ferramenta preciosa na ampliação destes recursos, na medida em que também ensina, esclarece e orienta quanto à condição dolorosa" (PORTNOI; NOGUEIRA; MAEDA, 2008, p. 294)

A dor crônica é uma das razões mais frequentes pelas quais as pessoas buscam ajuda clínica ou mesmo psicoterápica, sendo essa última um recurso menos frequente. Às vezes, é necessária uma indicação médica para que procure ajuda psicoterápica e compreenda sua necessidade de cercar-se de todos os cuidados possíveis para melhoria da qualidade de vida.

Tengan, Okada e Teixeira (2008) referem que o tratamento terapêutico tem como objetivo modificar os conceitos e os significados que as pessoas apresentam em relação à dor, considerando que esse também é um espaço de cuidado e de legitimação de sua dor, para a qual muitas vezes não se dá o devido crédito.

Kobayashi (2014, p. 178) refere que "uma vez que a avaliação da dor é basicamente inferencial, depende muito mais da sensibilidade do profissional do que de sua competência técnica". Significa buscar entender do que sofre o paciente e quais dimensões estão sendo afetadas. Uma das colaboradoras, Rosa, descreve um exemplo positivo em seu acompanhamento profissional, relatando o comportamento do clínico/médico do trabalho:

> *O médico deixou que eu decidisse o que era melhor para mim. Ele conversou, me ajudou muito* (Rosa)

Sem dúvida nenhuma, o ser humano deve ser considerado em primeiro lugar, levando-se em conta o paradigma benigno-humanitário. A dignidade da pessoa e seu bem-estar são aspectos importantes a serem considerados na relação paciente-profissional, segundo Martins (2004).

Estar doente é perder a integridade. O tratamento médico procura devolver ao doente o que foi perdido. A cura só ocorre "quando a saúde, entendida como o bem estar biológico, psicossocial e espiritual é restabelecido" (PESSINI; BERTACHINI, 2004, p. 5) e é desenvolvida uma relação adequada entre equipe e paciente. Se não houver confiança no profissional, pode ocorrer impedimento para a busca de recursos, como indica Joyce:

> *Muitas vezes me desanimo para ir buscar os recursos* (Joyce).

Recursos emocionais, e não só financeiros, são necessários para o tratamento. As colaboradoras parecem cansadas, decepcionadas e frustradas pelo comportamento das pessoas em relação à sua dor. Silvia demonstra essa atitude ao referir:

> *As pessoas começam a falar que temos dor porque queremos* (Silvia).

Ter as devidas condições para expressar os sentimentos de menos-valia parece contribuir para melhor adesão ao tratamento.

Berne (2007) compartilha sentimentos diante de uma dor interminável, bem como pensamentos, sentimentos e comportamentos de pessoas que sofrem com relação à validação da existência da dor em suas vidas:

> Sentimo-nos cada vez mais desalentados e perdidos; começamos a indagar se nossos sintomas são imaginários. A autoconfiança despenca: dúvidas florescem. Duvidamos de nossos médicos, duvidamos de nós mesmos. Com a autoestima em baixa, estamos rodeados por outras pessoas que, possivelmente, não podem entender como nos sentimos. Conselhos teóricos e diagnósticos de outros implicados podem provocar mais danos que melhoras, sendo o mesmo verdadeiro das reações de muitos médicos de quem nos aproximamos com desespero e medo (BERNE, 2007, p. 87).

Em sua compreensão da vivência dolorosa, Berne (2007, p. 87) complementa apresentando sua própria experiência com a dor: "foi-me ensinado a crer na sensatez dos médicos [...], mas em vez disso eu me sentia mal compreendida e tratada". Paula completa relatando seu sofrimento com a ATM:

> Disso decorre uma insegurança que acaba afetando todas as áreas da minha vida (Paula).

Diana explica como foi sua experiência de trabalho como costureira em uma fábrica, complementando a narrativa das outras colaboradoras.

> O médico falava que eu tinha que me acostumar porque era uma fábrica e todo mundo tinha dor. Foi quando procurei outros médicos e soube que eu tinha fibromialgia e osteoporose na coluna lombar. Levou muitos anos (Diana).

Loduca e Samuelian (2009) propõem que é importante que as peculiaridades de cada profissional sejam levadas em conta, mas não podemos esquecer o contexto em que vive a pessoa com dor crônica. É fundamental que os profissionais busquem os recursos já existentes para interagir de maneira mais adequada com seus pacientes em sofrimento.

Agir de forma mais adequada implica atitudes de empatia e solidariedade com o outro, favorecendo posturas resilientes favorecedoras de comportamentos, pensamentos e sentimentos mais positivos diante da experiência dolorosa. Esse é o trabalho esperado dos profissionais de saúde.

Para Kobayashi (2014) é importante levar em conta o contexto em que a dor é vivida considerando o ponto de vista do narrador/sofredor, o que muitas vezes é desconsiderado, relegado a um segundo plano de importância ou mesmo deixado de lado por alguns profissionais de saúde.

A presença da dor é um grande desafio para todos os profissionais. Vale repetir o que diz Pessini (2009, p. 344), que muitas vezes "os profissionais da saúde não sabem o que significa dor quando falam dela". Portanto, é difícil cuidar e tratar a dor, mesmo com todos os avanços da Medicina, das tecnologias e da compreensão dos mecanismos de atuação e seus efeitos em diferentes pessoas doentes.

Pimenta (2004, p. 259) fala da importância do papel dos profissionais em que "cuidar, educar, acolher, amparar, aliviar desconfortos, controlar sintomas e minimizar o sofrimento são ações cotidianas na vida dos profissionais. É fundamental auxiliar os profissionais na aquisição de conhecimentos [...] que favoreçam essa prática" de escuta, acolhimento, sem um julgamento do paciente como "se" a dor fosse algo merecido ou procurado pela pessoa doente e em sofrimento.

13.3 À FAMÍLIA

A doença crônica compromete toda a dinâmica familiar por ser de longa duração, ser persistente e estressante, e cada um nessa família, envolvido que está com a doença crônica, à sua maneira, também adoece, uma vez que a doença parece afetar a todos.

Palma (2014, p. 92) define o papel da família. Seus membros dividem entre si seus pensamentos e sentimentos sobre uma determinada situação, e as condições de adoecimento estão construindo um novo significado na história familiar. Ou seja, "partindo da crença de que o significado da adversidade é socialmente construído, ela poderá enfrentar uma doença, tendo em vista um sofrimento compartilhado", em que poderá contar com a assistência de todos. Se na família não houver uma situação de colaboração e estruturação mais adequada de escuta e acolhimento de quem sofre e de quem cuida, possivelmente haverá uma quebra da identidade e da integridade familiar.

Pimenta (2004, p. 243) confirma "que a dor crônica é desabilitadora para o indivíduo e para a sua família", e Aline, uma das colaboradoras, aponta esse tipo de situação e pontua como se sente em relação às manifestações de descrédito da família quanto ao seu adoecimento:

> *As pessoas não acreditam que estou com dor. Minha irmã diz: qualquer coisa você diz que esta doente* (Aline).

Esse comportamento confirma o quanto a doença crônica pode ser desestruturante para a família. Esse tipo de comportamento ocorre em razão de uma possível sobrecarga de seus recursos de enfrentamento por parte de algumas pessoas da família, o que leva a um esforço considerável de adaptação, como sugere Palma (2014).

Um exemplo da desestruturação familiar no adoecimento e dor é apresentado por Tengan, Okada e Teixeira (2006), que relatam que, em uma família em que a mãe, portadora de uma doença crônica, adoece, a filha que viveu com ela relacionamentos conturbados sente-se culpada e se percebe na obrigação de cuidar da mãe adoecida. Ela abandona o emprego e se distancia dos filhos e do marido.

O cuidado com a mãe traz sentimentos de ambiguidade como prazer e carinho, obrigação e raiva, por deixar de lado a própria vida. A mãe, por sua vez, sente-se culpada, angustiada e deprimida por se encontrar doente. Não consegue receber o carinho e atenção da filha, sente-se fragilizada, irritada e, em decorrência de todos esses fatores, sofre uma piora na frequência e na intensidade da dor.

Pimenta (2004) reforça que a percepção de incapacidade pode contribuir para sobrecarregar a família que, muitas vezes, não se sente em condições de atender a todas as necessidades concernentes à doença. Por outro lado, por se sentirem ansiosas, irritadas e deprimidas, surgem dificuldades para tratar as pessoas com dor, ocasionando maior estado de tensão na família.

Em decorrência desses fatores, muitas vezes cansada pelas exigências de tantos cuidados, a família passa a duvidar da existência dessa dor, não validando o sentimento e o adoecer do seu ente querido, fato que o perturba e o incomoda, podendo aumentar as atitudes e comportamentos disfuncionais.

Maria expressa seu entendimento sobre a relação com as pessoas ao seu redor:

> *As pessoas têm dó da gente* (Maria).
>
> *Não digo aos filhos que estou com dor* (Sofia).

Sofia assume uma postura de evitação e fuga relativa à família, escondendo o seu sofrimento. Maria e Sofia revelam situações vivenciadas pelas pessoas com dor e a forma de funcionamento das relações familiares na qual se observa uma mudança significativa a partir do adoecimento, como pontua Castro (2014).

Portnoi, Nogueira e Maeda (2009) afirmam que a convivência familiar com uma pessoa com dor crônica pode ser percebida como uma situação de adversidade permanente, o que exige uma reorganização no funcionamento da família, sendo necessárias estratégias de enfrentamento para lidar com o problema do adoecimento, apresentando grande influência na adaptação da pessoa à sua condição dolorosa.

Um aspecto importante a considerar são os efeitos provocados no sistema familiar pelo adoecimento de um de seus membros. Há alterações nas prioridades familiares para acompanhar a pessoa, à medida que se desenvolvem sentimentos de confusão, raiva e ressentimento. Os familiares podem apresentar um comportamento de relutância em expressar seus sentimentos e necessidades diante desse adoecimento.

Ter sua homeostase familiar de volta é um grande desafio para essa família, considerando que ajustes são necessários e requerem flexibilidade, tolerância, comunicação e resolução de problemas que vão levar a uma maior compreensão do familiar com dor, sem que haja comportamentos extremos de não querer ver o problema da doença ou proteger a pessoa de forma exagerada. Os relacionamentos com outros membros da família também mudam, como identifica Berne (2007).

A família é "como um grupo social que se organiza pelo princípio do parentesco, [...] ela exerce profunda influência na expressão dolorosa e no modo como seus membros enfrentam a dor" (PORTNOI; NOGUEIRA; MAEDA, 2009, p. 298). A pessoa pode sentir-se culpada por dificultar a situação e transformar-se em peso para a família, como indica Rosa em sua narrativa:

> *A pessoa em uma cama, a família vai te aturar. É cansativo para você e as pessoas que estão a sua volta. As pessoas saudáveis não aguentam ouvir isso* (Rosa).

Por outro lado, a participante Antonia afirma que vive uma relação afetiva significativa com familiares, por exemplo a mãe e a tia:

> *O que me faz sentir melhor é estar junto da minha mãe, minha tia e minha cachorrinha. Não sou totalmente feliz se não estou com as três* (Antonia).

A experiência do adoecimento afeta a todos, e a família, que atua com regras e normas próprias, com o adoecimento de um de seus membros começa a se desestabilizar. Necessitará de reorganização para atender às exigências vindas da doença e do tratamento. Surge a necessidade de adaptações realizadas pelos outros membros da família, bem como mudança de papéis, flexibilidade, atenção e cuidado integral, proporcionando alívio da dor e do sofrimento, necessários para a sobrevivência (VADIVELU; SINATRA, 2005).

Para Portnoi, Nogueira e Maeda (2009), é importante considerar que, na avaliação da dor, deve-se pensá-la como evento de risco para a família, e esse fato ocorre por causa dos significados atribuídos a fatores como doença, saúde, dor, qualidade de vida, condição financeira, que podem ser facilitadores ou não de recursos de enfrentamento.

Berne (2007) explica que a doença apresenta um desafio em todos os relacionamentos familiares. Afeta o status quo, interfere e demanda mudança. As famílias que trabalham unidas, investindo em recursos coletivos para suplantar novos desafios, ficam mais fortalecidas.

14

CONSIDERAÇÕES FINAIS

O presente estudo pretendeu compreender o impacto do adoecimento físico e emocional de mulheres com diagnóstico clínico de dores crônicas. Para atingir os objetivos propostos, foram ouvidas as histórias de vida e de dor de 33 mulheres, sendo a maioria indicadas por profissionais de saúde e outras por amigos e familiares.

Procurou-se identificar os diversos aspectos da vida em dor e sofrimento crônicos, buscando-se verificar a existência de pensamentos disfuncionais e automáticos, crenças mal-adaptativas, estratégias de enfrentamento, emoções e sentimentos, bem como as situações aversivas provocadoras de crenças disfuncionais e pensamentos catastróficos que estão relacionadas aos eventos de dor, considerando que doentes com dor crônica beneficiam-se do tratamento que utiliza o modelo cognitivo comportamental, pois "melhoram quanto ao enfrentamento (*coping*) e à funcionalidade, sofrem redução da ansiedade e têm a intensidade da dor reduzida" (CUKIERMAN; FIGUEIRÓ, 2008, p. 555).

Os autores Tengan, Okada e Teixeira (2008) propõem que as técnicas cognitivas podem ser utilizadas para melhorar o controle sobre a dor e mostram a existência da relação entre pensamentos, sentimentos e comportamentos e explicitam que aspectos negativos e cognitivos, como a inferência arbitrária, a abstração seletiva, a magnificação, a minimização, a personalização e o pensamento dicotômico, absolutista ou catastrófico, entre outros, são frequentes na experiência dolorosa diante de um adoecimento.

A falta de uma atividade laboral, muitas vezes, pode comprometer os resultados do tratamento, pois não conseguem comprar os medicamentos indicados pelos profissionais de saúde. A maior parte das mulheres convive com os sintomas da dor há mais de 10 anos e, quanto ao tipo de diagnóstico, apresentam quadros clínicos importantes de fibromialgia, cefaleia, artrite e artroses, entre outras doenças crônicas também importantes, comprometendo sua saúde física e emocional.

Pimenta (1999) pontua que a dor crônica apresenta-se de forma consideravelmente desabilitadora, ocasionando prejuízos diversos, no sono, no trabalho, na movimentação, provocando alterações no humor, na capacidade de concentração, nas relações interpessoais e familiares, nas atividades sexuais e na forma de ver a vida, que é pessimista e desesperançada, e, ao mesmo tempo, como pode interferir na capacidade de respostas positivas diante do fenômeno doloroso, como também as estratégias de enfrentamento utilizadas. Um exemplo de vida desesperançada é referido por Aline:

> *Sempre fui muito doente, sempre tive gente para cuidar. Ajudava minha mãe com meus irmãos, minha irmã com meus sobrinhos. Nunca cuidei de mim, tem dias que eu fico desanimada* (Aline).

De acordo com as histórias narradas, foi confirmada a existência de impactos presentes nas dimensões física, emocional e social das colaboradoras, considerando suas histórias de vida e contribuindo para comportamentos, pensamentos e sentimentos disfuncionais diante da dor em suas vidas.

Esses resultados corroboram com o que diz Pessini (2004, p. 187), que expõe que a "experiência de dor encontra expressão em um 'comportamento de dor', reforçado pelo senso angustiante de dano no próprio corpo ou aversão de continuação de dano no próprio corpo". Para entender uma experiência dolorosa, é importante e "necessário situá-la num contexto cognitivo e emocional, que é a chave para explicar o comportamento" (PESSINI, 2004, p. 187).

Pimenta e Portnoi (1999) relatam que, embora a dor seja uma experiência solitária, só pode ser comunicada aos outros por meio de comportamentos manifestos, com inclusão até mesmo da ausência de reações.

Crenças intermediárias ou estratégias para lidar com a dor foram identificadas no comportamento das participantes, conforme suas narrativas em todo o decorrer da pesquisa, como explicado por Luiza:

> *Eu tenho dor e sofrimento, tudo junto... O sofrimento é permanente, não termina, desenvolvo mecanismos pra lidar com ele. A dor é mais o momento, ela vai e volta. Elas deixam sem condições de reagir... Medo... Ou você aprende a conviver com ela ou a sua vida será miserável. Não faz amigos, não trabalha. Você decide o que quer pra sua vida, porque a dor você sempre terá. Ela é crônica* (Luiza).

Foi possível identificar a presença de crenças intermediárias que são estratégias para lidar com a dor e pensamentos relacionados a interpretações disfuncionais da realidade vivida e que contribuem de forma significativa para o surgimento e a manutenção da dor, bem como sua frequência e intensidade, propostas nos objetivos de identificar e investigar essas crenças na experiência dessas colaboradoras.

> Procuro fazer coisas que não me preocupem depois. Não faço dívidas alongo prazo. Tenho medo de não conseguir pagar, porque eu posso estar doente e não conseguir. Minha vida é sempre em torno da doença, da dor (Larissa).

Queiroz (2009) explicita que as atitudes negativas diante do fenômeno álgico fortalecem e sustentam o isolamento social, resultando em comportamentos de insegurança, solidão e sensação de desamparo. Nesse sentido, a solidão é aversiva, e o desamparo é identificado como um sentimento resultante da negligência de outras pessoas envolvidas nessa relação, como os cuidadores.

Os que sofrem com doenças crônicas queixam-se de falta de credibilidade por parte daqueles que deveriam ampará-los, colaborando para um comportamento de desespero e angústias não elaborados. De acordo com Castro (2014), a família inserida no adoecimento crônico também é alvo das dificuldades e angústias do sofredor e, como exerce a função de cuidadora, sintoniza-se com o paciente e, muitas vezes, adoece com ele. Também há a necessidade de uma comunicação aberta e assertiva entre todos, os membros da família, o paciente e a equipe de profissionais.

É fundamental que os cuidadores profissionais demandem tempo para acolhimento e escuta das pessoas em sofrimento, que muitas vezes não têm um nome para o que sentem, perderam sua qualidade de vida, os amigos e a família nesse processo de adoecer.

Segundo Palma (2014, p. 100), a pessoa percebe em seu cuidador "emoções, sinais de empatia, distanciamento e sensações obtidas pelo toque". Essa autora afirma que a dor não pode mais ser compreendida somente como uma disfunção orgânica, o que possibilita que a pessoa em dor e sofrimento seja negligenciada; portanto, cabe aos profissionais de saúde uma escuta terapêutica, livre de julgamentos, que só é possível pela formação e desenvolvimento de profissionais mais sensíveis às demandas da pessoa com dor, que junto à família possam validar o sofrimento, identificando recursos internos e possibilidades de enfrentamento.

Segundo Cukiermam (2009), os processos psicológicos parecem modular significativamente as queixas dolorosas trazidas pelas pessoas. Ocorrem grandes preocupações com a dor, mas também o estabelecimento de relações de dependência e de ambivalência, e apresentam preocupação em satisfazer as necessidades dos outros em seu prejuízo, incapacidade para cuidar das próprias necessidades, estratégias de passividade, inadequação no manejo da raiva e da hostilidade, bem como o uso da dor como meio de comunicação com aqueles que a cercam.

As mulheres apresentaram pensamentos catastróficos sobre dor e fatores de ruminação e desesperança. Esse tipo de pensamento pode levar a limitações, à exacerbação da dor e comportamentos de medo, ansiedade e estresse diante de algo que não conseguem controlar, provocando desapontamentos e perda da esperança.

É importante continuar buscando, conhecendo e procurando entender os diversos aspectos que compõem a experiência dolorosa, de forma a contribuir para uma avaliação mais efetiva e um diagnóstico o mais precocemente possível, necessitando, portanto, de mais estudos sobre as síndromes dolorosas e seus efeitos no comportamento de cada pessoa em sofrimento, tornando a vida disfuncional e sem esperança.

Silva (2004) afirma que cada pessoa é uma história. As histórias são as experiências sobre os acontecimentos da sua vida que têm significados e nos conduzem a uma experiência mais íntima de sentidos e de valor que cada pessoa atribui às próprias histórias e experiências.

Qual o significado dessas histórias de vida e de dor narradas pelas mulheres neste livro?

Líliam responde:

As histórias da minha vida me levaram ao adoecimento (Líliam).

Ao lidar com alguém que sofre com dor crônica, é importante levar em conta todos os aspectos envolvidos na experiência dolorosa, buscando encontrar a condição de bem-estar recomendada pela Organização Mundial de Saúde (OMS) e procurada por todas as pessoas, principalmente aquelas que convivem com a dor resultante das doenças crônicas, que levam ao *"adoecimento"*, como afirma Líliam em sua narrativa.

Isso comprova a importância da construção de histórias de vida saudáveis e o quanto podem influenciar de forma positiva a todas as mulheres em suas jornadas com a dor crônica.

Então, ao concluir este livro, dedico a todas essas mulheres que trouxeram consigo essa dor tão profunda um poema de Cora Coralina, que, com palavras doces e ternas, ensina a lidar com a vida de forma mais leve, quem sabe até se livrar da dor, da raiva, do medo, de sentimentos de frustração e de impotência, presentes em pessoas afetadas pelos impactos físicos, emocionais, comportamentais, que comprometem a integridade do corpo e da mente.

Cora Coralina (1889-1985) diz em seu lindo poema:

> Fechei os olhos e pedi um favor ao vento:
> Leve tudo o que for desnecessário.
> Ando cansada de bagagens pesadas...
> Daqui prá frente levo apenas,
> O que couber no bolso e no coração.

Levar apenas "o que couber no bolso e no coração", deixar para trás toda bagagem pesada, como o sofrimento e a dor, descansar, viver e construir uma nova vida e uma nova história, como diz Cora Coralina em seu delicado poema.

Obrigada a todas!

REFERÊNCIAS BIBLIOGRÁFICAS

ADLER, R. H. et al. "Psychogenic pain and the pain-prone patient": A retrospective, controlled clinical study. **Psychosomatic Medicine,** n. 51, p. 87-101, 1989.

AGUIAR, R. W.; CALEFFI, L. Depressão e dor crônica. In: FIGUEIRÓ, J. A. B.; PIMENTA, C. A. M.; ANGELOTTI, G. (Orgs.). **Dor & saúde mental.** São Paulo: Atheneu, 2005.

AHERN, D. K. Abordagens psicossociais e comportamentais. In: BALLANTYNE, J. (Org.). **Massachusetts General Hospital:** Manual de Controle da Dor. Rio de Janeiro: Guanabara Koogan, 2004.

ANDRADE, C. L.; ANDRADE, N. O. P. L. Psicossomática. In: FIGUEIRÓ, J. A. B; PIMENTA, C. A. M; ANGELOTTI, G. (Orgs.). **Dor & saúde mental.** São Paulo: Atheneu, 2005.

ANGELOTTI, G. Tratamento da dor crônica. In: RANGÉ, B. (Org.). **Psicoterapias cognitivo-comportamentais**: um diálogo com a psiquiatria. Porto Alegre: Artmed, 2001.

ANGELOTTI, G.; SARDÁ JR., J. J. Avaliação psicológica da dor. Psicossomática. In: FIGUEIRÓ, J. A. B.; PIMENTA, C. A. M; ANGELOTTI, G. **Dor & saúde mental.** São Paulo: Atheneu, 2005.

ANGELOTT, G.; FORTES, M. Terapia cognitiva e comportamental no tratamento da dor crônica. In: ANGELOTTI, G. (Org.). **Terapia cognitivo-comportamental no tratamento da dor.** São Paulo: Casa do Psicólogo, 2007.

BAKER, M. W. **Como Deus cura a dor.** Tradução de Cynthia Azevedo. Rio de Janeiro: Sextante, 2008.

BANDURA, A. Perceived self-efficacy in cognitive development and functioning. **Educational Psychologist,** n. 28, p. 117- 148, 1993.

_____. **Self-efficacy**: the exercise of control. New York: W. H. Freeman, 1997.

BAPTISTA, A. F.; YENG, L. T.; MENEZES, M. S. Terapia física e reabilitação em doentes com dor neuropática. In: Vários autores. **Dor neuropática**: avaliação e tratamento. 1. ed. São Paulo: Leitura Médica, 2012.

BARROS, J. C. de. **Mudança de atitude:** resistência e comunicação persuasiva – proposta de um modelo de comunicação persuasiva para influenciar mudanças de comportamento em grupos com atitudes resistentes. 2006. Tese (Doutorado) – Escola de Comunicações e Artes da Universidade de São Paulo, USP, 2006.

BARROS, N. Avaliação da qualidade de vida do paciente com dor. In: NETO, O. A. et al. (Orgs.). **Dor**: princípios e práticas. Porto Alegre: Artmed, 2009.

BECK, A. T. **Depression**: causes and treatment. Philadelphia: University of Pennsylvania Press, 1970.

_____. **Cognitive Therapy and the emotional disorders.** New York: International University Press, 1976.

BECK, A. T. (Org.). **Terapia cognitiva da depressão.** Tradução de S. Costa. Porto Alegre: Artes Médicas, 1997. 316 p.

BECK, A. T; WINTEROWD, C; GRUENER, D. **Cognitive therapy with chronic pain patients.** New York, NY: Springer Publishing Company, 2003.

BECK, J. S. **Terapia cognitiva**: teoria e prática. Porto Alegre: Artmed, 1997.

_____. **Terapia cognitivo-comportamental:** teoria e prática. 2. ed. Porto Alegre:Artmed, 2013.

BENNET, R. M.; KAMPER-JORGENSON, F. The Copenhagem Declaration: consensus document on fibromyalgia. **Myopainí 92 J. Muskuloslel. Pain**, v. 1, n. 3-4, p. 295-312, 1993.

BERBER, J. S. S. Prevalência de depressão e sua relação com a qualidade de vida em pacientes com síndrome de fibromialgia. **Revista Brasileira de Reumatologia**, v. 45, p. 47-54, 2005.

BERNE, K. **Síndrome de fadiga crônica, fibromialgia e outras doenças invisíveis**. Rio de janeiro: Qualitymark, 2007.

BETTINELLI, L. A.; WASKIEVICZ, J.; ERDMANN, A. L. Humanização do cuidado no ambiente hospitalar. In: PESSINI, L.; BERTACHINI, L. **Humanização e cuidados paliativos**. São Paulo: Edições Loyola, 2004.

BREHM, J. **A theory of Psychological reatance**, New York: Academic Press, 1966.

BONICA, J. J. **The management of pain**. Philadelphia: Lea & Febiger, 1953.

BOSI, E. **Memória e sociedade**: lembranças de velhos. 3. ed. São Paulo: Companhia das Letras, 1994.

_____. **O tempo vivo da memória**: ensaios de psicologia social. São Paulo: Ateliê Editorial, 2003.

BOTEGA, N. J.; RAPELI, C. B.; CAIS, F. S. Comportamento suicida. In: BOTEGA, N. J. (Org.). **Prática psiquiátrica no hospital geral**: interconsulta e emergência. 2. ed. Porto Alegre: Artmed, 2006.

BOTEGA, N. J. (Org.). **Prática psiquiátrica no hospital geral**: interconsulta e emergência. 2. ed. Porto Alegre: Artmed, 2006.

BOTEGA, N. J. **Crise suicida:** avaliação e manejo. Porto Alegre: Artmed, 2015. 302 p.

CARVALHO, M. M. M. J. A hipnoterapia no tratamento da dor. In: CARVALHO, M. M. M. J. (Org.). **Dor:** um estudo multidisciplinar. São Paulo: Summus, 1999.

CASTRO, M. M. C. Dor e sofrimento: eficácia da terapia cognitivo-comportamental em grupo. In: PORTNOI, A. G. (Org.). **A psicologia da dor.** 1. ed. São Paulo: Guanabara Koogan, 2014. p. 272.

CISNEROS, L. L.; GONÇALVES, L. A. O. Educação terapêutica para diabéticos: os cuidados com os pés na realidade de pacientes e familiares. **Cienc. & Saúde coletiva**, v. 16 supl. 1 Rio de Janeiro, 2011.

CLARK, D. M. Tratamento da dor crônica. In: RANGÉ, B. (Org.). **Psicoterapias cognitivo-comportamentais**: um diálogo com a psiquiatria. Porto Alegre: Artmed, 2001.

CLARK, A. D.; BECK, A. T. **Terapia cognitiva para os transtornos de ansiedade:** ciência e prática. Tradução de Maria Cristina Monteiro. Revisão técnica de Elizabeth Meyer. Porto Alegre: Artmed, 2012. 640 p.

CONSELHO NACIONAL DE SAÚDE – CNS. Ministério da Saúde. **Sobre diretrizes e normas regulamentadoras de pesquisa envolvendo seres humanos**. Resolução nº 466/12, de 12 de dezembro de 2012. Disponível em: <http://conselho.saude.gov.br/resolucoes/2012/Reso466.pdf>. Acesso em: 7 out. 2014.

CONTE, F. C. S.; BRANDÃO, M. Z. S. Psicoterapia funcional-analítica: o potencial de análise da relação terapêutica no tratamento de transtornos de ansiedade e de personalidade. In: RANGÉ, B. (Org.). **Psicoterapias cognitivo-comportamentais:** um diálogo com a psiquiatria. Porto Alegre: Artmed, 2001.

COSTA, J. A. S. **Modelo de manutenção de estados emocionais negativos na artrite reumatóide**. 311f. 2011. Tese (Doutorado em Psicologia). Faculdade de Psicologia e Ciências da Educação, Universidade de Coimbra, Portugal, 2011.

CUKIERMAN, J. G. Avaliação psiquiátrica do paciente com dor. In: NETO, O. A.; COSTA, C. M. C.; TEIXEIRA, M. J. **Dor:** princípios e prática. Porto Alegre: Artmed, 2009.

CUKIERMAN, J. G.; FIGUEIRÓ, J. A. Saúde mental e síndrome dolorosa miofascial. In: TEIXEIRA, M. J.; YENG, L. T.; KAZIYAMA, H. H. S. **Dor:** síndrome dolorosa miofascial e dor músculo-esquelética. São Paulo: Roca, 2008. 659 p.

DAHL, J.; LUNDGREN, T. **Living beyond your pain:** using acceptance commitment therapy to ease pain. 1. ed. Oakland: New Harbinger, 2006.

D'ÁVILA, M. I. et al. Quando ser doente torna-se um modo de vida: considerações psicossociais sobre as somatizações femininas. In: D'ÁVILA, M. I.; PEDRO, R. (Orgs.). **Tecendo o desenvolvimento.** Rio de Janeiro: Bapera, 2003. p. 18-27.

DELGADO, L. de A. N. **História oral:** memória, tempo, identidades. Belo Horizonte: Autêntica, 2006.

DIAS, P. R.; BATISTA, M. N.; CALAIS, S. L. Estresse e doença crônica. In: GUILHARDI, H. J. **Sobre comportamento e cognição:** contribuições para a construção da teoria do comportamento. v. 10. Santo André: ESEtec Editores Associados, 2002. 410 p.

DOBSON, K. **Manual de terapias cognitivo-comportamentais.** Porto Alegre: Artmed, 2006.

DOMINGUES, L. **Relação entre catastrofização da dor, percepção da intensidade da dor e incapacidade funcional em utentes com dor crônica cervical.** Dissertação (Mestrado em Fisioterapia) – Faculdade de Ciências Médicas da Universidade de Lisboa, Setúbal, Portugal, 2011.

DOWD, E. T. Hipnoterapia. In: CABALLO, V. E. (Org.). **Manual de técnicas de terapia e modificação do comportamento.** São Paulo: Livraria Santos, 1996. p. 609-628.

ENGEL, G. L. "Psychogenic" pain and the pain-prone patient. **The American Journal of Medicine,** n. 26(6), p. 899-918, 1959.

ESTEVE, M. R.; RAMÍREZ, C.; LÓPEZ, A. E. Índices generales versus específicos en la evaluacion del afrontamiento al dolor crônico. **Psicotema,** v. 16, n. 3, p. 421-428, 2004.

FALCONE, E. Psicoterapia cognitiva. In: RANGÉ, B. (Org.). **Psicoterapias cognitivo-comportamentais:** um diálogo com a psiquiatria. Porto Alegre: Artmed, 2001. 567 p.

_____. Uma proposta de um sistema de classificação das habilidades sociais. In: GUILHARDI, H. J. et al. (orgs.). **Sobre comportamento e cognição:** expondo a variabilidade. Santo André: ESEtec, 2001.

_____. Habilidades sociais e ajustamento: o desenvolvimento da empatia. In: KERBAUY, R. R. (Org.). **Sobre comportamento e cognição:** conceitos, pesquisa e aplicação, a ênfase no ensinar, na emoção e no questionamento clínico. v. 5. São Paulo: SET, 2000.

FERNANDES, M. M.; PATRICIO, C. D. Cinesioterapia na síndrome dolorosa miofascial. In: TEIXEIRA, M. J.; YENG, L. T.; KAZIYAMA, H. H. S. **Dor:** síndrome dolorosa miofascial e dor músculo-esquelética. São Paulo: Roca, 2008. 659 p.

FIGUEIREDO, J. H; GIGLIO, J. S; BOTEGA, N. J. Tratamentos psicológicos: psicoterapia de apoio, relaxamento, meditação. In: BOTEGA, J. N. (Org.). **Prática psiquiátrica no hospital geral:** interconsulta e emergência. 2. ed. Porto Alegre: Artmed, 2006.

FIGUEIRÓ, J. A. B. Aspectos psicológicos e psiquiátricos. In: CARVALHO, M. M. M. J. (Org.). **Dor:** um estudo multidisciplinar. São Paulo: Summus, 1999.

_____. Dor e stress. In: LIPP, M. E. N. (Org.). **Mecanismos neuropsicofisiológicos do stress:** teoria e aplicações clínicas. São Paulo: Casa do psicólogo, 2003. p. 149-154.

FIGUEIRÓ, J. A. B.; PIMENTA, C. A. M.; ANGELOTTI, G. (Orgs.). **Dor & saúde mental**. São Paulo: Atheneu, 2005.

FITCH, M. Necessidades emocionais de pacientes e cuidadores e cuidados paliativos. In: PIMENTA, C. A. M. (Org.). **Dor e cuidados paliativos**: Enfermagem, Medicina e Psicologia. São Paulo: Manole, 2005.

FOGARTY, J. S. Reactance theory and patient noncompliance. **Soc. Sci. Med.**, n. 45, p.1277-1288, 1997.

FORTES, S. L. **A psicodinâmica da relação dor crônica – depressão**. Livro de Referência do 1º Simpósio Internacional de Depressões Secundárias, 1997. p. 38-42.

_____. O paciente com dor. In: BOTEGA, N. J. (Org.). **Prática psiquiátrica no hospital geral**: interconsulta emergência. Porto Alegre: Artmed, 2006.

FRIEDBERG, R. D.; MACLURE, J. M. **A prática clínica de terapia cognitiva com crianças e adolescente**. Porto Alegre: Artmed, 2004.

FRUTUOSO, J.; CRUZ, R. Relato verbal na avaliação psicológica da dor. **Avaliação Psicológica**, n. 3(2), p. 107-114, 2004.

GATCHEL, R. J.; WEISBERG, J. N. **Personality characteristics of patients with pain**. Washington: American Psychological Association, 2000.

GOLDENBERG, E. **O coração sente, o corpo dói**: como reconhecer e tratar a fibromialgia. São Paulo: Atheneu, 2008.

GOY, J. Histoire Orale. In: **Encyclopaedia Universalis**, suppl. Paris, 1980. p. 743.

GOZZANI, J. L. Educação e treinamento em medicina da dor no Brasil. In: NETO, O. A.; COSTA, C. M. C.; TEIXEIRA, M. J. **Dor**: princípios e prática. Porto Alegre: Artmed, 2009.

GREENBERGER, D.; PADESKY, C. **A mente vencendo o humor**. Porto Alegre: Artmed, 1999.

GROTBERG, E. H. Introdução: novas tendências em resiliência. In: MELILLO, A.; OJEDA, E. N. S. (Orgs.). **Resiliência**: descobrindo as próprias fortalezas. Porto Alegre: Artmed, 2005.

GUILHARDI, H. J. **Sobre comportamento e cognição**: contribuições para a construção da teoria do comportamento. 1. ed. v. 10. Santo André: ESEtec Editores Associados, 2002. 410 p.

GUIMARÃES, S. S. Introdução ao estudo da dor. In: CARVALHO, M. M. M. J. (Org.). **Dor**: um estudo multidisciplinar. São Paulo: Summus, 1999.

_____. Técnicas cognitivas comportamentais. In: RANGÉ, B. (Org.). **Psicoterapias cognitivo-comportamentais**: um diálogo com a psiquiatria. Porto Alegre: Artmed, 2001.

GROSMANN, E.; KOSMINSKY, M.; LOPES, M. N. F. Disfunção temporomandibular. In: NETO, O. A. et al. **Dor**: princípios e prática. Porto Alegre: Artmed, 2009.

HALBWACHS, M. **A memória coletiva**. Tradução de L. T. Benoir. São Paulo: Centauro, 2004.

HELMAN, C. G. **Cultura, saúde e doença**. Tradução de C. Buchweitz e P. M. Garcez. 4. ed. Porto Alegre: Artmed, 2008.

HENNEMANN-KRAUSE, L. Dor no fim da vida: avaliar para tratar. **Revista Hospital Universitário Pedro Ernesto**, v. 11, n. 2, p. 26-31, 2012.

HENRIQUES, A. A.; FILIPPON, A. P. M.; CORDIOLI, A. Terapia cognitiva comportamental no tratamento da dor crônica. In: NETO, O. A. et al. **Dor**: princípios e prática. Porto Alegre: Artmed, 2009.

HENRIQUES, A. A. Avaliação psíquica do paciente com dor. In: **Arquivos do VIII Simpósio Brasileiro e Encontro Internacional sobre Dor**. São Paulo: Office, 2007. p. 39.

HEYMANN, R. Novos conceitos em fibromialgia. **AtualizaDOR – Programa de Educação Médica em Ortopedia**. São Paulo: São Paulo, 2012.

ITO, L. M. Terapia cognitivo comportamental na clínica médica. In: KNAPP, P. (Org.). **Terapia cognitivo-comportamental na prática clínica**. Porto Alegre: Artmed, 2004.

KAZANOWSKI, M. K.; LACCETTI, M. S. (Orgs.). **Dor**: fundamentos, abordagem clínica, tratamento. Rio de Janeiro: Guanabara Koogan, 2005.

KAZIYAMA, H. H. S. et al. Síndrome fibromiálgica. In: NETO, O. A.; COSTA, C. M. C.; TEIXEIRA, M. J. **Dor**: princípios e prática. Porto Alegre: Artmed, 2009.

KEEFE, F. J. et al. The relationship of gender to pain, pain behavior, and disability in osteoarthritis patients: the hole of catastrophizing. **Pain**, v. 87, p. 325-334, 2000.

KNAPP, P; BECK, A. T. **Fundamentos, modelos conceptuais, aplicações e pesquisa da terapia cognitiva**, n. 30(3), p. 54-64, 2008.

KNAPP, P. (Org.). **Terapia cognitiva comportamental na prática psiquiátrica**. Porto Alegre: Artmed, 2004. 520 p.

KNOPLICH, J. **Fibromialgia**: dor e fadiga. São Caetano do Sul: Yendis, 2007.

KOBAYASHI, C. A. A compreensão da dor na história de vida de pessoas com dores crônicas. In: Portnoi, A. (Org.). **A psicologia da dor**. 1. ed. São Paulo: Guanabara Koogan, 2014. 272 p.

KOVÁCS, M. J. Pacientes em estágio avançado da doença, a dor da perda e da morte. In: CARVALHO, M. M. M. J. (Org.). **Dor**: um estudo multidisciplinar. São Paulo: Summus, 1999.

LIPP, M. E. N.; MALAGRIS, L. E. N. O stress emocional e seu tratamento. In: RANGÉ, B. (Org.). **Psicoterapias cognitivo-comportamentais**: um diálogo com a Psiquiatria. Porto Alegre: Artmed, 2001.

LOBATO, O. O problema da dor. In: MELLO FILHO, J. **Psicossomática hoje**. Porto Alegre: Artes Médicas Sul, 1992.

LODUCA, A. Um estudo sobre padrões de convívio com a dor crônica. **Revista Dor**: pesquisa, clínica e terapêutica, v. 1, n. 1, p. 15-21, 1999.

LODUCA, A. Adesão ao tratamento interdisciplinar na dor crônica. In: PORTNOI, G. A. **A psicologia da dor**. São Paulo: Guanabara Koogan, 2014.

LODUCA, A. R.; PORTNOI, A. G.; MOURA, R. J. Avaliação psicológica do indivíduo com dor crônica. In: TEIXEIRA, M. J.; YENG, L. T.: KAZIYAMA, H. H. **Dor**: síndrome dolorosa miofascial e dor músculo-esquelética. São Paulo: Roca, 2008.

LODUCA, A.; SAMUELIAN, C. A avaliação psicológica: do convívio com dores crônicas à adesão ao tratamento na clínica de dor. In: NETO, O. A.; COSTA, C. M. C.; TEIXEIRA, M. J. **Dor**: princípios e prática. Porto Alegre: Artmed, 2009. 1140 p.

LUDWIG, M. W. B. et al. Intervenção grupal em pacientes com síndrome metabólica. **Rev. bras. ter. cogn.**, v. 6, n. 1, Rio de Janeiro, jun. 2010.

MACEDO, T. F. et al. Programação de resiliência baseada em terapia cognitivo-comportamental. In: FALCONE, E. M. O.; OLIVA, A. D.; FIGUEIREDO, C. (Orgs.). **Produções em terapia cognitiva-comportamental**. São Paulo: Casa do Psicólogo, 2012.

MARKMAN, J. D.; OAKLANDER, A. L. Síndromes de dor neuropática. In: BALLANTYNE, J. (Org.). **Massachusetts General Hospital Manual de Controle da Dor**. Rio de Janeiro: Guanabara Koogan, 2004.

MARQUES, A. P. Avaliação da dor em pacientes com fibromialgia, osteoartrite e lombalgia. **Rev. Hosp. Clín.**, v. 56, n. 1, p. 5-10, 2001.

MARTINS, L. M. A ética e a humanização hospitalar. In: PESSINI, L.; BERTACHINI, L. **Humanização e cuidados paliativos**. 2. ed. São Paulo: Edições Loyola, 2004.

MARTINS, M. A.; VANDENBERGHE, L. Mesclando FAP e ACT. In: GUILHARDI, H. J.; AGUIRRE, N. C. (Orgs.). **Sobre comportamento e cognição**. Santo André: ESEtec, 2006. p. 238-248. v. 18.

_____. Intervenção psicológica em portadores de fibromialgia. **Revista Dor**, v. 8, n. 4, p. 1.103-1.112, 2007.

McCRAKEN, L. M.; ECLESTON, C. Coping or acceptance: what to do about chronic pain? **Pain**, n. 105, p. 197-204, 2003.

McCRAKEN, L. M. Learning to live with the pain. acceptance of pain predicts adjustment in persons with chronic pain. **Pain**, v. 74, p. 21-27, 1998.

McGRATH, P. A. **Pain in children**: nature, assesment & treatment. Nova York: Guilford, 1990.

MELZACK, R.; WALL, P. D. Pain mechanism: a new theory. **Science**, v. 150, n. 3.699, p. 971-979, 1965.

MERSKEY, H. Chronic pain and psychiatric ilness. In: BONICA, J. J. (Ed.) **The management of pain**. v. II, 2nd ed. Philadelphia: Lea & Febiger, 1990.

MERSKEY, H; SPEAR, F. C. The concept of pain. **J. Psychos. Research**, n. 11, p. 59-67, 1967.

MICELI, A. V. P. A comunicação médico-paciente da dor total no câncer. In: PORTNOI, A. G (Org.). **A psicologia da dor**. 1. ed. São Paulo: Guanabara Koogan, 2014. 272 p.

MICHAELIS 2000: **Moderno dicionário da língua portuguesa**. Rio de Janeiro: Reader's Digest; São Paulo: Melhoramentos, 2000. 2 v.

_____. Dor crônica e subjetividade em oncologia. **Revista Brasileira de Cancerologia**. n. 48(3), p. 363-373, 2002.

MILLER, W. R.; ROLLNICK, S. **Entrevista Motivacional**: Preparando as pessoas para a mudança de comportamentos adictivos. Porto Alegre: Artmed, 2001.

MONTAGU, A. **Tocar**: o significado humano da pele. São Paulo: Summus, 1988. p. 194-218.

MORAES, E. B.; PIMENTA, C. A. M. Dor crônica e a crença de medo da dor e evitação ao movimento. **Rev. Dor**, n. 15(2), São Paulo, p. 77, abr./jun. 2014.

MURATA, H. Spiritual pain and its care in patients with terminal cancer: construction of a conceptual framework by philosophical approach. **Palliat. Suport. Care**, n. 1, p. 15-21, 2003.

MURTA, S. G. Avaliação e manejo da dor crônica In: CARVALHO, M. M. M. J. (Org.). **Dor**: um estudo multidisciplinar. São Paulo: Summus, 1999.

NETO, F. L. et al. Terapia comportamental cognitiva dos transtornos afetivos. In: RANGÉ, B. (Org.). **Psicoterapias cognitivo-comportamentais**: um diálogo com a psiquiatria. Porto Alegre: Artmed, 2001.

NÓBREGA, J. C. M. et al. Differential diagnosis in atypical facial pain: a clinical study. **Arq. Neuropsiquiatria**, v. 65, n. 2-A, p. 256-261, 2007.

NOGUEIRA, M. Gênero e enfrentamento da dor central. In: PORTNOI, G. A. **A psicologia da dor.** São Paulo: Guanabara Koogan, 2014.

NORRIS, F. H. et al. Community resilience as a metaphor, theory, set of capacities, and strategy for disaster readiness. **Am. J. Community Psychol.**, n. 41, p. 127-150, 2008.

OKADA, M. et al. Síndrome fibromiálgica. In: TEIXEIRA, M. J.; YENG, L. T.; KAZIYAMA, H. H. S. (Orgs.). **Dor**: síndrome dolorosa miofascial e dor músculo-esquelética. São Paulo: Roca, 2008.

OLIVEIRA, M. Intervenção cognitivo-comportamental em transtorno de ansiedade – Relato de um caso. **Revista Brasileira de Terapia Cognitiva,** v. 7, n. 1, p. 30-34, 2011.

OLIVEIRA, S.; RIBEIRO, L. A hostilidade e a raiva na dor crônica. **Revista Psilogos – Serviço de Psiquiatria do Hospital Prof. Doutor Fernando Fonseca (EPE)**, v. 10, n. 1, p. 9-18, jun. 2012.

OSBORNE, T. et al. Psychosocial factores associated with pain intensity, pain – related interference, and psychological functioning in persons with multiple sclerosis and pain. **Pain**, n. 17, p. 52-62, 2007.

PALMA, R. R. A resiliência familiar e a equipe multiprofissional de dor. In: PORTNOI, A. (Org.). **A psicologia da dor.** 1. ed. São Paulo: Guanabara Koogan, 2014. 272 p.

PAULILO, M. A. S. A pesquisa qualitativa e a história de vida. **Serviço social em revista**, v. 1, n. 1, Londrina, p. 135-148, 1999.

PENIDO, M. A. Habilidades sociais na síndrome de fibromialgia. In: PORTNOI, A. G (Org.). **A psicologia da dor.** 1. ed. São Paulo: Guanabara Koogan, 2014. p. 272.

PEREIRA, F. M. Tratamento cognitivo comportamental da enxaqueca. In: ANGELOTTI, G. (Org.). **Terapia cognitivo comportamental no tratamento da dor.** São Paulo: Casa do Psicólogo, 2007.

PEREIRA, F. M.; PENIDO, M. A. Aplicabilidade teórico-prática de terapia cognitiva comportamental na psicologia hospitalar. **Revista Brasileira de Terapias Cognitivas [on-line]**, n. 6(2), p. 189-220, 2010.

PERISSINOTTI, D. M. N.; FIGUEIRÓ, J. B. Psicoterapias: indicação, modalidades e tratamento para doentes com dor. In: FIGUEIRÓ, J. A; ANGELOTTI, G; PIMENTA, C. A. M. **Dor e saúde mental**. São Paulo: Atheneu, 2005.

PERISSINOTTI, D. M. N. Abordagem psicológica do doente com dor crônica. In: **Anais do VII Simpósio Brasileiro e Encontro Internacionl sobre Dor**. São Paulo: Segmento Farma, 2005.

PESCE, A. Trajectoires de femmes dans la famille ouvrière. **Annales de Vaucresson**, v. 1, n. 26, Paris, p. 149-167, 1987.

PESSINI, L. Uma reflexão bioética sobre dor, sofrimento e morte. In: NETO, O. A.; COSTA, C. M. C.; TEIXEIRA, M. J. (Orgs.). **Dor**: princípios e prática. Porto Alegre: Artmed, 2009.

PESSINI, L. Humanização da dor e do sofrimento humanos na área da saúde. In: PESSINI, L.; BERTACHINI, L. (Orgs.). **Humanização e cuidados paliativos**. São Paulo: Edições Loyola, 2004.

PESSINI, L.; BERTACHINI, L. (Orgs.). **Encanto e responsabilidade no cuidado da vida**: lidando com desafios éticos em situações críticas e de final de vida. 1. ed. São Paulo: Paulinas/Centro Universitário São Camilo, 2011.

PIMENTA, C. A. M.; FERREIRA, K. A. S. L. Dor no doente com câncer. In: PIMENTA, C. A. M.; MOTA, D. C. C.; CRUZ, D. A. L. M. **Dor e cuidados paliativos**: enfermagem, medicina e psicologia. São Paulo: Mannole, 2006.

PIMENTA, C. A. M. Fundamentos teóricos da dor e de sua avaliação. In: CARVALHO, M. M. M. J. (org.). **Dor:** um estudo multidisciplinar. São Paulo: Summus, 1999.

PIMENTA, C. A. M. Dor oncológica: bases para a avaliação e tratamento. In: PESSINI, L.; BERTACHINI, L. **Humanização e cuidados paliativos.** 2. ed. São Paulo: Edições Loyola, 2004.

PIMENTA, C. A. M.; PORTNOI, A. G. Dor e cultura. In: CARVALHO, M. M. M. J. (Org.). **Dor:** um estudo multidisciplinar. São Paulo: Summus, 1999.

PORTNOI, A. G.; NOGUEIRA, M.; MAEDA, F. L. O enfrentamento da dor. In: NETO, O. A.; COSTA, C. M. C.; TEIXEIRA, M. J. **Dor:** princípios e prática. Porto Alegre: Artmed, 2009.

PORTNOI, A. G (Org.). **A psicologia da dor.** 1. ed. São Paulo: Guanabara Koogan, 2014. 272 p.

PORTNOI, A. G.; NOGUEIRA, M.; MAEDA, F. L. O. O enfrentamento da dor. In: TEIXEIRA, M. J. et al. **Dor:** contexto interdisciplinar. Porto Alegre: Artmed, 2008. p. 294-301.

PORTNOI, A, G. **Dor stress e coping:** grupos operativos em doentes com síndrome de fibromialgia. 1999. 251f. Tese (Doutorado) – Instituto de Psicologia, Universidade de São Paulo, São Paulo, 1999.

PORTNOI, A. G. Os comportamentos de dor. In: TEIXEIRA, M. J. **Dor:** manual para o clínico. Rio de Janeiro: Atheneu, 2006.

QUEIROZ, M. A. M. **Psicoterapia comportamental e fibromialgia.** Santo André: ESEtec Editores Associados, 2009. 100 p.

QUEIROZ, M. I. Relatos orais: do "indizível" ao "dizível". In: VON SIMSON, O. R. M. (Org.). **Experimentos com Histórias de Vida:** Itália-Brasil. São Paulo: Vértice, 1988.

RANGÉ, B. (Org.). **Psicoterapias cognitivo-comportamentais:** um diálogo com a Psiquiatria. Porto Alegre: Artmed, 2001.

RANGÉ, B. (Org.). **Psicoterapia comportamental e cognitiva:** pesquisa, prática, aplicações e problemas. Campinas: Livro Pleno, 2001. p. 367.

REY, R. **History of pain.** Paris: La Decouvert, 1993.

RIBEIRO, A. L; PORTNOI, A. G.; MOURA, R. J. Avaliação psicológica do indivíduo com dor crônica. In: TEIXEIRA, M. J.; YENG, L. T.; KAZIYAMA, H. H. S. (Orgs.). **Dor:** síndrome dolorosa miofascial e dor músculo-esquelética. São Paulo: Roca, 2008.

ROBINSON, M. E.; RILEY, J. L. The role of emotion in pain. In: GATCHEL, R. J.; TURK, D. C. (Eds.). **Psychosocial factors in pain:** critical perspective. New York: Guilfold, 1999. p. 74-88.

ROCHA, A. S. R. M. **Catastrofização da dor e percepção de doença em indivíduos com dor crônica.** 2013.120 f. Dissertação apresentada à Faculdade de Ciências Humanas e Sociais da Universidade Fernando Pessoa do Porto, para obtenção do grau de Mestre em Psicologia, na área de Psicologia Clínica e da Saúde Porto, Portugal, 2013.

RUBIO, K. A história de vida como método e instrumento para a compreensão esportivo contemporâneo. **Motus Corporis,** v. 11, n. 1, Rio de Janeiro, p. 9-21, 2003.

RUTHER, M. Psychosocial resiliense and protective mechanisms. **American Journal of Orthopsychiatry,** n. 57, p. 316-31, 1987.

SALVETTI, M. G. et al. Prevalência de dor e fatores associados em pacientes com úlceras venosas. **Rev. Dor.** n. 15(1), São Paulo, p. 17-20. jan./mar. 2014.

SANTOS, R. A. História e evolução das clínicas de dor. In: PORTNOI, A. G (Org.). **A psicologia da dor.** 1. ed. São Paulo: Guanabara Koogan, 2014. p. 272.

SARDÁ JR., J. Aceitação da dor crônica: novidade conceitual ou resgate de um princípio fundamental no tratamento de doenças crônicas? In: ANGELOTTI, G. (Org.). **Terapia cognitivo-comportamental no tratamento da dor**. São Paulo: Casa do Psicólogo, 2007.

_____. Dor: visão biopsicossocial. In: PORTNOI, A. G (Org.). **A psicologia da dor**. 1. ed. São Paulo: Guanabara Koogan, 2014. p. 272.

SARDÁ JR., J. GARCIA, J. B. S. Aspectos psíquicos na dor neuropática. In: Vários autores. **Dor neuropática**: avaliação e tratamento. 1. ed. São Paulo: Leitura Médica, 2012.

SAUNDERS, D. C.; SYKES, N. **The management of terminal malignant disease**. 3rd ed. Londres: Edward Arnold, 1993.

SCHOEDL, A. F.; CAMPANINI, R. F. B. O tratamento psicoterápico. In: FIKS, J. P.; MELLO, M. F.(Orgs.). **Transtorno de estresse pós-traumático**: violência, medo e trauma no Brasil. v. 1. 1. ed. São Paulo: Atheneu, 2011. 257 p.

SEVEREIJNS, R. et al. Pain catastrophizing predicts pain intensity, disability, and psychological distress independent of the level of physical impairment. **Clin. J. Pain**, v. 17, p. 165-172, 2001.

_____. [1974]. **Sobre o behaviorismo**. Tradução de M. da P. Villalobos. São Paulo: Cultrix, 2004.

SILVA, A. P. et al. Conte-me sua história: reflexões sobre o método de história de vida. **Mosaico**: estudos em psicologia, v. 1, n. 1, Belo Horizonte, p. 25-35, 2007.

SILVA, S. G. Sofrimento e suas funções para o homem. In: Anais do Simpósio Brasileiro e Encontro Internacional sobre Dor (10:2011: São Paulo) 10º **SIMBIDOR**: arquivos, São Paulo: Solução e Marketing, 2011.

SILVA, M. J. P. Comunicação com paciente fora de possibilidades terapêuticas: reflexões. In: PESSINI, L.; BERTACHINI, L. (Orgs.). **Humanização e cuidados paliativos**. São Paulo: Edições Loyola, 2004.

SIMURRO, S. A. B. Dor psicofisiológica. In: PORTNOI, A. G (Org.). **A psicologia da dor**. 1. ed. São Paulo: Guanabara Koogan, 2014. p. 272.

SIQUEIRA, J. T. T.; SIQUEIRA, S. R. D. Dores orais e dor facial atípica. In: NETO, O. A. et al. **Dor**: princípios e prática. Porto Alegre: Artmed, 2009.

SINCLAIR, V. Preditors of pain catastrophizing in women with rheumatoid arthrits. **Archives of Psychiatric Nursing**, n. 6, p. 279-288, 2001.

SKINNER, B. F. [1979]. **Ciência e comportamento**. Tradução de J. C. Teodorov e R. Azzi. São Paulo: Martins Fontes, 2003.

SOUZA, E. F. História de vida: a memória resgatada através da atividade corporal. **Motus Corporis**, v. 4, n. 1, Rio de Janeiro, p. 27-41, 1997.

SOUZA, L. P. M. Técnicas de relaxamento no tratamento da síndrome de fibromialgia. In: PORTNOI, A. G (Org.). **A psicologia da dor**. 1. ed. São Paulo: Guanabara Koogan, 2014. p. 272.

SPECK, N. M. G.; BOECHAT, K. P. R.; SANTOS, G. M. L; RIBALTA, J. C. L. Tratamento do cisto da glândula de Bartholin com laser de CO2. **Einstein**, n. 14(1), p. 25-29, 2016.

STALL, P. Novos caminhos no tratamento da síndrome de fibromialgia e método rolfing. In: PORTNOI, A. G (Org.). **A psicologia da dor**. 1. ed., São Paulo: Guanabara Koogan, 2014, p. 272.

SULLIVAN, M. The communal coping model of pain catastrophizing. **Clinical and Research Implications**, v. 53, n. 1, p. 32-41, 2012.

SULLIVAM, M. J. et. al. Theoretical perspective on the relation between catastrophizing and pain. **Clin. J. Pain**, v. 17, n.1, p. 52-64, 2001.

TEIXEIRA, M. J.; FIGUEIRÓ, J. A. B. **Dor, epidemiologia, fisiopatologia, avaliação, síndromes dolorosas.** *São Paulo: Moreira Jr.*, p. 1-7, 2001.

TEIXEIRA, M. et al. Tratamento interdisciplinar do doente com dor. In: CARVALHO, M. M. M. J. (Org.). **Dor:** um estudo multidisciplinar. São Paulo: Summus, 1999.

TEIXEIRA, M. J.; OKADA, M. Dor: evolução histórica dos conhecimentos. In: NETO, O. A. et al. **Dor:** princípios e prática. Porto Alegre: Artmed, 2009.

TEIXEIRA, M. J. Fisiopatologia da dor. In: CARVALHO, M. M. M. J. (Org.). **Dor:** um estudo multidisciplinar. São Paulo: Summus, 1999, p. 47-76.

TENGAN, S. K.; OKADA, M.; TEIXEIRA, M. J. Tratamento psicológico da dor. In: TEIXEIRA, M. J.; YENG, L. T.; KAZIYAMA, H. H. S. (Orgs.). **Dor:** síndrome dolorosa miofascial e dor músculo-esquelética. São Paulo: Roca, 2008.

THOMPSON, P. **A voz do passado**: história oral. Tradução de L. Lourenço de Oliveira. Rio de Janeiro: Paz e Terra, 1992.

THORN, B. E. **Cognitive therapy for chronic pain**: a step-by-step guide. 1. ed. New York: Guilford, 2004.

TURK, D. C. Biopsychosocial perspective on chronic pain. In: NETO, O. A; COSTA, C. M. C; TEIXEIRA, M. J. **Dor:** princípios e prática. Porto Alegre: Artmed, 2009.

TURK, D.; MEICHENBAUM, D.; GENEST, M. **Pain and behavioral medicine**: a cognitive – behavioral perspective. New York: Guilford Press, 1993.

UNTERNABRER. I, Minder CE, Adler RH. Gender and the relationship between traumatic childhood experiences and pain in adulthood. **Swiss Med WKLY**, n. 136, p. 637-642, 2006.

VADIVELU, N.; SINATRA, R. Recent advances in elucidating pain mechanisms. **Current opinion in Anaesthesiology**, v. 18, p. 540-547, 2005.

VANDENBERGHE, L. Dor: visão comportamental. In: PORTNOI, A. G. (Org.). **Psicologia da dor**. 1. ed. São Paulo: Guanabara Koogan, 2014. p. 272.

VASCONCELOS, M. M. (Trad.). **Tratamento da dor**. Rio de Janeiro: Guanabara Koogan, 2006.

VIEIRA, E. B. M.; POSSO, I. P.; FERREIRA, K. A. S. L. Epidemiologia da dor neuropática. In: Vários autores. **Dor neuropática:** avaliação e tratamento. 1. ed. São Paulo: Leitura Médica, 2012.

VLAEYEN, J. W.; LINTON, S. J. Fear – avoidance and its consequences in chronic musculoskeletal pain: a state of art. **Pain**, n. 85, p. 317-332, 2000.

WAGNILD, G. Resilience and sucessful aging: comparison among low and high income older adults. **Journal of Gerontological Nursing**, 2ª (12), 2013.

WHITE, C. **Cognitive behavior therapy for chronical medical problems:** a guide o assessment and treatment in practice. Chichester, Wiley, 2001.

WHITE, J. H. et al. **Terapia cognitivo-comportamental para doenças graves.** Porto Alegre: Artmed, 2010. 280 p.

WINTEROWD, C.; BECK, A. T.; GRUENER, D. **Cognitive therapy with chronic pain patients**. New York: Springer, 2003.

WODA, J. C. M. Towards a new taxionomy of idiopathic orofacial. **Pain**, v. 116, n. 3, p. 396-406, 2005.

WRIGHT, F. L. **The natural house**. New York: Horizon Press, 1974.

YACUBIAN, F. L. N.; SCALCO, A. Z.; GONÇALVES, L. Terapia comportamental cognitiva dos transtornos afetivos. In: RANGÉ, B. (Org.). **Psicoterapias cognitivo-comportamentais**: um diálogo com a psiquiatria. Porto Alegre: Artmed, 2001.

YENG, L. T. **Avaliação de um programa educacional multidisciplinar em doentes com distúrbios ósteo-musculares relacionados ao trabalho (Dort)**. 2003. 234 f. Tese (Doutorado) – Faculdade de Medicina, Universidade de São Paulo, 2003.

_____. Distúrbio osteomuscular relacionado ao trabalho (Dort): uma abordagem multidisciplinar. In: Anais do **IV Simpósio Brasileiro e Encontro Internacional sobre Dor**. São Paulo: Lemos, 1999, p. 105-112.

YENG, L. T. et al. Lombalgias. In: TEIXEIRA, M. J.; YENG, L. T.; KAZIYAMA, H. H. S. (Orgs.). **Dor:** síndrome dolorosa miofascial e dor músculo-esquelética. São Paulo: Roca, 2006.

YENG, L. T. et al. Avaliação funcional Dodô doente com dor crônica. In: TEIXEIRA, M. J.; YENG, L. T.; KAZIYAMA, H. H. S.(Orgs.). **Dor:** síndrome dolorosa miofascial e dor músculo-esquelética. São Paulo: Roca, 2006.

ZAUTRA, A. J.; JOHNSON, M. L.; DAVIS, M. C. Positive affect as a source of resilience for women in chronic pain. **Journal of consulting and clinical psychology**, n. 73, p. 212-220, 2005.